武装冲突中的眼部创伤救治

Ocular Trauma in Armed Conflicts

主　编　［印］什里坎特·怀卡尔（Shrikant Waikar）

主　审　李朝辉　张连阳

主　译　刘　莛　李崇义

北方联合出版传媒（集团）股份有限公司

辽宁科学技术出版社

First published in English under the title

Ocular Trauma in Armed Conflicts

edited by Shrikant Waikar

Copyright © Shrikant Waikar, 2023

This edition has been translated and published under licence from Springer Nature Singapore Pte Ltd.

© 2025 辽宁科学技术出版社。

著作权合同登记号：第06-2024-203号。

图书在版编目（CIP）数据

武装冲突中的眼部创伤救治 / (印) 什里坎特·怀卡尔
(Shrikant Waikar) 主编；刘莛, 李崇义主译. -- 沈阳：辽宁科学
技术出版社, 2025. 6. -- ISBN 978-7-5591-4056-2

Ⅰ. R779.1

中国国家版本馆CIP数据核字第2025ZM2957号

出版发行：辽宁科学技术出版社
　　　　　（地址：沈阳市和平区十一纬路25号　邮编：110003）
印 刷 者：辽宁新华印务有限公司
经 销 者：各地新华书店
幅面尺寸：210mm×285mm
印　　张：17.25
插　　页：4
字　　数：400 千字
出版时间：2025 年 6 月第 1 版
印刷时间：2025 年 6 月第 1 次印刷
责任编辑：凌　敏　于　倩
封面设计：袁　舒
版式设计：袁　舒
责任校对：黄跃成

书　　号：ISBN 978-7-5591-4056-2
定　　价：248.00 元

投稿热线：024-23284356
邮购热线：024-23284502
E-mail:lingmin19@163.com
http://www.lnkj.com.cn

谨献给所有一直给我无限信心的患者，

他们是我灵感和动力的源泉

审译者名单

主审　李朝辉　中国人民解放军总医院
　　　张连阳　中国人民解放军陆军特色医学中心

主译　刘　莛　中国人民解放军陆军特色医学中心
　　　李崇义　中国人民解放军陆军特色医学中心

秘书　曹　林　中国人民解放军陆军特色医学中心

译者　刘　莛　中国人民解放军陆军特色医学中心
　　　李崇义　中国人民解放军陆军特色医学中心
　　　李　阳　中国人民解放军陆军特色医学中心
　　　陈春林　中国人民解放军陆军特色医学中心
　　　曹开伟　中国人民解放军陆军特色医学中心
　　　耿　钊　中国人民解放军陆军特色医学中心
　　　温水茜　中国人民解放军陆军特色医学中心
　　　吴　羡　中国人民解放军陆军特色医学中心
　　　谭　珺　中国人民解放军陆军特色医学中心
　　　喻永秋　中国人民解放军陆军特色医学中心
　　　陈　娜　中国人民解放军陆军特色医学中心
　　　陈其芳　中国人民解放军陆军特色医学中心
　　　顾培林　中国人民解放军陆军特色医学中心
　　　刘雪梅　中国人民解放军陆军特色医学中心
　　　欧阳勤　中国人民解放军陆军军医大学
　　　缪洪明　中国人民解放军陆军军医大学
　　　谢谆怡　中国人民解放军陆军军医大学
　　　赫飞翔　中国人民解放军联勤保障部队九〇四医院
　　　卞白士姣　中国人民解放军陆军第九五三医院
　　　张鲁杰　中国人民解放军31678部队
　　　李景超　中国人民解放军95201部队
　　　梅　林　解放军三二一八三部队医院

主编简介

　　Shrikant Waikar，印度孟买科拉巴INHS Asvini海军医学研究所眼科系主任兼教授，全印度16家武装部队医院高级顾问。Shrikant Waikar教授于1989年毕业于印度浦那武装部队医学院（AFMC）。毕业后，作为医务官积极参加战斗部队的各种反恐行动，如近距离的武装行动等，处理多种形式的创伤长达3年，之后在AFMC（浦那）专攻眼科领域（硕士），并获得印度国家委员会文凭（DNB）和钦奈Sankara Nethralaya（FMRF）奖学金。Shrikant Waikar教授也是印度国家医学科学院（MNAMS）成员，曾在印度多家武装部队医院担任眼科医生和眼前节显微外科医生，在处理各种形式的眼部创伤（包括军事创伤和民事创伤）方面拥有丰富的经验。一直以来，他在各种论坛上开展关于眼部创伤的讲座，并在印度勒克瑙为武装部队医生和民间眼科医生组织了一次国家级的继续医学教育。他曾编纂多部著作，并多次在国内和国际会议上发表演讲。

主译简介

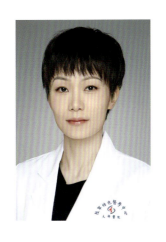

刘莛，中国人民解放军陆军特色医学中心（重庆大坪医院）眼科主任、副主任医师、副教授、博士研究生导师，美国加州大学圣地亚哥分校Shiley Eye Institute访问学者。担任中华医学会眼科学分会角膜病学组委员、中国医师协会眼科专委会角膜学组委员、中国医师协会循证医学会眼科学组委员、全军眼科专委会角膜病学组委员、重庆市中西医结合学会眼科专委会副主任委员、重庆市医学会眼科专委会常务委员、重庆市医学会激光医学常务委员、重庆市医师协会眼科专委会常务委员、重庆市医学会眼科专委会青年委员、重庆市青春期医学专委会副会长、海医会眼屈光及视功能疾患学组委员。从事眼科临床工作数十年，在屈光手术、青光眼、眼表疾病等方面有较高的学术造诣。临床科研成果丰硕，曾担任国家执业医师考试技能考核考官、OSCE改革方案专科站咨询专家。荣获军队科学技术进步二等奖1项、重庆市科技进步三等奖1项、授权国家发明专利6项、国家实用新型专利1项、荣获校级教育创新大奖1项、获评第三军医大学教学标兵及教学查房二等奖、荣获2022年陆军"教坛之星"比赛一等奖、获院所首批"1135"工程青年人才。曾获国家留学基金资助。作为项目组主要负责人，主持国家自然科学基金、重庆市重点项目等课题经费累计200余万元。近年以第一作者发表论文30余篇，其中被SCI收录10余篇。

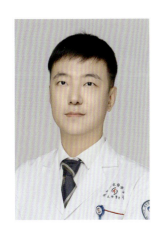

李崇义，中国人民解放军陆军特色医学中心（重庆大坪医院）眼科副主任医师，副教授，主任助理，硕士研究生导师。陆军军医大学红医人才库及陆军特色医学中心优秀人才库培养对象。现任中国人口文化促进会眼科专业委员会委员、重庆市医院协会眼科管理专业委员会委员、重庆市健康促进与健康教育学会儿童健康专委会副主任委员，主要从事老年性眼病的临床诊治及眼部辐射性损伤防护的机制研究。主持国家自然科学基金、重庆市自然科学基金等10项科研基金。以第一或通讯作者发表SCI论文十余篇。主编《重庆大坪医院眼科病例精解》等3部学术专著。以第一发明人授权国家发明专利6项，其中1项完成初步转化。

推荐序（一）

　　一直以来，武装冲突以常规或非常规战争的形式在全球范围内肆虐。在武装冲突中，眼部创伤呈现出高发性、严重性、多样性的特点，常导致视力受损或完全丧失，对士兵的身心健康、生活质量和作战能力构成了巨大威胁。在任何眼部创伤的救治中，时间都弥足珍贵。有时因撤离延误，在伤员到达专业治疗中心后，可能已经造成了不可逆转的损伤。因此，受伤时的处理策略、撤离过程中的每一个步骤、高度专业化的治疗都至关重要。

　　《武装冲突中的眼部创伤救治》是印度孟买海军医学研究所眼科主任Shrikant Waikar上校主编的一本关于武装冲突中眼部创伤治疗的专著，旨在为广大军事医疗人员提供一套全面、系统、实用的眼部创伤救治指南。Shrikant Waikar上校是印度著名眼科专家，同时还是印度全国16家武装部队医院的高级顾问。他曾亲身参与近距离武装行动长达数年，在处理各种形式的眼部创伤（包括军事创伤和民事创伤）方面拥有丰富的实践经验。

　　本书开篇聚焦于武装冲突中眼部创伤性质的变化，揭示了战争环境下眼部创伤的特殊性。随后一章介绍了前线外科医生对战场多发创伤治疗的建议。由于地形、时间、天气或冲突强度等战况的特殊限制，伤员很少能被直接空运到三级医疗中心。在大多数情况下，对创伤的首次处理由战友、辅助医务人员和医务官承担。下一级治疗由前方普通外科医生提供。适当的及时救治不仅能挽救生命，还能稳定伤员病情，以便由相关专家进行进一步救治。每位作者在战斗场景中的真实经历丰富了这些章节的内容。关于化学、生物、辐射和核战争中的伤员和处理方法，书中也有详细介绍。由第一接触眼科医生进行详细的初步评估，并对开放性眼球损伤进行细致的初级修复，这是最重要的一步，将决定伤眼的未来走向，本书专门用一章论述这一"步骤"。在成像和眼科检查程序方面已经取得了许多进展，本书也有章节详细介绍这些进展以及眼部创伤的分类。战争创伤往往与眼眶和颅面损伤有关，颌面和整形外科医生在相关章节中对这些创伤进行了具体讲解。角膜、白内障和屈光手术、青光眼、葡萄膜、玻璃体视网膜和眼部整形等领域的知名亚专科医生汇聚一堂，在不同章节中详细介绍了眼球损伤的各个方面。头部损伤有多种神经眼科表现，本书中也对此展开了讨论。最后，还有一章涉及低视觉辅助设备、外伤预防和眼部创伤病例的康复。本书行文流畅，图文并茂，通俗易懂，全面涵盖了武装冲突中眼部创伤从发生到初级、二级和三级治疗的全部过程。

本书的翻译工作主要由中国人民解放军陆军特色医学中心眼科的年轻医生承担，衷心感谢他们的默默付出。为了忠于原著，翻译的某些部分在语言表达上可能略显生硬，不足之处请大家批评指正！

总之，这是一本凝聚译者大量心血的译作，我欣然作序，将它推荐给所有眼部创伤的救治及护理人员、研究生、普通眼科医生以及从事眼科亚专科的医生。相信它一定会成为大家的"良师益友"，为眼科事业奠定良好的基础。

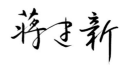

推荐序（二）

武装冲突中，每当战火燃起，无辜的生命与英勇的战士们共同面临着巨大的威胁。特别是在这样的环境中，眼部创伤的频繁发生及其严重后果，更是让人痛心疾首。这不仅关乎个体的健康与生存，更直接影响到军事行动的有效执行与士兵的士气。

因此，当《武装冲突中的眼部创伤救治》这部专著呈现在眼前时，我深感其重要性与必要性。此书由印度孟买海军医学研究所眼科主任Shrikant Waikar上校主编，无疑为我们提供了一盏明灯，照亮了在艰难环境中救治眼部创伤的道路。

这部专著的编纂，不仅是对眼部创伤救治知识的全面梳理，更是对军事医疗人员实战经验的深刻总结。它聚焦于武装冲突中眼部创伤的独特性，从一线战场到后方医院，从初级救治到高级治疗，对每一步都进行了详尽的阐述。书中的每一章节，都凝聚了作者们的心血与智慧，它不仅为我们展示了眼部创伤救治的前沿技术，更为我们提供了宝贵的实践指导。

值得一提的是，本书还特别强调了团队协作与多学科合作的重要性。在战场上，每一个环节的衔接都至关重要，每一次的转运都关乎生死。而在后方医院中，眼科医生、外科医生、颌面整形医生等多种学科医生的紧密合作，更是救治成功的关键。这种跨学科的合作模式，不仅提高了救治效率，更提升了救治质量。

此外，本书还指出加强个人防护、提高战场安全意识等措施的必要性，以有效减少眼部创伤的发生。这种预防为主、救治为辅的理念，不仅体现了医学的人道主义精神，更展现了对生命的尊重与关怀。

本书的翻译工作得以顺利完成，主要归功于中国人民解放军陆军特色医学中心眼科年轻医生们的辛勤努力和无私奉献。他们以极大的热忱和专注，致力于将原著的精髓准确传达给广大读者。同时，我们也诚挚地邀请各位读者为本书提出宝贵的批评和建议，以帮助我们不断完善和提升本书质量。

　　最后，我希望这部专著能够成为广大军事医疗人员、眼科医生及相关领域研究人员的"良师益友"。让我们共同努力，为减少眼部创伤、提高救治水平、维护人类健康与生命做出更大的贡献。

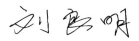

序

创伤与人类文明一样古老，眼部创伤也不例外。即使是穴居人，也会为争夺食物和猎物而相互厮杀。武装冲突一直以常规或非常规战争的形式在全球范围内肆虐。这些冲突的最大受害者是年轻人，他们不仅有年轻生命的丧失，还有身体器官的残缺和视觉上的疾病。1965年和1971年，我曾在印巴和斯里兰卡参战，因此可以证明武装冲突中的眼部创伤需要采用高度专业化的治疗方法。在这种情况下，眼部创伤大多是多发性创伤的一部分。由于撤离困难，伤员到达专业治疗中心的时间总是滞后，首要任务是挽救生命/肢体和保护视力功能。视力丧失具有毁灭性影响，因此治疗后的康复至关重要，这不仅涉及视觉，也涉及外观上的康复。因此，有必要编写一本关于武装冲突中眼部创伤治疗的专著。本书正是这方面的一个尝试。

冲突情况下的创伤性质各异，可能是机械性创伤、直接或间接的爆炸伤，也可能是化学、生物、辐射或核（CBRN）创伤。本书涵盖了武装冲突中眼外伤的方方面面，参与编写的每位作者都拥有处理此类创伤的丰富经验。

在任何眼部创伤中，时间都弥足珍贵。发生冲突时，在伤员到达三级医疗机构之前往往会损失大量时间。因此，本书涵盖了从一开始到三级医疗机构的创伤护理。抢救生命是第一位的，在创伤发生时及时采取适当的处理措施，及早使用抗生素并防止病情进一步恶化，对最终结果会有很大帮助。战争场景与生活场景截然不同。本书开篇一章介绍了眼外伤和战场创伤表现及院前护理的性质变化，随后一章介绍了前线外科医生对战场多发创伤管理的看法。由于地形、时间、天气或冲突强度等战况的特殊限制，伤员很少能被直接空运到三级医疗中心。在大多数情况下，这一级别的处理是由战友、辅助医务人员和医务官承担的。下一级治疗由前方普通外科医生提供。适当的及时救治不仅能挽救生命，还能稳定伤员病情，以便由相关专家进行进一步救治。作者在战斗场景中的真实经历丰富了这些章节的内容。对化学、生物、辐射和核（CBRN）战争中的伤员及其处理方法也有详细介绍。由第一接触眼科医生进行详细的初步评估，并对开放性眼球损伤进行细致的初级修复，这是最重要的一步，将决定伤眼的未来走向。本书专门用一章论述这一步骤。在成像和眼科检查程序方面已经取得了许多进展，在相应一章将详细介绍这些进展以及眼外伤的分类。战争创伤往往与眼眶和颅面损伤有关，颌面和整形外科医生对这些创伤进行了详细介绍。角膜、白内障和屈光手术、青光眼、葡萄膜、玻璃体视网膜和眼部整形等领域的知名亚专科医师汇聚一堂，在不同章节中详细介绍了眼球损伤的各个方面。头部损伤有多种神经眼科表现，本书也对此展开了介绍。最后，还有一章涉及低视觉辅助设备、外伤预防和眼部创伤病例的康复。

本书全面涵盖了武装冲突中眼部创伤从发生到初级、二级和三级治疗的全部过程。全书行文流畅，文字通俗易懂，还配有图表和彩色照片。对于所有创伤护理人员，即辅助医务人员、医务官员和战争前线地区的普通外科医生来说，这是一本理想的参考书。本书不仅对相关研究生和普通眼科医生十分有益，对从事亚专科的眼科医生也很有帮助。

印度眼部创伤学会　M. S. Boparai

印度新德里

武装部队医学院

印度浦那

编写这本《武装冲突中的眼部创伤救治》的想法源于我承担组织眼部创伤继续医学教育课程的任务。我意识到，即使是两个全天的继续医学教育课程也不足以全面介绍此类创伤。武装冲突中眼部创伤的广泛性、多样性和复杂性，以及现有文献的稀少和零散，促使我开始构思这本书。我想，有必要编写一本关于武装冲突中眼部创伤的完整手册，其中应包括受伤时的处理策略、撤离过程中的每一个步骤，目的是为战区的创伤护理人员、医务人员和普通外科医生提供一本理想的参考书，为眼科从业人员提供一本完整的教科书。必须在患者受伤时立即采取适当的治疗措施，并在初级、二级和三级医疗机构继续对其开展治疗。我曾在武装部队服役30多年，先是在冲突地区的前线部队担任医务官，然后在外围医院担任眼科医生，后来又在三级医疗中心担任高级专科医生。在基层处理武装冲突中的伤员面临着巨大的困难。这种情况有其特殊的制约因素，即医务人员必须在充满敌意的环境中提供医疗服务。后送困难，资源有限，重点是挽救生命。此外，由于医学院水平的眼部创伤处理培训有限，眼睛问题往往被忽视。如果撤离延误，当伤员到达眼科医生那里时，可能已经造成了不可逆转的损伤。第一接触眼科医生的作用非常重要，在这一层面进行适当的处理和细致的初级修复，将为各亚专科医师今后的干预奠定基础。这一方面的详细介绍不仅对住院医师，而且对所有眼科从业人员都大有裨益。本书详细介绍了现有的各种检查方法、各个级别的处理策略以及各种眼部结构创伤的专业处理方法，同时也详细介绍了眼眶和附件创伤、前后节损伤的基本和高级处理方法。此外，本书还包括创伤预防、低视力管理和康复等内容。多个领域的资深专家汇聚一堂，共同完成了本书的撰写，旨在推动该领域知识的发展。我衷心希望本书能有助于提升所有创伤护理人员处理眼部创伤的技能，并对伤者的生活产生积极的影响。

印度，马哈拉施特拉邦，孟买　Shrikant Waikar

致谢

当我踏上编写这本书的道路时，艰巨的任务曾压得我喘不过气来。感谢我的父母，是他们的祝福为我在这条艰难的道路上指引了方向，让看似不可能完成的任务得以实现。

感谢Sandeep Saxena博士，是他无条件的支持和鼓励让我坚持编写，将本书从构思变成了现实。感谢我的妻子Meenakshi，在我写作的整个过程中，她一直支持着我，是我的精神支柱。感谢我的孩子Pooja和Aashish，他们忍受了我繁忙的工作，帮助我完成了承诺。

复杂眼部创伤的专业治疗需要各科专家的通力合作。感谢所有的作者，感谢他们在工作繁忙的情况下仍能为这本著作做出贡献。感谢我的同事们，他们根据自己在前方医院处理眼部创伤的经验为我提供了宝贵意见。感谢Suvendu Panda为我起草和组织文稿。感谢我所在的组织允许我编写本书。感谢所有那些我可能遗漏了名字但为本书的成稿做出了重要贡献的人。最后，感谢出版商同意出版这本关于武装冲突中的眼部创伤救治这一重要课题的教科书。

免责申明

本书所表达的观点仅代表作者本人，不代表印度武装部队的观点或立场。

免责申明

目录

武装冲突中眼睑创伤性质的变化

Meenakshi Sharma

人类的历史可以说是一部冲突的历史。从旧石器时代人类打制石器和木器进行狩猎采集开始，人与动物之间就开始了冲突。随着人口数量的增加，人类也变得越来越不宽容，对统治、霸权和控制有限资源的欲望引发了群体间的矛盾。他们把自己武装了起来，成群结队地袭击邻近的定居点，暴力冲突源源不断。人类坐在动物王国金字塔的顶端，在各个领域都迅速发展，与动物之间的差距越来越大，但其作为动物的基本特性——暴力和偏狭却从未消失。在新石器时代和金属时代，为了进攻和防御，人类不断地制造出致命武器，不仅用于狩猎，也用于对付同胞。人类的聚居地从小群体和部落发展到更大的文明和王国，最终形成了今天的国家。历史见证了多年以来大规模的冲突和战争，伴随着无数生命的伤亡和繁荣文明的衰落。武器自史前时代到现在不断演变，改变了创伤的性质。

1.1 武器的演变导致眼部创伤性质的改变

1.1.1 史前时代：文字产生之前的时代

旧石器时代（公元前250万年至公元前1万年）：人们将石头、骨头和木头制成武器，也会使用粗糙的石斧。这些最早的武器会造成钝器伤，而较重的石头则会导致挤压伤。

中石器时代（公元前1万年至公元前8000年）：人们把小石头磨光，绑在木头、骨头或鹿角上，用作长矛或箭。这些都是为了狩猎而设计的，能够割开厚厚的兽皮。锋利的磨光石块与木制长矛的配合使用会使伤害加深。

新石器时代（公元前8000年至公元前3000年）：农耕取代狩猎采集，人类开始定居生活，使用工具进行农业生产。石制武器、弓箭和长矛用于进攻或防御。从新石器时代开始，美索不达米亚、埃及、希腊、罗马、印度河流域和中国的文明蓬勃发展，进入古代史时代。这是一个充满战争和侵略的时代。统治者们试图扩张版图，暴力冲突随之而来。

M. Sharma (✉)
Ex Army Dental Corps, India, Delhi, India

© The Author(s), under exclusive license to Springer Nature Singapore Pte Ltd. 2023
S. Waikar (ed.), *Ocular Trauma in Armed Conflicts*, https://doi.org/10.1007/978-981-19-4021-7_1

铜器时代（青铜时代）（公元前3000年至公元前1300年）：铜锡合金——青铜被发现。人们使用青铜制造尖锐的武器和钝重的大锤。美索不达米亚的苏美尔人最早将金属用于武器。尖锐的金属武器会造成深层穿透性创伤，沉重的大锤则造成了钝器伤。

史前史：从口述到有文字记载的过渡时期始于新石器时代晚期到青铜时代早期。

1.1.2　古代史时代：有文字记载的时代

古代史时代指从有文字记载的历史开始到500年罗马帝国灭亡前后的时期，涵盖了公元前1300年至公元前900年的铁器时代。在这一时期，武器出现了进步。由于青铜无法保持锋利，人们由此发明了铁制武器。当时，铁比黄金还要珍贵。

金属的发现使金属矛、箭、剑和刀得以发展，然而这些武器更危险、更致命，能够造成严重的撕裂伤和更深的穿透伤。同时，更新的武器被设计出来。公元前400年左右，古希腊人发明了投石器，罗马人对其做了进一步改进。投石器可以投掷大石块和飞镖，有时也会是毒蛇或装有蜜蜂的容器，甚至是感染了瘟疫的尸体，这可能是最早的生物战实例。

500—1500年：这一时期从西罗马帝国灭亡后一直延续到君士坦丁堡陷落后。希腊人使用了一种新型武器——火焰喷射器。火焰喷射器能使敌舰起火，造成大量热烧伤和死亡。这种燃烧物质发明于7世纪，被称为希腊之火，但其性质至今不明，可能是一种萘、松脂、生石灰、硫黄和磷化钙的混合物。它会附着在皮肤上造成大面积烧伤，甚至在水中也会燃烧。

9世纪末，中国发明了火药，主要成分是硝石（硝酸钾）、硫黄和木炭，硝石在欧洲也被称为"中国雪"或"中国盐"。火药被用来改进当时的武器。1200年左右，中国人开始使用粗制手榴弹、火铳和早期火药箭。1440年左右，在一场百年战争的后期，法国人对英国军队使用了火药炮。火药武器因二次爆炸和碎片造成大量伤亡。

1500—1800年：这一时期囊括了地理大发现时代。海上探险和对美洲、非洲和印度新大陆的发现引发了殖民者与当地人之间的战争，以及与奴隶贸易有关的暴力事件。

几个世纪以来，战争中使用的武器一直由金属和木材制成，像剑、弓、箭和长矛等，直至火药的出现，火药催生了枪支和大炮。凭借这种更先进的新武器装备，殖民者轻而易举地征服了大片土地，打败了使用原始武器的土著军队。迈索尔火箭由印度迈索尔统治者蒂普苏丹（Tipu Sultan）首创，他在17世纪80年代用火箭来对抗英军。这种火箭技术后来被法国拿破仑·波拿巴采用。

1800年至今：在这一时期，战争模式从近距离肉搏战转变为越来越多地使用射弹武器，带来了由高速子弹或碎片造成的新形式伤害。炮弹中炸飞的块石或卵石等硬物形成二次飞弹，造成眼部伤害。19世纪初，英国人使用了榴霰弹。榴霰弹会在接近目标时爆炸，释放出多个弹丸或弹片，比早期的武器更具破坏性。步枪虽然发明较早，但直到19世纪50年代左右才在战争中使用，当时普鲁士人在与奥地利人的战争中有效地使用了步枪。不久，能够造成多处高速枪弹伤的机枪横空出世。到了20世纪，发明的步伐加快了。

现代弹药和武器装备的进步带来了更多的破坏和伤害。新型爆炸装置除了由碎片造成直接创伤外，还会因爆炸产生冲击波，对中空器官和眼睛造成极大伤害。冲击波传入眼内会导致所有眼内结构受损，即使是闭合性损伤也不例外。

化学武器曾在第一次世界大战中使用过，造成大规模失明。20世纪30年代大屠杀期间，它们再次被用于毒气室。1945年，在第二次世界大战即将结束时，核弹首次投向日本广岛和长崎，幸运的是这也（可能）是最后一次。

这些大规模杀伤性武器，就像在第一次世界大战和第二次世界大战中使用的化学、生物和核武器一样，造成大规模的破坏和死亡，给人类带来了灾难。

所有这些武器都造成了广泛的伤害，包括直接钝性或穿透性创伤、异物、热、化学和辐射损伤以及爆炸冲击波产生的二次伤害。污染和感染进一步加剧了问题。激光武器的最新发展使眼睛变得更加脆弱。

人类已进入21世纪30年代，但武装冲突依然没有停止。20世纪发生了两次世界大战和许多大规模战争，21世纪也没有得到太多喘息的机会。下面列举了从第一次世界大战以来的主要战争。

1.1.3　当代战争

第一次世界大战

第二次世界大战

冷战

朝鲜战争

越南战争

中印战争

印巴战争

波斯尼亚战争

卡弗尔战争

反恐战争

阿富汗战争

伊拉克战争

叙利亚内战

利比亚内战

顿巴斯战争

阿亚战争

俄乌战争

除此之外，世界各地仍在继续发生许多低强度冲突和反武装行动以及反恐战争。多年来，战争的概念已经发生了变化。当今战争的战斗目的

不只是造成死亡，更是使士兵受伤，这将占用其他士兵照顾和撤离伤员的时间，从而减少作战部队的数量。因此，当今的武器会造成多重伤害，使士兵丧失行动能力。

1.2　防护装备

武器与防护装备的发展是相辅相成的。金属的发现不仅促进了武器的发展，也促进了防护装备的发展，比如，人们设计了盾牌来抵御刀枪。原始战争中上半身更易受影响，尤其是头部和颈部，于是人们制作了金属盔甲让战士们在战场上穿戴。人们还设计了头部防护装备，最早的是青铜头盔，后来是铁盔和金属防护面罩。由于早期的头盔很重，影响视野，人们因此又设计出了更新的头盔，在保护头部的同时保证视野不受影响。虽然全身都可以用盔甲保护，但眼睛仍然暴露在外，容易受到损伤。视力对战士来说至关重要，任何眼部创伤都会使他们失去行动能力，进一步受到伤害。历史上这类创伤的例子比比皆是。公元前4世纪中期，亚历山大大帝之父腓力二世被箭射伤，导致右眼失明。亚历山大的继任者安提柯一世（Antigonos I Monophthalmus）的眼睛也受过类似的伤，因此他的名字的后缀意为"独眼"。历史上的另一个例子是保存在法国博物馆中的《贝页挂毯》，这幅挂毯描绘了1066年黑斯廷斯战役中英格兰国王哈罗德（Harold）因右眼被箭射中而死，挂毯上还描绘了另外几名眼睛受伤的士兵。历史上还有其他战士遭受此类创伤的记录。

为了保护眼睛，人们为头盔设计了面罩，面罩上有些细缝可供人观察。即便如此，也并非万无一失。长矛的碎片可能穿过这些缝隙给人造成伤害，有时甚至是致命的。

火药和枪支的发明使作战人员需要新型护眼设备，因为面罩不足以抵挡子弹，碎片会穿过缝

隙伤害眼睛。在第一次世界大战和第二次世界大战中，化学战和毒气的使用使带有护眼功能的防毒面具变得必不可少。机动装甲车和坦克需要使用防护镜来防止泥土、石块和灰尘。为了保护眼睛，人们正在设计防震聚碳酸酯镜。但在设计出万无一失的防护装备并广泛投入使用之前，眼睛仍是脆弱的。

1.3　多年来医疗服务的变化

古代没有适当的医疗保健或后送系统。当庞大的军队陷入肉搏战时，战士们受伤后只能自生自灭，许多人会因伤势过重而死亡，战场上因此堆满了尸体。

国王有御医为其治疗。腓力二世的御医Critobulos成功地治疗了他的眼伤。Critobulos擅长使用一种名为"Diocles之勺"的特殊工具拔除箭矢。很久之后，即公元1403年，当时还是王子的亨利五世的眼睛也受到了类似的箭伤，伦敦外科医师John Bradmore挽救了他的眼睛。然而这样的成功案例并不多见，其他人就没那么幸运了。在大多数情况下，伤者因缺乏适当的医疗护理而死亡。从古至今都是如此。

即使在现代，伤员也容易被安置在人员不足、卫生条件恶劣的病房中，许多人因此而死亡。Dominique Larry男爵是法国拿破仑战争期间第一位组织战创伤救治的军医，他利用被称为"飞行救护车"的马拉救护车，优先撤离伤势较重的伤员。在克里米亚战争期间，由于英国的创伤救治体系组织性较差，Florence Nightingale首次被派去为受伤士兵提供治疗，进一步改善了伤员护理工作。国际红十字会随后介入，为伤员提供医疗服务。多年来，战创伤救治和后送方面取得了长足进步。及时运送伤员挽救了更多生命，同时也确保其获得先进的三级护理。

在古代，对伤者的护理主要是拔除嵌入的箭矢和在伤口上涂抹草药。经过多年的仔细观察和创新，医疗技术不断进步，医学知识也在不断增长。外科技术、抗生素和手术无菌操作的改进都改善了战创伤的治疗效果。战争创伤甚至催生了新的发明。人工晶状体（IOL）的发明就得益于这样一项观察：Harold Ridley教授在第二次世界大战期间观察到，英国皇家空军飞行员的眼内异物由作战机透明座舱盖上的微小碎片组成，不会引起任何反应。这一观察结果和由此发明的人工晶状体彻底改变了当今的白内障手术。眼科、颌面外科和眼面外科技术的进步使大多数眼部创伤患者都能获得视力恢复和面部修复。

由于人们越来越多地认识到战争的徒劳性和破坏性，大规模战争已经减少了，但世界各地仍存在动乱。暴力冲突以常规战争或非常规战争、恐怖袭击和反恐行动、领土战争、暴民暴力等形式继续存在。新武器不断问世，以寻找现成的市场。医疗护理必须跟上步伐，以便领先一步为有需要的伤员提供救助。

参考文献

[1] McEwen E, Bergman R, Miller C. Early bow design and construction. Sci Am. 1991;264:76–82.

[2] Kanz F, Grossschmidt K. Head injuries of Roman gladiators. Forensic Sci Int. 2006;160(2–3):207–216.

[3] Rossi C, Russo F. A reconstruction of the Greek–Roman repeating catapult. Mech Mach Theory. 2010;45(1):36–45.

[4] Hall B. Weapons and warfare in renaissance Europe: gunpowder, technology, and tactics. Baltimore: The Johns Hopkins University Press; 2001. p. 320.

[5] Clements J. Medieval armor: plated perfection. Mil Hist. 2005;22(4):38–41.

[6] Lascaratos J, Lascaratos G, Kalantzis G. The ophthalmic wound of Philip II of Macedonia (360–336 BCE). Surv Ophthalmol. 2004;49(2):256–261.

[7] Lascaratos J. "Eyes" on the thrones: imperial ophthalmologic nicknames. Surv Ophthalmol. 1999;44:73–78.

[8] Sadun AA. The eye injury that changed history. San Francisco: AAO, Scope, Senior Ophthalmologists; 2017.

[9] Katoch R, Rajagopalan S. Warfare injuries: history, triage, transport and field hospital setup in the armed forces. MJAFI. 2010;66:304–308.

[10] Apple DJ, Sims J, et al. Harold Ridley and the invention of the intraocular lens. Surv Ophthalmol. 1995;40:279–292.

战创伤救治：院前管理

Ashwani Shukla

自人类文明诞生之初，人们就认识到，一支健康的军队才是一支高效的军队。确保战士们在受伤时能够得到有效救治，不仅能极大地鼓舞士气，还能增强战场指挥官的作战能力。因此，早在汉谟拉比统治的古巴比伦时期就制定了分诊和手术方案，*Edwin Smith Papyrus*中就有记载。希腊人要求在作战时有医师在场，罗马人则在战场附近建立了医院。印度神话和历史文献中也记载了医士与作战军队的密切关系。

拿破仑军队的首席军医Dominique Larry（1766—1842年）确立了军事外科和创伤救治的现代理念，提出了卫生学、流行病学、分诊、后送和医务人员培训的概念。他还建立了一套院前运输系统，用名为"飞行救护车"的马车将伤员从战场运到救护中心。这些理念至今仍在影响着军事医学。当时，英属印度军队采纳了这些原则并建立了第一支担架队。随后，孟加拉国皇家医疗队成立，这是一个专门负责军队伤病员护理的成熟组织。圣雄甘地也是在南非布尔战争期间组织了圣约翰救护队，开启了他的公共服务之旅。

总体而言，世界各地的军队医疗设置都是自上而下或自下而上的，上层统一组织和规程，下层由实践者执行，并根据实地情况随机应变。在作战单位（即一个团）一级，有一名医师作为军团医务官（RMO），一般是全科医师，手下有几名训练有素的医务人员（医护或护理助理），还有一个特殊的作战士兵小组（BFNA，即战地救治助理），他们受过基本生命支持方面的专门训练。由于医师无法时时刻刻在场，战地救治助理通常以一个排或更少的小队形式部署在行动现场，负责实施急救和后送。此外，军团医务官的职责之一是不断培训所有士兵，使他们掌握避免和处理受伤的最佳方法，并在激烈的作战中帮助战友。

现代战争中最常见的致伤剂是炸弹，而不是子弹。炸弹会炸伤直接暴露的人，炸弹碎片也会对幸存者造成多处贯穿伤。这是一项蓄意的策略——使军队丧失作战力，而不是直接夺取生命；这样，军队就会因大量的伤员而不堪重负，因为他们需要后送、治疗和康复，这就减轻了军队的实际工作，即作战和杀戮。看到一名士兵痛苦不堪、身负重伤，会严重影响士气，削弱作战

A. Shukla (✉)
Ex Army Medical Corps, India, Delhi, India

Reliance Industries Ltd, Mumbai, India

意志。因此，院前创伤管理包含了预防伤害、减轻伤害和制定标准化方案等，可以在整个作战部队中大规模使用。

流行病学研究表明，在没有医疗救护的情况下，每过30 min，死亡率就会增加3倍。在激烈的作战中，伤员只能得到基本的急救，需要被送往医疗机构接受最终治疗。后送能力取决于敌对双方后勤保障的不对称性。在这种情况下，使用直升机将伤员及早送往外科医院可显著降低死亡率。

另一项研究发现，18%的外伤死亡病例是由于转运时救治不当造成的，而在致死原因中，失血过多、气道阻塞和呼吸衰竭是可以诊治的。然而，真正实施起来却要难得多，因为现役军事条件下的创伤救治存在诸多限制，如后送缓慢而困难，缺乏诊断辅助工具和同伴的帮助，复苏和手术条件差，药品和血液供应不稳定。因此，患者和医师群体需要制定协议，作为一般伤情处理的指导原则，并提供持续护理，逐步实现最终护理和康复。

战术战伤救治（Tactical Combat Casualty Care，TCCC）项目由美国海军特种作战司令部于1993年发起，后来由美国特种作战司令部（USSOCOM）继续开展。战术战伤救治分为火线抢救、战术阵地救护和战术后送救护3个救护阶段，医务人员需要根据3个阶段不同的战术背景和战伤救治需求进行救治。作战所在的地形对伤员救护有很大的影响。山地、沙漠、丛林和冰川等不同地形会使伤员出现不同类型的生理紊乱。此外，地形也决定着伤员后送的方式和速度。

2.1 埃施朗救治理念

（梯队：组织、职业或社会中的级别或等级，《牛津英语大词典》）。

在规划战场医疗支援时，逐渐形成了医疗等级（梯队）的概念。其大致框架如下：

2.1.1 第一救治梯队

第一救治梯队是军团救援站（RAP），由军团医务官和几名医护人员驻守。这里毗邻实际交战地点，但不在敌人轻武器火力攻击的直线上。伤员的输进输出取决于战况的起伏。这一救治梯队按照ATLS/BLS和分诊进行快速救治，目标是从战场上撤离伤员或在伤员身体和精神状况适合作战的情况下将其送回战场。

2.1.2 第二救治梯队

在第二救治梯队，伤员从多个区域行动中心送来，因此人流更大。这里远离前线，但在敌人的炮火射程之内。这里配备有一名医师，有时也配备一个有限的外科小组，目标是进行更彻底的复苏，包括输血和一些有限的损伤控制，同时在重新分类后将伤员进一步后送。

2.1.3 第三救治梯队

这一级是基地/综合医院或地区医院。这些医院拥有多个外科小组和主要专科。在这里，可以对危及生命和肢体的损伤进行明确的治疗，提供术后重症监护和有限的留观设施。眼部创伤将在这里得到专家的初步治疗。

2.1.4 第四救治梯队

这一级是人员和设施都配备齐全的医院，患者可以在这里接受明确的手术和非手术长期护理和康复。

并非每个伤员都需要经过所有4个阶段才能得到全面治疗。根据伤情和现有的后送设施，可以对伤员进行分诊并做出相应的决定。

本文中我们将只讨论院前一级和二级创伤护理。

发生伤亡时或许没有任何战地医疗人员，可能必须由作战人员提供初步护理。第一响应者可以是自己、同伴或战地救治助理，都是需要由接受过医疗护理培训的人员组成。

火力救治是指现场的急救人员或作战人员在他和伤员仍处于有效敌方火力之下时所提供的救治。可用的医疗设备仅限于个人携带的设备或急救包中的设备。

自我救治：伤员应努力还击以阻止敌人。如果无法作战，在没有掩体的情况下平躺，并尽快移动到附近的掩体。如果肢体出血，应使用士兵装备包中的止血带。

同伴救治：同伴还击时应尽量将伤员转移到附近的掩体，安抚伤员，处理伤口，必要时使用止血带。

战地救治助理救治：战地救治助理是医疗服务与作战武器之间的纽带，能够在伤员后送之前对其进行复苏和急救。他们通常携有镇痛注射剂、敷料、止血带、静脉注射液、抗生素等，同时还配备着抗生素眼药水、眼药膏和无菌眼罩或护罩。

2.2　第一救治梯队的救治

这是陆军军医在作战现场提供的医疗救助。伤员可能仍面临着敌人的直接火力攻击，或受到天然或临时建筑的保护。首要目标是防止进一步受伤，将伤员转移到不直接面对敌人火力的地方，如战壕或土丘后面。对轻伤员进行急救，如果士兵身体和精神状况良好，则将其送回战场。中重度伤员将在这里接受检查并开始治疗。救治原则适用于战场上出现的所有类型的创伤。机敏的医师会通过遵循某些久经考验的训练方法来减

轻可能会出现的痛苦。不过，有两种危及生命的情况应立即处理：一是气道阻塞或胸部大伤口影响通气；二是出血。如果治疗及时，预后良好。

2.2.1　气道

气道可能因头部受伤而阻塞。昏迷或半昏迷患者可能呼吸困难、咽部分泌物聚集或舌头后坠。氧合作用降低反过来又会导致酸中毒和脑水肿，从而造成继发性脑损伤，使伤员病情进一步恶化。

面部受伤会导致面部骨骼或下颌骨失去完整性，使口腔和咽部软组织塌陷到气道空间。此外，如果患者虚弱，无法咳嗽或吐痰，血液和黏液可能会顺着气道淌下。

2.2.2　通过以下方式清理气道

将伤员转向一侧。如果伤员已失去知觉，在塞入口塞后，用纱布或戴手套的手指清除口腔和咽喉中的分泌物、异物、碎牙等。

使用带有分泌物捕捉器的口腔吸盘——在医疗包中可以找到。

对于多发性下颌骨骨折，用一根结实的丝线穿过舌头并将其固定在下巴上，这样伤员的舌头在运送过程中就不会后坠。

运送伤员时，应使用侧卧位，不要垫枕头，这样重力可以确保分泌物落在担架上。

环甲软骨切开术在非常危急的情况下才采用，因为要具备确保手术成功的所有条件——不顾一切、手术技术、生命安全和气道畅通，然而这些条件都备齐的可能性微乎其微。

2.2.3　治疗气胸

这可能是一种开放性、胸部吮吸性伤口，常

见于连枷胸或张力性气胸。通过吸气和呼气时的吸气声和胸腔部分的代偿运动，很容易识别吸入性胸腔损伤。由于多处肋骨骨折，还会有其他胸壁损伤和剧烈疼痛的明显迹象。吸气时，胸膜腔内压降低。在开放性胸部创伤中，吸气时外部空气通过伤口进入胸膜腔，而不是从气管进入肺。由于胸膜不参与氧气与二氧化碳的交换，因此血液的氧合作用受到影响。可使用封闭敷料覆盖伤口，并用胶带固定伤侧，以防止气体进入胸膜腔和气胸扩大。

张力性气胸多见于胸壁相对无损伤的情况，即遭受点源穿透性损伤或孤立的肋骨骨折。吸气时空气从裂口进入胸膜腔内，而呼气时活瓣关闭，腔内空气不能排出，致胸膜腔内压力不断升高，压迫肺使之逐渐萎陷，并将纵隔推向健侧。很快，心脏的静脉回流开始受到影响，伤员会突然昏迷。张力性气胸可通过呼吸困难伤员的气管移位、患侧呼吸音遥远或消失以及"方形"叩诊音来识别。

张力性气胸的急救治疗原则为立即排气，降低胸膜腔内压力。在紧急状况下，可用粗针头在伤侧第2肋间锁骨中线处刺入胸膜腔，有喷射状气体排出，即能收到排气减压效果。这样便多出宝贵的几分钟时间放置胸膜腔引流管，连接水封瓶。可以在二级站进行更明确、更安全的胸管插入。将有胸部创伤的伤员放置成半躺状态，用几个枕头支撑。

2.2.4　控制出血

控制可预防的失血非常重要，因为战创伤发病率分析表明，在所有死亡病例中，5%主要归因于失血。这些都是可以预防的。出血可能是内出血，也可能是外伤出血，内出血需要手术治疗。战场医师要能识别伤势，在确保静脉通路后迅速转移伤员。在现代防护装甲条件下受到内伤的伤员通常遭受了严重爆炸或近距离猛烈火力攻击，可能无法挽救。但送往医院的大多数伤员（60%）都是四肢受伤，包括软组织和骨骼损伤。加压和抬高是处理这类创伤的两大黄金原则。

用大量纱布和绷带加压包扎。绷带应足够宽，以分散四肢伤口两端的压力，这样局部湿绷带就不会随着时间的推移导致绷带栓。头皮伤口需要使用绉纱绷带以提高安全性。躯干伤口，应使用弹力绷带。抬高出血部位，可大大减轻静脉损失。

四肢有骨折时可能会有大量血液流入肌腹，这种情况初看可能并不明显。肢体夹板可减少受伤部位的活动度，从而促进瘀血和血凝块的形成，暂时止血。

如果时间和技术允许，可以用"8"字形快速缝合法处理浅表出血伤口。不应完全缝合，这是因为战创伤污染严重，在进行任何永久性处理之前，都需要进行彻底清创。

仅在万不得已的情况下使用止血带，并需正确使用。将止血带套在肢体近端单块骨头（如肱骨或股骨）上，勒紧以阻断动脉和静脉血流。使用止血带后，应每隔30 min松开1次，每次松开3 min，以保证远端肢体血供。在交接伤员时，不应让绑有止血带的伤员处于无人看管的状态，应将相关信息记录在案并传送给下一级的接诊医师。同时，在伤员前额上做一个醒目的标记，如"T"，便于接收站注意到伤员的止血带。一旦伤员到达手术中心，医务人员就会优先探查伤口并在麻醉后控制出血。教导为何、何时以及如何绑止血带也是军团医务官的任务之一。每个士兵的装备包中都有止血带配件。

如果团级救护站的伤员中没有出现这些立即危及生命的情况，医师就应该按照初步检查、初步抢救、二次检查和验伤分类的程序快速进行治疗。

2.2.5 安抚伤员

权威人士的一句安慰的话会对惊恐不安的伤员大有帮助。安静、高效的总体举止是最好的安抚。

2.2.6 抗低温

在寒冷天气或夜间（现在大部分作战都是在夜间进行的），暴露在外的伤员会面临体温过低的危险。血管收缩的伤员会感到更加寒冷。但是这一因素是可控的，从而避免致死性三联征，即低体温、创伤性凝血障碍和代谢性酸中毒。

给伤员盖上毯子保暖。不要用电热毯或在毯子下面放热水瓶，容易把伤员烫伤，这一点在处理更紧迫的问题时往往被忽略。如果时间允许，或处在第二救治梯队，应给予温热的静脉注射液。

2.2.7 镇痛

镇痛的概念在不断变化，军团医务官的药物可用性也在不断变化。缓解疼痛可以抑制副交感神经兴奋，减轻焦虑，改善外周循环，使医师能够更好地评估伤员，并有时间制订策略。安全剂量的阿片类镇痛药物仍有用武之地。

2.2.8 包扎和夹板固定四肢

脱掉破损和满是碎屑的衣服，尽可能清洁伤口，用无菌敷料包扎伤口并用绷带固定。夹板可以防止骨折移位至软组织造成进一步创伤，从而减轻疼痛和减少失血。上肢最好使用带有衬垫的克莱默线梯夹板固定，并用三角绷带支撑，下肢则使用托马斯夹板。军团医务官必须训练其团队成员规范使用托马斯夹板，解释这种19世纪"遗留物"有效性背后的物理学原理。在使用石膏固定时，须用软垫垫好，以防出现反应性水肿。因此，与完整的石膏相比，带有衬垫和绷带的石膏背板是更好的选择。

2.2.9 静脉输液复苏

与医院急诊室不同，战场上静脉输液并非自动反应。除了为真正需要的人定量输液外，战地医务人员还需要确保将伤员移交给下一救治梯队的医疗机构前做好生命维持和医疗护理。创伤性休克通常是由于低血容量所致。使用阿片类药物止痛和夹板固定伤处后，如果患者仍处于休克状态，则应静脉注射晶状体液，目的是在相对低血压（收缩压90～100 mmHg，1 mmHg=133.322 Pa）的情况下维持重要器官的功能，因为在没有充分手术控制时，血压升高会导致出血增加。如果预计后送时间延迟，则开始静脉滴注250 mL的乳酸林格氏液，在30 min内输完。如果血压持续良好，则静脉输液复苏成功，否则在继续滴注2～3 U后考虑给予尿素交联明胶并尝试提前后送。前线无法提供血液。

2.2.10 抗生素

战创伤会受到以污垢、植被、衣物颗粒物和化学物质为代表的多微生物菌群的严重污染。此外，由于损伤力学，这些污染物会深埋入伤口。对这类伤口的正确治疗是在良好照明和麻醉状态下实施适当的清创。如果有条件且预计会出现延误，可给予广谱抗生素作为预防措施。抗生素和药物的供应和管理政策会根据相关战区的情况不断进行审查，军团医务官应随时了解最新情况。

2.2.11 破伤风类毒素

作为一项政策，士兵都要接种破伤风疫苗，

所有开放性伤口都要额外再注射一针。

2.2.12 开始口服喂养：一杯热甜茶

对于疲惫、口渴和饥饿的士兵来说，一杯热茶是极好的补品，能有效鼓舞士气，但休克、腹部或胸部受伤或可能接受手术（如开放性眼球损伤）的士兵除外。

2.2.13 眼部创伤护理

- 安抚伤员。
- 如果怀疑是开放性眼球损伤，则不能使用加压绷带。
- 眼罩比眼贴能更好地保护受伤的眼睛。
- 化学损伤或摘除眼外异物时可使用无菌生理盐水冲洗。如果怀疑有开放性眼球损伤，则应避免使用。
- 可以使用广谱抗生素滴剂；如果是开放性眼球损伤，则应避免使用药膏。这种情况下或有任何其他全身性损伤时，都需要应用全身性抗生素。可以口服或全身性应用止痛药来减轻疼痛。

2.2.14 记录

在描述战创伤时，清晰、简明和连贯的重要性不容低估，因为伤员可能要经过不同的医疗小组，而这些小组都应该能够了解伤员的情况，然后才能开始具体的治疗。此外，最初的记录文件在战争伤员的补偿中占有很大的分量。标准的战地医疗卡在很大程度上可以满足这一要求。

战创伤流程图

初级检伤

气道

拍片——是/否。若"否"，酌情使用吸痰、抬高下巴、下颌推力、口腔/鼻咽通气道

若是被钝器击伤，应注意C形脊柱的损伤并加以保护

呼吸

看——均匀胸部运动、胸廓移动、伤口和发绀

听——呼吸声、叩诊

感——鼾声、外科性肺气肿、疼痛

记录呼吸频率

按需求为胸部减压和包扎

循环

假设所有低血压都是由低血容量引起的，除非另有证明

控制外部出血

记录脉搏、血压和肾小球充盈率

如果情况允许，建立静脉通道并灌注晶体液

残疾评估（神经系统）

通过保证气道、呼吸和循环防止继发性脑损伤

孤立性头部创伤不会导致休克——输液

AVPU/GCS的记录状态

接触

小心衣服上的武器/弹药，尤其是手榴弹

在二次检伤前让所有伤员裸露。尽快盖上毯子，尽量避免低体温

将所有衣物和个人物品装袋并贴上标签

不要忘记背部。如果怀疑有脊柱受伤，应进行滚木运动

二次检伤

完成初步检伤并在患者血流动力学稳定后

开始二次检伤

记录所有发现

头部

在弹片和爆炸伤害中，头部和颈部相对暴露

检查小伤口

观察瘀伤、肿胀和不对称情况

确定是否有骨折、牙齿断裂或咬合改变。若断裂，在转运时是否会影响呼吸道

查看是否有脑脊液渗漏、耳鸣、鼻鸣或血管性耳鸣

查看是否有眼部损伤、眶周水肿、出血、复视、凝视异常或眼球损伤——用衬垫良好的绷带包扎

轻轻触诊所有颅骨伤口，查看是否有破裂或碎片

重复GCS

胸部

重新评估呼吸，触诊整个胸壁，包括锁骨和胸骨

腹部

查看任何明显的腹部损伤、入口/出口伤。局部或全身瘀伤/防护

通过压迫两侧和耻骨联合检查骨盆完整性

进行直肠检查，查看血液、直肠壁完整性、肛门张力和骨碎片

任何阴囊血肿、肉眼血迹

肢体

最常受伤

查看有无明显伤口、畸形、肿胀、异常运动、疼痛、外周脉搏缺失、局部神经功能缺损

将肢体固定在解剖位置，重新检查外周搏动

药物

按照方案给予镇痛药和抗生素

2.2.15 伤员后送的优先顺序

验伤分类是一种动态评估，应在各级机构反复进行。选择病例抢救优先次序的广泛原则如下：

- 第一优先。
  - 腹部和胸部下方的伤口，需要进行复苏和紧急手术。
  - 需要进一步手术治疗的呼吸困难患者（包括颌面部伤口）。
  - 需要止血带的大面积肢体损伤。
  - 烧伤总体面积超过20% BSA。
- 第二优先。
  - 需要尽早手术且全身状况良好的患者。
- 第三优先。
  - 其余伤员。
- 第四优先。
  - 大面积受伤或明显奄奄一息的伤员（因为这些伤员会占用本可更好地用于抢救第一优先和第二优先伤员的资源，却不会明显提高生存概率）。需要遵循最大共同利益原则。

对伤员进行初步救助并及早送往专科医疗机构，是降低战场上受伤士兵发病率和死亡率的最重要干预措施。一名机敏的医师对规则的巧妙应用和灵活变动，往往决定着一名士兵的生死，也可能在一定程度上影响当时军队的胜负。

附录

伤害分布：爆炸伤与枪伤

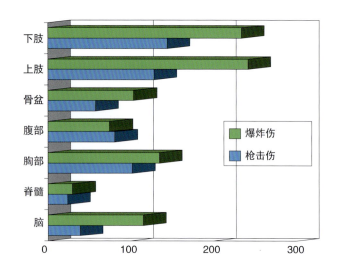

模式1：受伤——少量爆炸物

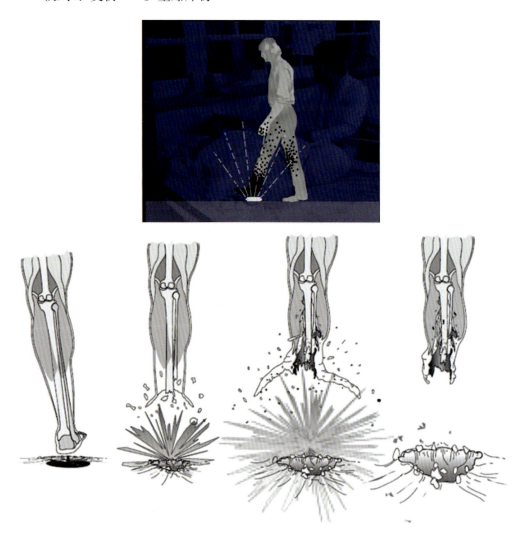

模式2：受伤

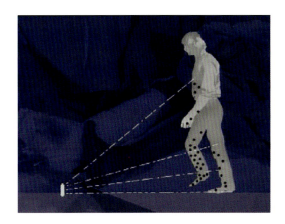

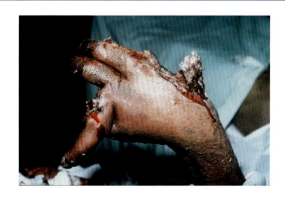

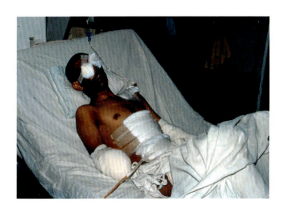

模式3：受伤——操纵地雷

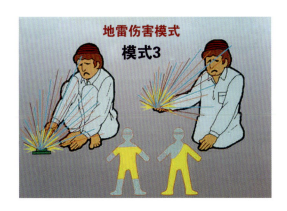

参考文献

[1] Anon. The Edwin Smith Papyrus, case 36. Classics of surgery Library. Birmingham, AL: Gryphon; 1984. p. 354–356.

[2] Cushing J, Larry DJ. Memoirs of a Military Surgeon. Baltimore: Wilmont R; 1984.

[3] Crowley RA, Hudson F, Scarlian E, et al. An economical and proved helicopter program for transporting the emergency critically ill and injured patient in Maryland. J Trauma. 1973;13:1029–1038.

[4] Frey CF, Huelke DF, Gikas PW. Resusitation and survival in motor vehicle accidents. J Trauma. 1969;9:292–310.

[5] Maughen JS. An enquiry into nature of wounds resulting in killed in action in Vietnam. Mil Med. 1970;135:8–13.

[6] Butler FK Jr, Hagaman J, Butler EG. Tactical combat casualty care in special operations. Mil Med. 1996;161:3–16.

[7] Bickwell WH. Are victims of injury sometimes victimized by attempts at fluid resuscitation. Ann Emerg Med. 1993;22:225–226.

[8] Kochar SK. Trauma care: echelon concept and relevance. Principles and practices of trauma care. New Delhi: Jaypee; 1998. p. 76–78.

战场多发伤的处理：前线外科医师的视角

第3章

Arup Ratan Basu

3.1 背景

希波克拉底（Hippocratēs，约前460—前377）曾说："想当外科医师的人，应该到战场上去。"几个世纪过去了，这句话依然奏效。每一场战争、每一次冲突或大规模灾难都增进了我们对伤员治疗方案的了解。战场上的外科手术在某些方面与平民百姓的创伤或大规模伤亡是有区别的，了解这些情况才能正确处理伤员。

- 战争情景极难预测，诊疗条件相当基础。基地医院中可能会有少数高端三级医疗中心，但大多数前线医院缺乏先进的诊断和治疗技术。
- 战争情景中双方针锋相对，危机四伏。前线外科小组往往面临着人身安全问题，因此经常奉行作战部队"打完就跑"的原则。手术团队的安全必须时刻得到保证。
- 将伤员从最前线后送到手术室，要经过各个医疗梯队。各个梯队要配备一支协调良好、训练有素的团队，以确保伤员顺利转运以及采取救生复苏措施。
- 由于在任何时间都会有大量人员伤亡，因此需要牢记大规模伤亡管理和分诊的理念，救治时尽力而为，量力而行。
- 战争创伤类型与平民多发性创伤和灾难有所不同。现代战争武器会释放出大量能量，一经接触就会直接传导到身上，造成严重的多发伤。
- 需要严格遵守道德和法律规范，对待战创伤要与平民创伤相区分。战时医务人员要遵守《日内瓦公约》、海牙国际法庭和联合国规定的国际人道主义法。必须根据伤员的需要和伤势的严重程度对他们进行治疗，不能对国家、种族、宗教等有任何偏见。无论本国还是敌方的伤员，都应平等对待。这可能需要改变主治外科医师和整个团队的心态，因为他们身处战火纷飞的环境，面临着敌方的直接行动和产生的后果。愤怒管理不可或缺，冷静平和更是重中之重。由于医务人员可能会遭受到敌方的袭击，因此整个医疗队都需要得到充分的保护。然而，并不是每次都能得到保证，因为在游击战中，医疗队难免会在交火中遭到攻击。

3.2 战创伤

战创伤包括钝器伤、穿透伤、杀伤人员地雷

A. R. Basu (✉)
Department of Surgery, Manipal Tata Medical
College, Jamshedpur, Jharkhand, India

© The Author(s), under exclusive license to Springer Nature Singapore Pte Ltd. 2023
S. Waikar (ed.), *Ocular Trauma in Armed Conflicts*, https://doi.org/10.1007/978–981–19–4021–7_3

伤、爆炸伤和非常规武器造成的伤害等。

- 钝器伤可能是由道路交通事故、建筑物倒塌、军营坠落、爆炸和反坦克地雷以及殴打造成的。

- 穿透伤可由碎片、破片、迫击炮、手榴弹造成，这些碎片飞行速度极快，在撞击部位附近留下不可逆转的穿透弹道。弹伤来自机枪、步枪、手枪、霰弹枪等，可能造成致命伤。刀伤是近距离作战中由刀、刺刀和弯刀造成的。

- 杀伤人员地雷伤是由爆破雷、破片地雷、蝴蝶雷或简易爆炸装置（IED）造成的。杀伤人员地雷可造成大面积伤害，如碎片伤害和爆炸伤害。

- 爆炸伤是高能炸药爆炸在空气中产生移动压力爆炸波造成的。

  - 一级爆炸伤是由直接压力作用引起的，导致鼓膜破裂以及肺泡和毛细血管破裂（称为"爆炸肺"）。

  - 二级爆炸伤是由炸弹碎片及其外壳和内容物造成的伤口引起的。

  - 三级爆炸伤是由爆炸冲击波造成的，在爆炸点附近会导致全身解体，而在爆炸点之外则导致内脏破裂。爆炸冲击波会使建筑物倒塌，将人抛向各种物体，也会移动各种物体，造成穿透伤。

  - 四级爆炸伤是由一氧化碳或其他有毒气体引起的烧伤和窒息。

- 国际机构禁止使用化学武器和生物武器等非常规武器。然而，使用此类武器的事却屡见不鲜。

3.3 弹道学

- 弹道学本质上是一门研究弹丸或其他发射体运动规律及伴随发生有关现象的学科，是应用力学的一个分支。内弹道学研究的是枪膛内射击现象以及弹体的运动轨迹，而外弹道学则研究弹体飞行的过程，包括等空气阻力、稳定性和跳弹。终端弹道学也被称为创伤弹道学，研究射弹对目标的作用机制及威力效应。

- 子弹的基本构造是弹壳和底火。发射时由撞针撞击底火，使发射药燃烧，产生气体将弹头推出。子弹一旦离开枪管，就会绕其纵轴旋转，发生"摇摆"并"偏航"。空气阻力、横风偏转和雨滴都可能会阻碍子弹的速度和弹道。最后，子弹击中障碍物或目标，造成"跳弹"并"推动"目标，这会对目标或组织造成伤害。如果目标足够坚固，子弹可能会变形或碎裂。子弹在组织内翻滚会改变其轨迹、角度和轴线，直至退出或停留在组织内。

- 因此，在射弹或快速移动物体击中目标之前，决定其特性的变量多种多样，包括撞击时的速度、残余速度（在子弹脱靶的情况下）、弹丸的质量、弹丸的形态和形状、武器类型、弹丸在飞行中的稳定性以及撞击时的偏航。

- 子弹、射弹或任何武器的能量由动能决定，即 $E_K = \frac{1}{2}mv^2$。当子弹穿过物体时，释放的能量如下：$E_K = \frac{1}{2}m\left(v_1^2 - v_2^2\right)$；其中，$v_1$ 是进入速度，v_2 是射出速度。根据动能和子弹速度，可将武器大致分类。

3.4 创伤弹道学

- 当子弹击中人体时，弹头与组织相互作用，导致组织损伤以及组织对子弹的相互影响。这是由于动能从子弹传递到组织而导致的。传递的能量会压缩、剪切组织，造成组织的挤压、撕裂或拉伸。大部分组织损伤都是因为能量传递。在组织中，所有暂时效应发生后，组织损伤会形成"永久性创道"，这也是外科医师在手术时看到的伤口通道，即组织挤压和拉伸的最终结果。

- 子弹或射弹造成的损伤由多种因素造成。组织与组织之间以及与筋膜或骨骼的紧密度都会影响永久性损伤的程度。不同组织对挤压、撕裂和拉伸的抵抗力大相径庭，组织的弹性和异质性也不尽相同。这些也是决定子弹与组织之间相互作用的重要因素。

- 弹性组织虽然可以很好地承受拉伸，但仍可能受到严重挤压。肺部和皮肤由于具有良好的耐受性，残留的损伤相对较小，类似的还有骨骼肌和空肠壁。大脑、肝脏、脾脏和肾脏没有弹性，拉伸时通常会破碎。充满液体的器官由于液体的相对不可压缩性而反应强烈，甚至会"爆炸"。可以滑动的神经和肌腱以及充满弹性的血管通常会被空化而推开。皮质骨致密而坚硬，可以抵抗拉伸。

- 除直接能量传递外，炮弹或炸弹等大型射弹还会通过声波、压缩和爆炸效应造成重大伤害。这些"冲击波"持续时间可能很短，但振幅非常大，会对微血管和细胞造成广泛损伤，如肺、眼（尤其是视网膜脱离）、腹部内脏、血管和神经组织。

3.5 创伤患者的优先级及评分

- 创伤患者通常会大批涌入手术室，因此要在分诊后对他们进行评估，目的是根据严重程度进行治疗和转运。医护人员在受伤或战争现场进行初次分诊，随后在伤员清理站进行二次分诊。在将伤员运离受伤现场之前，通常会再次分诊，并在医院重复分诊。

- 分诊的目的是识别和治疗危及生命的伤病，遵循"共同利益最大化"。这是基于生命体征、机制和受伤程度的动态过程。分诊是可用需求和资源之间的动态平衡过程，其中需求是指伤员人数和伤口类型，资源是指现有设施和可用医护人员。

- 分诊是一个多步骤的过程："筛选和分类"是连续进行的。"筛选"包括将伤员归入一个大致类别；"分类"则决定伤员在该类别中的优先次序。

- 检查院前临床过程和医疗条件，对伤员进行分诊后给予必要的优先处理。
  - **一级优先（P1）或一级分诊（T1）**：立即抢救。伤员需在"黄金一小时"尤其是在"铂金半小时"内得到救治。颜色代码为红色。
  - **二级优先（P2）或二级分诊（T2）**：紧急或中级救治。伤员需要在2～4 h内得到重要干预。颜色代码为黄色。
  - **三级优先（P3）或三级分诊（T3）**：可延迟救治。伤员可以等待几小时。颜色代码为绿色。
  - **四级优先（P4）** 适用于手术无法挽救的濒死伤员或已死亡的伤员。这些伤员通常不会得到积极的治疗，以免浪费有限资源和宝贵时间。颜色代码为黑色。

- P1包括：胸部损伤造成张力性气胸或大出血者；面部和颈部烧伤者；需要紧急进行气管造口术的损伤者；大量内出血、主要外周血管损伤者；外伤性截肢者；复杂性胸部损伤，以及烧伤面积＞15%者。

- P2包括：GCS＞8的头部穿透伤者；内脏损伤无P1特征，胸部损伤无窒息者；涉及头部、面部、手部或生殖器的严重骨折和烧伤（15%）者。

- P3包括需要延迟手术的伤员，这可能会影响手术效果。他们常被称为"行走的伤员"，通常占伤员的绝大多数。损伤类型为轻伤、脊柱损伤、15%以下烧伤和闭合性骨骼损伤。单纯眼部创伤患者也包括在内。如果伴有系统损伤，则根据损伤的严重程度优先处理。

- P4包括极低生存率及生存质量极差的伤员，如头部穿透伤且GCS为8、四肢瘫痪、烧伤面积大于体表面积的50%、失血过多和无血可用者。

- 紧随分诊，有时还伴随着复苏系统的"ABCDE"：

A 气道（Airway）：保护颈椎，检查气道，通常由创伤现场的医护人员进行。

B 呼吸（Breathing）。

C 循环（Circulation）：作为急救措施，促进循环并紧急控制外出血。

D 能力丧失（Disability）。

E 暴露（Exposure）：充分暴露伤员的各部位，同时防止伤员体温过低。

- 现在，"ABCDE"的次序已被调整为"C-ABCDE"，防止患者立即发生循环衰竭和死亡。

3.6 AVPU量表

AVPU量表常用于确定伤员的优先次序。

警觉	伤员清醒且有意识，说话正常，对周围环境有反应（如人走近时，眼睛会自动睁开）
语言	处于半意识状态，对语言刺激有耳语或敲击的反应
疼痛	仅对疼痛刺激有反应
无反应	对任何类型的刺激都没有反应

3.7 重要评分系统和伤害等级量表

3.7.1 红十字会创伤评分（Coupland等）

3.7.1.1 创伤评分参数

E	进口（Entry）伤（cm）	
X	出口（Exit）伤（cm）	如果没有出口伤口，X=0
C	空腔（Cavity）	切除前空腔是否有2指？
		C0=否
		C1=是
F	骨折（Fracture）	是否有骨折？
		F0=无骨折
		F1=单纯骨折、孔洞或不明显的粉碎

		F2=有临床意义的
V	重要（Vital）结构	硬膜、胸膜、腹膜或主要外周血管是否受伤？
		V0=无重要结构损伤
		VN=（神经）穿透大脑或脊髓的硬膜
		VT=（胸部或气管）穿透胸膜或颈部喉部或气管
		VA=（腹部）穿透腹膜
		VH=主要外周血管损伤至肱动脉或腘动脉或颈动脉造成出血
M	金属（Metallic）体	在X线片上是否能看到子弹或碎片？
		M0=无
		M1=是，一个金属体
		M2=是，多个金属体

3.7.1.2 伤口评分总方案

E（进口伤）	长度（cm）
X（出口伤）	长度（cm）
C（空腔）	C0、C1
F（骨折）	F0、F1、F2
V（重要结构）	V0、VN、VT、VA、VH
M（金属体）	M0、M1、M2

评分后，根据严重程度（E、X、C和F）对伤口进行"分级"，然后根据组织类型（F和V）对伤口进行"分类"。

根据组织损伤的严重程度对伤口进行分级。

1级： E+X<10 cm，得分为C0、F0或F1（低能量传递）。

2级： E+X<10 cm，得分C1或F2（高能量传递）。

3级： E+X≥10 cm，C1或F2（巨大能量传递）。

然后根据伤处的组织结构对伤口进行分类。

ST型：软组织损伤，F0和V0。

F型：骨折伤，F1或F2以及V0。

V型：致命伤，F0和V为VN、VT、VA或VH

VF型：有骨折并涉及重要结构的伤口，危及生命或肢体：F1或F2，且V为VN、VT、VA或VH。

将两者结合后，分类系统分为12个类别。

	1级	2级	3级
ST型	1ST：简单小伤	2ST：重要组织伤	3ST：大型软组织伤
F型	1F：简单骨折	2F：重要骨折	3F：大规模粉碎性骨折
V型	1V：致命小伤口	2V：致命重要伤口	3V：致命大型伤口
VF型	1VF：威胁肢体和/或生命的小伤口	2VF：威胁生命和/或肢体的重要伤口	3VF：威胁生命和/或肢体的大型伤口

3.7.2　格拉斯哥昏迷量表

格拉斯哥昏迷量表（GCS）主要用于评估各类急性内科和脑外伤患者的意识水平。该量表由英国格拉斯哥大学两位神经外科学教授Teasdale和Jennett于1974年提出。

GCS由3项评估条目组成：睁眼反应（E）、运动反应（M）和言语反应（V）。最高分为15分，最低分为3分。该量表适用于所有5岁以上的患者。量表如下：

条目	反应	评分
睁眼反应	自动睁眼	4
	听到言语、命令时睁眼	3
	刺痛时睁眼	2
	对任何刺激都无法睁眼	1
运动反应	能执行简单命令	6
	刺痛时能指出部位	5
	刺痛时肢体能正常回缩	4
	刺痛时躯体异常屈曲（去皮层状态）	3
	刺痛时躯体异常伸展（去大脑强直）	2
	对刺痛无任何运动反应	1
言语反应	回答正确	5
	回答错误	4
	用词不恰当但尚能理解含义	3
	言语难以理解	2
	无任何言语反应	1

计算总分的加和，并评估脑外伤的严重程度。

重度头部损伤——GCS 3～8分。

中度头部损伤——GCS 9～12分。

轻度头部损伤——GCS 13～15分。

GCS所关注的某些问题是已有的因素，如语言障碍、智力或神经系统缺陷、听力损失或语言障碍。使用镇静剂或气管插管会影响GCS评估。其他损伤如眼眶或颅骨骨折、脊髓损伤或缺氧缺血性脑病等也会影响GCS的结果。

GCS-Pupils评分（Brenan、Murray和Teasdale，2018）将脑外伤的关键指标合而为一。

GCS-P=GCS-PRS

其中，PRS=瞳孔反射评分，瞳孔对光无反射。

双侧瞳孔对光反射消失，2分；一侧瞳孔对光反射消失，1分；双侧瞳孔对光反射均存在，0分。

3.7.3　修正创伤评分（RTS）

RTS是一种基于3个指标的评分系统：GCS、收缩压（SBP）和呼吸（RR）。

总分1～10分为优先级T1，11分为优先级T2，12分为优先级T3，0分为死亡。

指标	值	评分
呼吸	10～29	4
	>29	3
	6～9	2
	1～5	1
	0	0
收缩压（SBP）	>90	4
	76～89	3
	50～75	2
	1～49	1
	0	0
GCS	13～15	4
	9～12	3
	6～8	2
	4～5	1
	3	0

其他量表

简明损伤定级（AIS）是一种医学评分系统，将创伤严重程度从未受伤到危急进行分类。单独使用该系统并无用处，但它是损伤严重程度评分（ISS）与创伤和严重损伤评分（TRISS）的基础。

TRISS通过综合ISS和RTS来确定患者的生存概率。计算时使用对数回归方程。

3.8 眼部创伤

- 头颈部占人体总面积的12%。然而在最近的战争中，超过20%的伤员都是头部和颈部受伤。这很可能是由于个体防护装备有效减少了胸腹部损伤，但同时简易爆炸装置的使用率上升。相比之下，眼部与面部防护研究非常有限。作战中若佩戴眼部防护装备，眼部受伤的平均发生率能降低至0.5%。

- 伯明翰眼外伤术语系统（Birmingham Eye Trauma Terminology System，BETTS）是严重眼部创伤的首选分类方法，大致将其分为闭角型眼球损伤和开放性眼球损伤，包括挫伤、裂伤和破裂伤。

- 眼部创伤评分（Ocular Trauma Score，OTS）是对所有眼部创伤进行评估的通用方法，包括最初视力分级（NPL、PL或HM）、眼球破裂、眼内炎、穿孔伤、视网膜脱离和相对传入性瞳孔阻滞。眼部创伤评分易于使用，对六大视力影响因素都可以轻松评估，而且可以对开放性眼部创伤的视觉潜力做出切合实际的预期。

- 面部和眼部损伤的首选检查方法是在初步稳定患者的血液和气道后进行三维CT扫描，然后在三级中心对损伤进行分类和处理。但由于战地的外围医院不具备此类设施，因此建议采取生理盐水冲洗、局部和全身使用抗生物制剂、破伤风预防和止痛药等方式进行基本急救，然后送至上级中心。

- 在1965年和1971年的印巴冲突中，印度就有眼部创伤的记录。眼部创伤包含在头颈部伤害中。所记录的主要眼创伤类型如下：
  - 眼创伤发生率：
  - 眼部创伤因素：印巴战争：

战争	伤亡百分比（%）
第一次世界大战	2.1
第二次世界大战	2.2
朝鲜战争	4.1
越南战争	6.5
阿以冲突	6.0
印巴战争，1965年	2.9
印巴战争，1971年	3.1

  - 眼部创伤类型：

原因	1965年	1971年
碎片：炮弹、手榴弹和炸弹	71%	76%
枪伤	22%	13%
地雷爆炸和其他爆炸	3%	7%
烧伤	2%	1.5%
其他	2%	2.5%

- 处理方案包括：

损伤类型	1965年	1971年
穿孔	48%	51%
挫伤	40%	38%
烧伤和化学伤害	12%	11%
眼内FBS	45%	47%

  - 抢救和处理重要器官损伤。
  - 摘除完全破碎的眼球。
  - 结膜下和全身使用抗生素、散瞳药和类固醇，以减少虹膜炎和感染。
  - 精细修复眼睑损伤。
  - 通过适当的放射学研究检测异物。
  - 所有其他手术，如玻璃体手术、眼内出血、后期眼眶重建等都在三级中心进行。

- 1992年1月至2004年12月的武装冲突中有559例眼部创伤，其中大部分为碎片和弹片伤。60.36%为开放性眼部创伤，31.19%为闭合性眼部创伤，8.45%为眼附属器损伤。开放性眼部创伤包括穿孔伤、穿透伤和破裂伤。闭合性眼部创伤包括结膜和角膜异物、外伤性白内障、撕裂伤、球后出血等。15.75%的患者须接受眼球摘除术。

3.9　后送链与急救

战场伤员经历的阶段：

- **战地：急救**。通常由随行战友或救护人员进行急救。
- **收集点：有或没有复苏的急救**。通常由军团医务官（Regimental Medical Officer，RMO）负责；该收集点被命名为团救护站（Regimental Aid Post，RAP）。现场其他人员还包括红十字会志愿者、新月会志愿者或村卫生员和社区工作者。抢救工作在这里与首次分诊同时进行。
- **中间阶段：进行或不进行紧急手术的抢救**。可利用卫生中心或临时搭建的乡村医院进行抢救，在军队中其被称为高级包扎所（Advanced Dressing Station，ADS）。
- **外科医院：初级外科治疗**。也被称为前方外科中心（Forward Surgical Centre，FSC）。医院的设施水平和规模取决于可用资源、资金和保护区。大多数外科医院都有设备齐全的手术室、基本的检查设施、重症监护室和高依赖病房（High Dependency Unit，HDU）。
- **用于将伤员从一个梯队转运到另一个梯队的转运系统**。转运以最舒适、最安全、最快捷的方式进行。转运方式有两种，一种是公路救护车，另一种是配备基本抢救措施和一名随行辅助医务人员的空中救护车。
- **专科中心**：在这里可以进行各种明确的手术治疗，包括重建术。伤员在这儿可以接受生理和心理方面的理疗和康复治疗。这些都是远离战区的三级医疗中心。

3.10　战创伤处理

- 决定伤员最终结果的因素有：实际损伤，即组织损伤的严重程度和涉及的解剖结构；伤员的一般状况；院前护理；保护、掩蔽、急救、分诊和后送时间；立即复苏；院内分诊；初次手术（至关重要）；术后护理、理疗和康复。这当中最重要的一个因素就是正确进行伤口切除或清创。
- 所有伤员都应接种破伤风疫苗。敏感性测试后，还应从入院开始静脉注射青霉素，每6 h 1次，每次5 MU。随后应口服青霉素，每6 h 500 mg，共服用5天。
- 需要对所有伤员进行的基本检查项目如下：
  - 血红蛋白和血细胞比容。
  - 白细胞总数和分类计数。
  - 血小板计数。
  - 凝血时间、出血时间、凝血酶原时间和INR。
  - 随机血糖。
  - 疟疾血涂片（仅限于疟疾疫区）。
  - 尿液分析。
  - 血型和交叉配血。
  - 患处X线片：胸部、颅骨。
  - 脉搏血氧饱和度。
- 所有战创伤通常都涉及软组织，并因其他结构受损而复杂化。战创伤通常具有多种病理特征：炸弹爆炸造成原发性爆炸伤、金属穿透伤、钝器伤和烧伤。外科医师必须具备"解剖思维"，能够确定任何射弹的路径。外科医师也必须得考虑到可能的"病理"，确定骨折、周围血管和神经损伤。
- 一条黄金法则是，战创伤从受伤的那一刻起就受到了污染。伤员几乎总是无法使用基本的卫生设施，因此应采取一切预防措施来保证基本卫生。
- 在手术室，麻醉后敷料和夹板会被小心去除。

通常使用生理盐水对伤口进行彻底冲洗，以清除污染；但在资源有限的地区，也可以使用自来水。全面评估伤口可能需要由经验丰富的外科医师仔细用手指进行探查。这样做的目的既不是为了减少治疗，导致随后的败血症甚至死亡，也不是为了过度治疗，导致正常组织的损失和随后残疾的增加。

• 手术分为两个阶段，第一阶段是清创，将伤口保持开放。5天后，创伤引起的炎症渗出阶段消退后，进行延迟一期伤口闭合（Delayed Primary Closure，DPC）。

• 手术遵循的原则是：
  - 止血。
  - 保留适当的皮肤切口，筋膜应切开。
  - 清除坏死和受污染的组织。
  - 尊重所有组织，轻拿轻放。
  - 伤口不缝合，保持开放。
  - 恢复生理功能。

• 止血是首要任务。绝不能在充满血液的腔隙深处盲目夹紧，应直接施加局部压力，同时保持对血管近端和远端的控制。

• 第二个最大的危险是败血症。细菌生长的主要营养来源于未坏死肌肉、止血药、骨碎片、脏皮肤和异物等。在伤口清创过程中，外科医师会清除坏死、受损和严重污染的组织。这样就留下了一个血液供应良好的健康组织区域，可以抵御残留的表面污染，但前提是伤口没有闭合。应切除严重破损的皮肤，通常需要在伤口入口和出口处切除2~3 mm的皮肤边缘。应延长皮肤切口，以便更好地观察，并对深层组织进行适当减压。应切除大量皮下脂肪。切碎的筋膜也应修剪。筋膜切口应保持开放，防止充血肌肉肿胀，从而引发筋膜室综合征。

• 应丢弃未附着在骨膜上的骨碎片。骨折端已污染的表层可用骨凿凿去或用咬骨钳咬除。骨膜清创应尽量保守并仅限于受污染边缘。

• 应立即控制出血，然后进行修复，并在可能的情况下用大隐静脉移植替代。

• 必须保留所有神经。可在横断神经的近端和远端放置一条不可吸收的缝线，并将其拉到一起，以便日后手术时识别。日后需要修复的断裂肌腱应用不可吸收缝线做标记。

• 在清创过程中发现的弹丸应予以清除，但绝不能为了找到弹丸而剖开健康组织。

• 如果穿透性子弹伤的入口和出口伤口较小，且中间组织没有肿胀，则可采取保守治疗。对于由低速、低动能的微小碎片"泼洒"造成的多处浅表伤口，可进行小手术治疗。

• 不应将连续清创与不完全清创或清创失败混为一谈。在不完全手术切除的情况下，患者会在5天后返回手术室进行延迟一期伤口闭合。如果发现伤口感染，则需要重新清创后缝合。

• 在某些情况下，伤口需要闭合，如头皮、头颈部和生殖器伤口。对于胸部伤口的软组织，应尽量闭合伤口周围。应缝合滑膜，手部伤口的切除应非常保守。修补过的血管应被有活力的健康肌肉覆盖。

• 在充分切除和清洁伤口后，必须覆盖由干燥蓬松的纱布制成的吸收性敷料。纱布敷料不应紧紧包裹伤口。

• 眼部创伤通常伴有其他多种创伤。根据相关创伤进行分诊。开放性眼球损伤必须与闭角型眼球损伤区分开来。表层结膜和角膜异物可在局部麻醉下用生理盐水冲洗取出。

• 用生理盐水冲洗后，可频繁滴注抗生素滴眼液，防止眼部感染。如果眼睑撕裂或面部大面积创伤导致出血，可对其进行修补。对于眼球开放性损伤最好使用眼罩而不是眼贴，以防止进一步损伤。不过，只有眶周完整的患者才能使用。给予全身抗生素和镇痛药。伤员转院后接受进一步的明确治疗。

• 总之，做好战创伤处理工作需要：

- 预防破伤风、抗生素和镇痛。
- 适当处理伤口，清除坏死组织、异物、碎屑和血块，并适当止血。
- 充分的伤口引流和面部减压；开放、健康的伤口；有大块吸收性敷料。
- 肢体固定时的神经、肌腱和骨膜护理。
- 为伤员提供营养、护理、理疗等服务，不做不必要的敷料更换。
- 如有需要，可延迟一期伤口闭合。

3.11　野战外科经历

- KM Rai等在印度斯利那加一所单中心、拥有600张床位的军区医院开展了一项为期9年的研究，起止时间为1990年1月至1998年12月。在印度查谟和克什米尔，从1988年开始就出现了反叛乱和武装活动。研究对象是印度武装部队人员和其他安全部队的伤亡人员。伤员被空运或陆运送往医院，在后送前，伤员由战地医务人员、辅助医务人员或战友对其进行治疗，有时也在周边医院接受外科医师的明确手术。然而，绝大多数情况下，由于战争的出其不意、医务人员缺席以及伤员慌乱涌入等因素，未能在伤员受伤地点进行抢救。伤员到达后，由外科小组进行评估、分诊，并在重症监护室或外科病房进行稳定治疗。大批伤员被安置在一个专门指定的大区域。对RTS和其他表明创伤严重程度的因素进行评估，必要时进行插管和气道保护。用两根16号插管插入手臂静脉（锁骨下静脉或颈内静脉）进行静脉输液，必要时进行输血。必须缩短初步评估、复苏、基本放射检查和手术室准备的时间间隔。在特殊情况下，出血伤员到达后被直接推入手术室。
- 通常是由一个以上的外科小组为伤员开展手术，如为一名头部严重受伤、腹部中弹并休克的伤员同时进行开颅和开腹手术，手术高效迅

速。与红十字会延迟一期伤口闭合的创伤略不同，我们采取在清创后选择性一期闭合。但若伤口严重污染、伤口超过12 h、会阴部伤口或皮肤边缘无法接近，禁用清创后选择性一期闭合。

- 接收和处理的伤亡人数最少的年份是1998年，共计380人，最多的是1994年，共计946人。9年间，共处理了5737名伤员，其中枪伤占44.37%，碎片伤占55.63%。腹部受伤的人数相对较多，其中还包括背部、脊柱、侧腹、会阴、腹股沟和腹壁受伤。

- 该系列病例的总死亡率为3.62%，从笔者统计之前1年的4.2%稳步降至现在的2.4%。汲取的经验教训是以最快的方式后送至正规的创伤中心，积极抢救，及时手术。少数特殊伤员可在清创后缝合伤口。对于严重颅脑损伤可行开颅手术，但必须先进行CT扫描。对腹部穿透伤病例进行剖腹手术可取得良好效果。在大多数情况下，结肠损伤可主要通过手术治疗。在发展中国家的前瞻性医院中，超级专家的存在并不是合理利用人力资源的必要条件。最后，拥有一支训练有素、经验丰富、兢兢业业、积极进取的团队，即使在艰苦的环境下也能取得良好的成果。

3.12　本人高海拔战地外围手术经历

1999年，印度在其北部地区4.27～5.18 km高的山脊上发现了武装分子和渗透活动。1999年5月的第1周，印度军队就发现了武装分子的渗透，随后从1999年5月3日至7月26日，在控制线沿线的高海拔荒山上发生了武装冲突。现将本人从1999年5月22日至7月26日在高海拔地区偏远外围野战医院处理战伤人员的经历介绍如下，并具体说明处理这些伤员的特殊性。

- 这家野战医院是一所外围医院，位于印度北部

几近荒芜的山区，与基地医院的通信设施有限且耗时。整家医院都在敌人中型火炮的射程之内。后期救治的后送设施通过公路运往基地医院，具体取决于是否有运输救护车和直升机，以及天气和敌人的炮击情况。

- 战伤员通常在傍晚时分抵达。在战场救护站，伤员情况得到了稳定。为伤员注射破伤风类毒素并进行基本的急救——伤口包扎、镇痛、骨折夹板固定，以及注射单剂抗生素。接着，救护车或医疗专机将伤员送往医院，通常也在傍晚到达。随后开始救治工作，并持续一整夜。

- 伤员到达后，监测生命体征，同时检查是否有活动性出血。根据国际准则进行分诊，并由澳大利亚广播公司监督。

- 获得基本化验指标后，伤员接受手术治疗。进行以下项目检查：
  - 血红蛋白、总计数、分类计数、出血时间、凝血时间。
  - 糖（随机）、尿素氮和血清肌酐。
  - 献血者的血型、交叉配血。
  - 受影响区域的X线片。

- 开始使用的标准静脉注射液是乳酸林格氏液：
  - 收缩压＞90 mmHg的伤员和等待血液的低血容量休克伤员可使用Hemaccel（一种胶体溶液）。
  - 为头部受伤者注射生理盐水。

- 所有休克、胸部穿透伤、腹腔积血和持续失血的伤员都需要血液。

- 开始使用的抗生素为：敏感性测试后，氨苄西林注射液500 mg，静脉滴注，每6 h一次；庆大霉素注射液80 mg，静脉滴注，每8 h一次；甲硝唑注射液500 mg，静脉滴注，每8 h一次；氯唑西林注射液500 mg，静脉滴注，每6 h一次（用于所有骨伤）。

- 镇痛药为哌替啶注射液50 mg（IM）或喷他佐辛注射液30 mg（IM），头部受伤者使用双氯芬酸钠注射液75 mg（IM）。

- 术中及术后的用血需求由当地军人安排；在认为有必要用血时，这些士兵会立即进行分组和交叉配血。采集到的血液将立即用于输血。

- 术后，只有非常轻微的伤员从野战医院出院，所有其他伤员都经陆路或直升机后送至列城基地医院，重大病例则由直升机后送至位于斯利那加的基地医院。根据天气和可用飞机的情况提供直升机。

3.13　结果与讨论

- 60天内共处理了300名伤员，其中大部分接受了手术。所有伤员都是19~39岁的年轻男性士兵。

- 手术在全身麻醉（GA）下进行，并通过ETT（口腔）、NTT（鼻腔）或DA。一些轻微伤口则在局部麻醉（LA）下进行处理。

该机构接诊和处理的各类创伤包括枪伤、碎片伤、地雷爆炸伤、坠落伤、道路交通事故伤和战争所致的精神病。

3.14　个案

案例一

伤员男，32岁，腋窝（L）碎片伤，检查发现腋动脉的一支分支有撕裂伤，对其进行结扎。术后48 h，患者左上肢未出现坏疽特征。

案例二

伤员男，34岁，背部碎片伤。检查发现第10肋和第11肋（L）骨折、胸膜撕裂、左侧椎旁肌肉广泛损伤、脾裂伤和口腔壁挫伤。对伤员行脾切除术、胸膜修补术、分层肌肉修补术和（左）ICD。

案例三

伤员男，26岁，腹部（L）枪伤。腹腔镜手术显示降结肠撕裂、腹膜后广泛血肿及髂嵴骨折。行单层间断结肠修复手术。

案例四

伤员男，22岁，腹部碎片伤。腹腔镜手术显示腹腔积血达4 L。胃部撕裂，胰腺破碎，肠系膜上血管裂伤和肝脏裂伤。行胰腺床止血、肠系膜上血管修复和肝脏裂伤修复手术。伤者出现DIC，术后6 h死亡。

案例五

伤员男，39岁，背部碎片伤。碎片飞向左侧，致第8肋骨折及肺部撕裂伤。对碎片道进行探查，在双侧（ICD）行局限的开胸手术。

案例六

伤员男，23岁，手臂碎片伤，手部冰冷、发麻、无脉搏。检查发现肱动脉粉碎性痉挛。使用5-0聚丙烯行动脉动员和端对端吻合术（图3.4）。

案例七

战俘（唯一）案例：巴基斯坦陆军士兵（5 NLI），男性，27岁，腿部（R）和下颌骨多处枪伤。进行伤口清创以及彻底的骨骼和伤口清洁。该战俘的腿成功得到救治，后来在独立日被移交给了巴基斯坦。

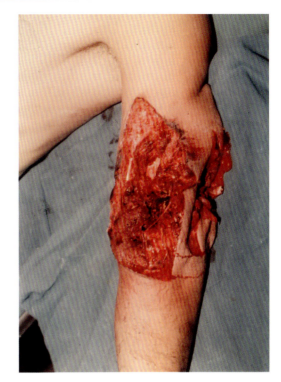

图3.1 左臂碎片伤，肱骨骨折

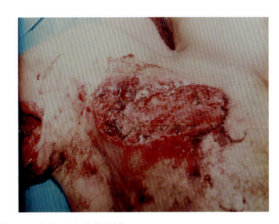

图3.2 右胸壁套状撕脱伤

3.15 眼部创伤

因头部受伤导致眼部创伤的病例占1%。1例眼球穿透性损伤，通过生理盐水冲洗、注射镇痛剂和抗生素进行了处理。1例结膜出血，视力轻度下降，接受了局部抗生素（环内沙星滴眼液）治疗。1例化疗后眼睑撕裂，眼睑缝合。所有伤员均被送往三级医疗中心。如图3.1~图3.8所示，所有眼部创伤均伴有多处损伤。

武装冲突或战场中的眼部创伤往往与多发性创伤和头部受伤有关。图中显示了在战场上遇到的少数创伤。在这种情况下，救生措施就显得尤为重要。然而，一旦伤员情况稳定，就必须进行眼部评估，并尽早转到有眼科设施的医院。

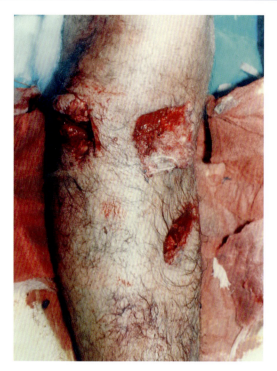

图3.3 右腿多处碎片伤

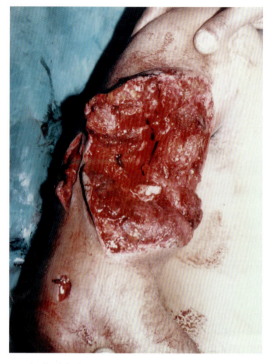

图3.5 右臂脱套碎片损。无骨折或神经血管损伤

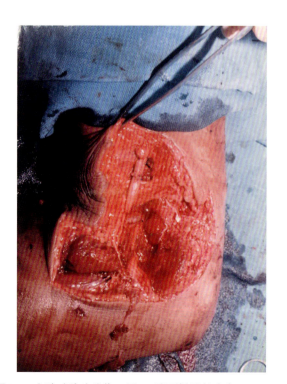

图3.4 右肱动脉碎片伤。用5-0聚丙烯进行吻合

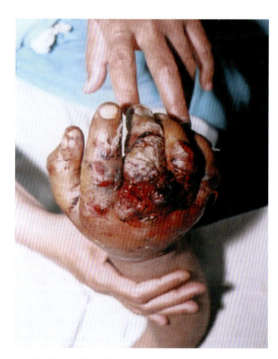

图3.6 右手地雷爆炸伤

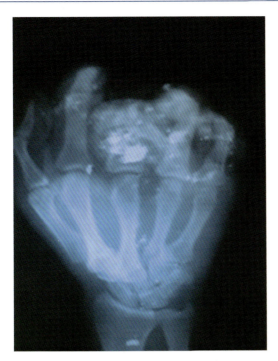

图3.7 右手X线片，第三根手指近节指骨已损坏

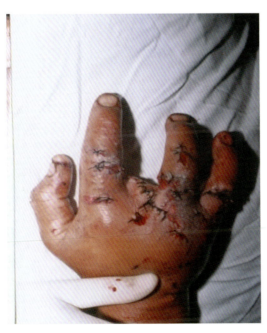

图3.8 已完成的手术

与其他冲突地区的可比结果如下

战争	枪伤	碎片	其他
第一次世界大战	40	60	—
第二次世界大战	10	85	5
朝鲜战争	31	69	—
越南战争	46	54	4
阿以冲突	18	66	16
爱尔兰冲突	58	24	18
南斯拉夫战争	41	64	5
克罗地亚战争	24	76	—
沙漠风暴	5	95	—

战创伤分布情况（%）

战争	头颈部	胸部	腹部	四肢
第二次世界大战战争	25	13	9	53
朝鲜战争	19	8	7	53
越南战争	15	8	5	55
沙漠风暴	13	6	9	90
克罗地亚战争	16	12	4	76
南斯拉夫战争	21	9	8	62

3.16 结论

战争场景和人员伤亡具有高度不可预见性，并不遵循常规的生活准则。战争局势高度紧张，需要有组织、有动力、无压力地处理伤员。伤员往往是一次性大量接收的，需要根据其严重程度进行有效分诊。通过评分系统来评估伤员的死亡率和受伤程度，要求在最短的时间内使伤员得到最有效、最快速的治疗。这一切都需要大量时间和资源。要严格遵守外科手术的基本原则，牢记脓毒症，彻底冲洗伤口和清创，经常"想象"飞行弹丸和武器的解剖和病理。对于复杂病例、眼部创伤、神经血管手术和整形外科手术，则采取后送并由三级中心管理。

参考文献

[1]   Williams NS, O'Connell PR, McCaskie AW. Trauma. In: Bailey and love's—short practice of surgery. 27th ed. Boca Raton, FL: CRC; 2018.

[2]   ICRC. War surgery. Working with limited resources in armed conflict and other situations of violence, vol. 1. Geneva: ICRC; 2010.

[3]   Breeze J, et al. Face, neck, and eye protection: adapting body Armour to counter the changing patterns of injuries on the battlefield. Br J Oral Maxillofac Surg. 2011;49(8):602–606.

[4]   Lecky F, et al. Trauma scoring systems and databases. British Journal of Anaesthesia. 2014;113(2):286–294.

[5]   Ryan JM, et al. Field surgery on a future conventional battlefield: strategy and wound management. Ann R Coll Surg Engl. 1991;73:13–20.

[6]   Coupland RM. The red cross classification of war wounds: the E.X.C.F.V.M. scoring system. World J Surg. 1992;16(5):910–917.

[7]   Teasdale G, Jennett B. Assessment of coma and impaired consciousness. A practical scale. Lancet. 1974;297872:81–84.

[8]   Jain S, Iverson LM. Glasgow coma scale. [updated 2020 Jun 23]. In: StatPearls [internet]. Treasure Island, FL: StatPears Publishing; 2020.

[9]   Gibbons AJ, Breeze A. The face of war: the initial management of modern battlefield ballistic facial injuries. J Mil Veterans Health. 2011;19(2):15–18.

[10] Biehl JW, et al. Penetrating eye injuries in war. Mil Med. 1999;164(11):780.

[11] 11. Kuhn F, et al. Birmingham eye trauma terminology (BETT); terminology and classification of mechanical eye injuries. Ophthamol Cin N Am. 2002;15: 139.

[12] Scott R. The ocular trauma score. Community Eye Health J. 2015;28(91):44.

[13] Kuhn F, Maisik R, et al. The ocular trauma score (OTS). Ophthalmol Clin N Am. 2002;15(2):163–165.

[14] Boparai MS, Sharma RC. Ocular war injuries. Indian J Ophthalmol. 1984;32:277–279.

[15] Verma S, Waikar S, Sharma V, et al. Ocular trauma in counter insurgency and proxy war environment: epidemiological study, 1992–2004. Med J Armed Forces India. 2021;77(4):390–396. https://doi.org/10.1016/mjafi.2020.02.001.

[16] Kumud R, et al. Treatment of casualties in a forward Hospital of Indian Army: nine-year experience. Med J Armed Forces India. 2004;60:20–24.

开放性眼球损伤：初步评估和初次修复

Parthasarathi Moulick

在武装冲突中，开放性眼球损伤是一种常见现象，其中年轻人受到的影响最大，这也是全球视力丧失的重要原因之一。男性比女性更易遭受开放性眼球损伤。所有眼科医师都应熟练掌握初次修复的方法，因为这些初期行动和干预措施决定了未来重建和视力康复的可能。初次修复时应细致缝合，所有眼科医师都必须具备处理此类损伤的知识和技能。

在评估眼部损伤程度之前，首先应评估患者是否有任何危及生命的损伤。严重疼痛或恶心应予以处理，以减少眼睑挤压和Valsalva动作的影响。

视觉功能的初步评估不可或缺，应记录在案，因为与视觉预后直接相关，而且从法医学的角度来看也至关重要。

初次检查时评估的视力差和相对性瞳孔传入缺损会导致预后不良。

适当询问伤员的病史可以了解伤害类型和造成伤害的物质。Kuhn等描述了一种眼部创伤评分（OTS）系统，该系统可以预估伤员的视力结果。

4.1 开放性眼球损伤眼部创伤分类系统

类型	等级（视力）[a]
A. 破裂	A. ≥20/40
B. 穿透	B. 20/50至20/100
C. 眼内异物	C. 19/100至5/200
D. 穿孔	D. 光感4/200
E. 混合型	E. 无光感[b]
瞳孔区	*区域*
阳性：患眼相对传入瞳孔缺损	1. 孤立于角膜（包括角膜巩膜缘）
阴性：患眼无相对传入瞳孔缺陷	2. 角膜巩膜缘至巩膜后5mm处
	3. 巩膜前5mm的后方

a：使用斯内伦视力表在距离6m处进行测量，并酌情进行校正和针孔测量。
b：在明亮光源和同眼完全闭合的情况下进行确认。

检查者应在检查瞳孔反射后记录是否存在传入性瞳孔缺损。应使用不同的照明技术进行裂隙灯检查，了解角膜缺损的程度、晶状体损伤和晶状体状态。对角膜巩膜损伤的初步评估，需要详细了解病史、用药和损伤后的干预措施。此外，如果有可能，应尝试观察眼后节并记录在案。

P. Moulick (✉)
Ophthalmology, Apollo Multispeciality Hospitals
Ltd, Kolkata, India

检查者应询问受伤方式、受伤时间和受伤对象等。此外，还应评估眼内异物、伴随微生物污染等的可能性。对每个眼部创伤病例都必须进行隐匿性眼球损伤的评估，在对眼前节和损伤程度进行彻底评估后，必须进行某些检查。

拍摄正面和侧面X线片，排除异物和骨折。

若怀疑是开放性眼球损伤，首选CT扫描。若怀疑有金属异物时，不应进行磁共振成像检查。

若需要对受伤眼的后节进行评估，超声检查时应小心谨慎，避免对受伤眼造成进一步伤害。

如果伤口受到感染，则从伤口边缘和切除的坏死组织中提取培养物。

4.2 手术适应证

手术最好尽早进行，除非因患者的医疗条件而延误。如果眼球的正常解剖结构或功能丧失，或角膜和/或全层裂伤，并伴有渗漏和眼内组织脱垂，则需要进行手术。

裂口小（<2 mm）、伤口可自行愈合、无眼球内穿透迹象、无坏死或感染迹象的裂口，可使用绷带隐形眼镜或组织黏合剂进行处理（表4.1）。

组织近似度较好的病例可局部使用广谱抗生素、抗青光眼药物。应建议患者避免任何剧烈活动，并用眼罩保护眼睛。精心制订手术计划，以便最大限度地保留组织，将先天性损伤降至最低。其他特殊设备，如超声乳化仪和玻璃体切割

机，应随时备用。

眼球后部或眼球周围麻醉可能会因眼内容物的挤出而增加眼内压（IOP）。因此，对于开放性眼球损伤首选全麻。进行眼科手术时须备好：

- 显微外科齿形钳。
- 显微外科结扎钳。
- 无锁持针器。
- 凡纳斯剪刀。
- 虹膜复位器。
- 9-0/10-0单丝尼龙缝合线。
- 肌肉牵引器。
- 黏弹剂。
- 纤维素海绵。
- 组织胶。
- 冲洗抽吸套管。
- 超声乳化、自动玻璃体切割装置。

4.3 角膜裂伤手术的修复原则

外科医师应力求达到一定的手术目标，包括伤口闭合不渗漏、避免错位、恢复正常的解剖关系以及恢复最佳视觉功能。

在最初的裂隙灯检查中，眼科医师应识别眼球边缘、星状边缘、上皮色素沉着线和裂伤锐角等参考位置（图4.1），因为这些标志有助于正确定位伤口边缘，并将移位的组织恢复到正确的解剖位置。

表4.1 全层角膜裂伤的治疗

伤口大小	伤口性质	处理
<2 mm	非移位自封伤口	应用绷带隐形眼镜（BCL）
	非自封/僵化/组织缺失	应用BCL＋胶水
<2 mm（个体不合作/有智力障碍）		初级手术修复
>2 mm		初级手术修复

图4.1 角膜缘、伤口角度和上皮色素沉着线，以便于解剖复位

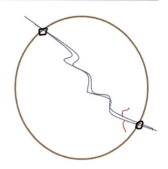

· 首先固定角膜缘

· 识别角度和撕裂伤缺口

· 若有色素沉着线，识别并对齐

4.4 手术技术

外科医师应确保伤口贴合良好。由于垂直伤口在正常眼压下可能会裂开，因此最好将其缝合。伤口的搁置区域通常可以自行愈合，可能不需要缝合。应尽可能避免缝合视轴。

处理脱出的眼内容物至关重要。如果脱出的葡萄膜或视网膜组织存活，则应使用黏弹剂和精细器械将其轻轻回纳。如果脱出的是感染或坏死的组织，则应将其切除。不过，外科医师应尽可能多地保留组织用于创伤后重建。由于角膜没有弹性，任何不必要的组织切除都会导致需要进行紧密缝合，这可能会产生明显的扭矩效应，导致高度散光。

为避免伤口裂开和渗漏，角膜缝合线应垂直于裂口，因为斜线缝合会产生组织扭力，造成伤口滑动。垂直撕裂伤的缝合入口和出口应与伤口边缘等距，以获得良好的贴合效果（图4.2）。在斜角伤中，为防止伤口越位和组织扭曲，缝合时应以伤口边缘的后方为中心，而不是在伤口边缘的前方（图4.3）。

角膜缝合

使用刮针缝合角膜，缝合时，单丝缝线（尼龙或聚丙烯）因其组织反应性低成为优选。为避免损伤组织，尤其是靠近角膜中央的部分，在将针尖垂直于角膜前表面后，采用无接触技术。

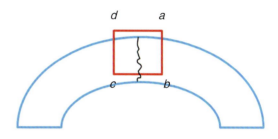

图4.2 垂直裂伤的缝合。从伤口边缘的入口（**a**）到出口（**d**）的距离等于缝合线（**b**、**c**）的后置位置

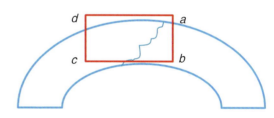

图4.3 搁置裂伤的缝合。从伤口前缘到缝合入口（**a**）和出口（**d**）的距离不相等。从伤口后缘到缝合入口（**b**）和出口（**c**）的距离应相等

由于全层缝合可能会导致眼内感染，理想的做法是将角膜缝合线放置在基质中90%的深度，且伤口两侧的深度和长度相等。缝合深度应为1.5～2 mm。在浸渍或水肿组织中可能无法做到，在这种情况下，必须在每次缝合时将健康组织纳入其中，以避免缝合时拉断缝线。间断缝合会产生一个从缝合线延伸开来的压迫区，并在缝合环内的组织中形成一个压迫平面。当压迫区相邻时，伤口就会闭合。长的缝合线咬合处允许缝合线之间有更大的距离，而较小的咬合处则需要更紧密地缝合，并使压迫区重叠。

缝合时应打一个尽可能小的结（祖母式结）。为了便于埋线，应将其修剪成短小的线结，并在远离视轴的一侧浅埋于组织中。如果不将缝线埋入，患者就会有强烈的虹膜刺激感，出现流泪、睁眼困难。这可能会导致跗骨结膜上部乳头形成。

- 较长的缝合线，尤其是靠近视轴的缝合线，会导致更大的组织变形，从而产生更多散光。因此，在缝合角膜裂孔时，应在角膜周边使用长而紧密的缝线，在角膜中央使用短而微压缩的缝线，从而使周边变平，中央变陡（Rowsey-Hays技术）（图4.4）。
- 为避免伤口覆盖，垂直裂口的缝合位置必须符合以下条件：从前后角度看，缝合线的长度应相等，而在搁置裂口中，从后方看，缝合线的长度应相等。
- 角膜创伤应避免使用连续缝合法，否则曲线伤口会因连续性压迫而被拉直，而且连续缝合的长度会使覆盖的角膜表面变平。此外，将整个伤口的完整性寄托在单根缝线上也是一种冒险的行为。

4.5　单一的角膜全层裂伤

这类伤口通常不涉及角膜缘，也没有虹膜或玻璃体嵌顿或晶状体外伤性损伤。这类裂伤可以是垂直裂伤，也可以是搁置裂伤，两种裂伤的缝合方法略有不同，需要适当地贴合伤口。

小于2 mm的裂口可在BCL和/或胶水的帮助下进行修补，但必须符合以下条件：
- 伤口中没有眼内组织。
- 未涉及其他眼部结构。
- 伤口内无异物。
- 伤口自动愈合。

在伤口稳定之前，BCL应留在原位。黏合剂可以是天然的，也可以是合成的。在使用黏合剂

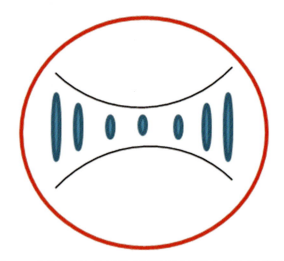

图4.4　在角膜周边放置长而紧的压迫缝线会导致角膜周边变平，中心变陡。在角膜中心应进行间隔较短、压迫力较小的缝合，以尽可能地防止角膜中心变陡，从而使角膜周边变平，中心呈球形（Rowsey-Hays伤口闭合技术）

之前，干燥角膜表面极为重要。纤维蛋白胶需要较长的时间才能形成胶塞，但与氰基丙烯酸酯橡胶相比，纤维蛋白胶的愈合速度更快，角膜血管化程度明显降低，后者由于阴离子聚合作用，一接触空气就会立即凝固。在清除松动或坏死组织后，应涂上一层薄薄的胶水。涂胶后应立即戴上绷带镜。如果在已清除坏死组织的坚固床面正确涂抹胶水，胶水可保持数天至数周。如果前房在24 h内没有恢复，或者出现虹膜或晶状体嵌顿，则需要进一步的手术治疗。表4.1列出了各类角膜伤口的治疗方法。

4.6　缝合锯齿状伤口

缝合锯齿状伤口，需要先单独缝合伤口的线状部分（图4.5）。如果操作得当，根尖会自行愈合，从而避免了器械操作对组织造成的额外创伤。如果需要缝合伤口的顶端部分，则可以使用褥式缝合技术。

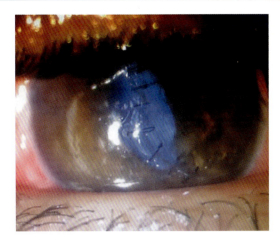

图4.5　锯齿形角膜裂伤，边缘呈格栅状，缝合在每条线上。伴发的外伤性白内障在第二阶段得到处理（由Amit Sethi医师提供）

星状裂口缝合

在缝合星状裂口时，先缝合裂口的直臂，然后缝合星状部分。有两种不同的缝合法，可以采用艾斯纳荷包缝合法或阿克金缝合法。前一种方法是在裂口的两臂之间开一个部分厚度的切口，然后将荷包线缝合线穿过这些凹槽，并以最佳方式拉紧以接近伤口的尖部。应避免过紧，因为过紧可能导致伤口尖部向前移位和伤口渗漏。打结后应埋入组织下。在阿特金技术中，缝合线穿过组织并越过伤口顶端以连接组织。如果有组织缺

失，可以使用供体组织或自体组织（如果没有供体组织）进行部分厚度的片状修补。

4.7　角膜巩膜撕裂伤

当有角膜巩膜伤口时，识别角膜缘是最重要的一步，因为应首先在这里开始对位。此后，应先修复角膜，然后再修复巩膜部分。虹膜脱垂的大伤口应在全身麻醉下处理。如有异物，应进行彻底冲洗以清除异物。应格外小心处理并尽最大可能保护脱垂的虹膜组织（图4.6a、b）。如果葡萄膜组织失活或浸渍，则应将其移除以防止感染或上皮向内生长（图4.7a、c）。虹膜组织黏附在伤口后缘的干净切割伤口可以通过在黏弹性材料覆盖下的侧口入口使用虹膜复位器或Sinskey钩进行缝合和扫过虹膜来轻松处理。虹膜的复位应轻柔进行，防止医源性透析。此外，手术过程中应注意防止角膜内皮和晶状体损伤。理想情况下，角膜的缝合应使用10-0单丝尼龙缝线，用刮针穿过90%深度。应通过空气或黏弹剂保持前房成形。然而，手术完成后应彻底清除黏弹剂。伴发的晶状体损伤最好通过二次修复来处理（图4.6c），除非前房中有皮质物质相关的前囊撕裂，这需要在初次修复时进行处理（图4.6）。

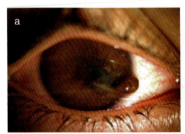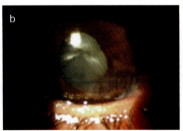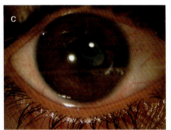

图4.6　（a）角膜巩膜伤口，葡萄膜组织脱垂。（b）同一患者的术后照片，显示缝合的线性角膜裂伤和外伤性白内障。（c）同一患者的白内障手术后照片，PCIOL和致密的后囊不透明，中央囊切开。患者恢复了6/9的视力［由Shrikant Waikar（上校）医师和Sriharsha Lanka医师提供］

4.8 巩膜撕裂伤

巩膜裂伤可能会向后延伸（图4.7b、图4.8），有时裂伤的完全延伸并不总是可见，因此需要仔细探查伤口（图4.8）。在缝合巩膜之前，应将腱索和结膜完全清理干净（图4.7d）。

为防止眼内容物脱出，应逐步缝合巩膜（手拉手技术）。如果涉及角膜缘，则应首先用8-0或9-0尼龙缝线将其间断缝合。在处理分离的边缘时，任何挤出的眼内容物都可以由助手用刮刀重新定位。将针头穿过近端伤口边缘后，再穿过远端伤口边缘。如果伤口与肌肉插入处相交，可将肌肉分离（最好使用双臂6-0 Vicryl缝线）以继续闭合缺损，并在伤口闭合后将其重新连接。应切除脱垂的玻璃体，以尽量减少对玻璃体基底和视网膜的牵引。在这种情况下，必须进行详细的眼底检查，从而排除牵引性脱离。如果存在组织缺失，则可使用巩膜补片移植。

较大的巩膜缺损采用非吸收性缝合线［8-0 Mersilk缝合线（8-0 Mersilk）］，较小的伤口应使用7-0或8-0 Vicryl可吸收缝合线。巩膜可以分步缝合，即所谓的"边缝边合"技术。这种技术包括有限的前段剥离，在进一步后段剥离之前暴露一小部分巩膜缺损。巩膜裂伤如果向后方延伸较远（靠近视神经），最好通过观察进行处理，因为手术可能会增加组织脱垂并造成额外损伤。眼眶软组织可起到填塞作用，在伤口愈合过程中进行护理。这些病例的预后不容乐观。

图4.7 （a）右眼1区的开球状损伤（OGI）。（b）右眼3区的开放性眼球损伤。（c）修复后的开放性眼球损伤。（d）修复后的开放性眼球损伤（由Vipin Rana医师提供）

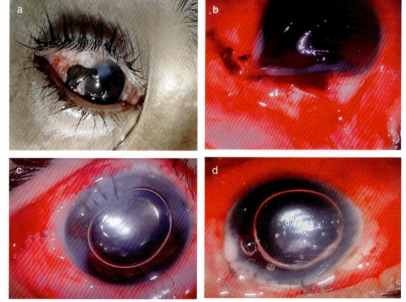

图4.8 开放性眼球损伤2区伴有葡萄膜脱垂，术后视觉效果良好［由Shrikant Waikar医师（上校）提供］

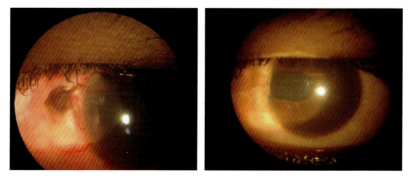

非穿孔性角膜损伤

检查伤口渗漏至关重要，方法是在伤口中加入2%的荧光素并进行塞德尔试验。如果结果为阴性，则应重新加压检查。应采取以下措施：

- 如果伤口没有裂开且未被覆盖，可以在涂抹抗生素眼膏后进行加压包扎。
- 如果裂口较深，为了保证伤口的稳定性，可以使用绷带隐形眼镜（BCL）来支撑伤口并促进上皮化。
- 角膜部分撕脱，角膜瓣基部仍有附着物，可通过缝合几针进行适当的近似处理。

如果有多个小碎片，在手术结束后立即戴上绷带隐形眼镜，这有助于保持组织的位置，并减轻患者的疼痛。目的是确保伤口愈合后表面光滑，散光程度最小。

4.9 组织损伤处理

如果无法用胶水处理组织缺失，可以使用自体组织移植，因为自体组织移植不需要供体组织，也避免了移植排斥或疾病传播的风险。如果无法进行自体移植，则可使用供体角膜或巩膜。伤口小于5 mm且无坏死基质的，可采用上述手术。

4.9.1 缝合位置的影响

缝合切口使缝线下的角膜变平，但在接近视轴时会使角膜变陡。相比之下，未缝合的切口会使整个角膜变平，但角膜的力量会减弱。如果伤口没有裂开，仅需简单地贴合缝合，但为了克服眼球的弹性倾向并防止伤口渗漏，需要对组织进行压迫。较长的缝线具有更大的侧向组织压迫区，因为沿切口的组织压迫区大致等于缝线的长

度。较长和较深的缝线可穿透较深的基质，封闭任何后部伤口，减少虹膜或黏附在原始的后表面的可能性。较短的角膜缝线容易造成缝线之间的伤口渗漏，因为组织压迫区域同样狭窄。

4.9.2 缝合收紧

使用活结可优化散光控制。不过，方形结能提供良好的闭合效果。使用双半活结调整伤口张力可以达到最佳的效果，然后使用方结来确保闭合。

4.10 拆线

当角膜界面充分纤维化后，将缝线从角膜裂口处取出。如果缝线因伤口收缩而自发松脱且无法为角膜提供进一步的拉伸强度，则应在上皮破损、角膜融化或感染发生之前将其取出。

4.11 预后因素

以下因素通常会导致预后不良：首次就诊时视力较差、出现RAPD、玻璃体脱落、晶状体受累、视网膜脱离，以及伤口向后延伸。与伤口大于5 mm的患者相比，伤口小于5 mm的患者视力预后较好。

4.12 结论

多年来，随着诊断和治疗技术的进步，以及对眼部创伤病理生理学及其预后因素认识的提升，对角膜巩膜损伤的处理也有了很大改进。初次评估时计算出的OTS值可能对开放性眼球损伤的患者有预测价值。然而，角巩膜损伤的处理始终是每位眼科医师面临的挑战。

参考文献

[1] Parver LM. Eye Trauma. The neglected disorder. Arch Ophthalmol. 1986;104:1452.

[2] McCormack. Penetrating injury of the eye (editorial). Br J Ophthalmol. 1999;83:1101–1102.

[3] Esmali B, Elner SG, Schork A, Elner VM. Visual outcome and ocular survival after penetrating trauma. Ophthalmology. 1995;102:393–400.

[4] Isaac DL, Ghanem VC, Nascimento MA. Prognostic factors in open globe injuries. Ophthalmologica. 2003;217:431–435.

[5] Kuhn F, Pieramici DJ. Ocular Trauma Principles and Practice 2002; Chapter 2: Page 7.

[6] Mittra RA, Mieler WF. Controversies in the manage–ment of open–globe injuries involving the posterior segment. Surv Ophthalmol. 1999;44:215–225.

[7] Hersh PS, Kenyon KR. Anterior segment reconstruction following ocular trauma. Int Ophthalmol Clin. 1988;28:57.

[8] Brightbill FS, Mcdonnell PJ, McGhee CNJ. Corneal surgery: theory, technique and tissue. Amsterdam: Elsevier; 2009.

[9] John B, Raghavan C. Open Globe injuries—primary repair of Corneoscleral Injuries. Kerala J Ophthalmol. 2010;22(3):225–234.

[10] Melki S, Azar DT. 101 pearls in refractive, cataract and surgery. 2nd ed. Thorofare: SLACK Incorporated; 2006.

[11] Mohan S, Aggarwal A, Panda A, Bhartiya S. DOS times. Repair of corneoscleral perforations. 2008;14(2):21–26.

[12] Vote BJ, Elder MJ. Cyanoacrylate glue for corneal perforations: a description of a surgical technique and a review of literature. Clin Exp Ophthalmol. 2000;28(6):437–442.

[13] Eisner G. Eye surgery. New York, NY: Springer; 1990. p. 97–103.

[14] Rofail M, Lee GA, O'Rourke P. Prognostic indicators for open globe injury. Clin Exp Ophthalmol. 2006;34(8):783–786.

[15] Sternbey P Jr, de Juan E Jr, Michels RG, Aver L. Multivariate analysis of prognostic factor in penetrating ocular injuries. Am J Ophthalmol. 1984;98(4):467–472.

角膜康复和眼前节重建

Bhaskar Srinivasan, Geetha Iyer, Shweta Agarwal,
Chetan Rao, Sripriya Krishnamurthy

第5章

5.1 引言

眼部战创伤不仅严重威胁着人们的身体健康，还可能危及伤员职业生涯。这些不幸的伤员大多不适合继续参加军事行动，甚至不适合从事大多数的文职工作。在作战行动中，眼部受伤的发生率稳步上升，从克里米亚战争的0.65%到第二次世界大战的2%，再到越南战争的9%，以及沙漠风暴行动的近14%。在美军从伊拉克和阿富汗撤出的伤员中，22.5%的创伤是眼部创伤。虽然眼睛只占正面直立轮廓的0.27%，但眼部受伤的概率约为10%，比仅根据表面积预计的受伤概率高出近50倍。由于破片弹药（地雷）的使用和功效增加，以及装甲防护车和作战服将人体暴露区域限制在头部和颈部，近30%的面部和颅部枪伤致使眼部受伤，其中近50%导致永久性视功能障碍。作战时佩戴护目镜在一定程度上能减少眼部受伤率，但由于护目镜存在雾化、视野受限和频繁划伤等问题，作战人员佩戴积极性不高。爆炸伤害在封闭或安全地带会被放大，造成更严重的伤害。在俄克拉何马城爆炸案中，幸存者中有8%眼部受伤。在美国世贸中心爆炸案中，眼部创伤是幸存者中第二大受伤类型，仅次于吸入性肺损伤。处理战创伤时，分诊至关重要。首先要处理的是危及生命的创伤。对于轻微的眼部损伤，药物治疗就足够了，而对于开放性眼球损伤则需要及时闭合伤口，以确保眼球的完整性。如果出现眼后节并发症，则需要在初级伤口修复后转诊到更高一级的中心。慢性期的治疗包括评估角膜状况、晶状体状况和眼后节状况，以制订视力康复计划。本章主要讨论角膜损伤导致的继发性视力下降和矫正视力下降、提高患者视力和生活质量的措施。

眼部创伤中/晚期因角膜问题导致视力下降的原因有：

B. Srinivasan (✉) · G. Iyer · S. Agarwal
C J Shah Cornea Services, Sankara Nethralaya,
Chennai, India

C. Rao
Bhagwan Mahaveer Vitreoretinal Services, Sankara
Nethralaya, Chennai, India

S. Krishnamurthy
SMT Jadhavbai Nathmal Singhvee, Glaucoma
Services, Sankara Nethralaya, Chennai, India

© The Author(s), under exclusive license to Springer Nature Singapore Pte Ltd. 2023
S. Waikar (ed.), *Ocular Trauma in Armed Conflicts*, https://doi.org/10.1007/978–981-19-4021-7_5

（1）角膜瘢痕。

（2）不规则散光。

（3）角膜失代偿。

（4）角膜瘢痕/水肿伴眼后节并发症。

（5）角膜缘干细胞缺乏。

5.1.1 角膜瘢痕

视轴上的角膜瘢痕会导致视力下降。裂隙灯评估应包括瘢痕的范围、深度和密度。眼前节OCT可确定瘢痕深度和测量角膜厚度。潜在视力表测试和硬性透气接触镜有助于确定视力潜力。如果佩戴隐形眼镜后视力有所改善，则可以在进行任何手术前选择佩戴隐形眼镜。

根据瘢痕的深度，治疗方案包括：

（1）光疗性角膜切除术。

（2）浅板层角膜移植术。

（a）人工浅板层角膜移植术。

（b）微型角膜刀辅助前板层角膜移植术。

（c）飞秒激光辅助前板层角膜移植术。

（d）半自动前板层角膜移植术。

（3）深前板层角膜移植术。

（4）穿透性角膜移植术。

5.1.1.1 光疗性角膜切除术

浅层角膜瘢痕适合准分子激光消融术（光治疗性角膜移植术，PTK）。当瘢痕的基质受累深度限制在10%～20%时，最适合进行PTK。PTK会导致屈光度发生变化，需要佩戴眼镜进行矫正。术中在病床上局部使用丝裂霉素（0.02%）可减少混浊形成的可能性。术后放置绷带镜片，直到上皮恢复正常，髓质缺损愈合。术后继续外用低效类固醇（洛泼尼龙/氟米龙）和抗生素。术后早期使用紫外线防护眼镜可降低雾化形成的概率。

PTK的优点包括精确控制消融深度、手术简便、术后恢复快，以及在必要时可选择重复治疗。

5.1.1.2 浅板层角膜移植术

较深的角膜瘢痕需要进行前板层角膜成形术。

人工浅板层角膜移植术

使用预定深度的有防护的穿刺器或抽吸式穿刺器开出初始沟槽。使用新月形或片状剥离器剥离受术者的角膜，使角膜表面光滑。如果存在残留瘢痕，则需要进一步剥离，以获得透明的受体角膜床。供体角膜安装在人工前房中，以便于使用DSEK剥离器进行剥离。对供体角膜进行切削，然后将前角膜板层帽缝合在受体角膜床上。人工板层角膜移植术的问题源于对供体和受体角膜的人工剥离。残留的界面混浊会导致视力恢复不理想。

微型角膜刀辅助前板层角膜移植术

确定瘢痕深度后，使用带有预定深度刀片的微型角膜刀在供体和受体的角膜上制作一个游离的角膜前盖。然后将供体角膜放在受体角膜床上，并缝合固定。显微角膜刀手术的优点是界面光滑，手术简单。微型角膜刀手术的问题在于供体和受体组织可能不匹配。Tan等提出的A-2步显微角膜切片辅助ALK可能有助于实现更好的组织逼近。

飞秒激光辅助前板层角膜移植术（FALK）

飞秒激光可将角膜组织精准切割到几微米以内。根据光学相干断层扫描（OCT）上预先确定的瘢痕深度，我们可以计划飞秒激光消融的深度。把从供体角膜上切下类似的组织放在受体角膜床上。如果角膜厚度在200μm或以下，则将角膜板层帽与绷带镜片一起放置在受者的角膜床上。厚度超过200μm的组织用10-0尼龙线缝合。

半自动前板层角膜移植术（HALK）

这将根据预定深度对受体床进行人工剥离结合对适当尺寸的供体组织进行微型角膜刀辅助剥离。与人工剥离相比，这种方法的优点是界面更加平滑。

深前板层角膜移植术（DALK）

适用于角膜瘢痕较深且内皮未受累的眼睛，或在不同深度存在多个异物并导致畏光的眼睛。只有在后弹力层和内皮没有明显损伤的情况下，才能尝试大泡DALK。其他DALK技术，如人工逐层剥离、Malbran剥离术、Sugita的液体辅助术和Melles术，也可用于裸露后弹力层或接近后弹力层。

图5.1显示了一例角膜瘢痕和睑球粘连病例，该病例通过睑球松解术和羊膜移植术以及DALK进行治疗。

患者有角膜散光，通过地形图引导光折射角膜切除术解决了这一问题。

穿透性角膜移植术（PK）

角膜全层瘢痕影响视轴或角膜失代偿的眼睛接受全层角膜移植手术。角膜移植手术与其他手术相结合，如白内障摘除术、眼内晶状体植入术、抗青光眼手术以及特定病例的玻璃体视网膜手术。

穿透性角膜移植术联合白内障手术：角膜失代偿或瘢痕伴有白内障病变时需要进行联合手术。手术考虑因素包括角膜混浊或水肿的程度，以及晶状体状态。根据轴向长度和标准角膜测量值计算所需植入的人工晶状体的功率。如果视力允许进行超声乳化，则进行人工晶状体植入，然后进行角膜移植术。对于眼前节紊乱或视力极差的病例，可对受术者角膜进行切削，然后进行开放式白内障囊外摘除术并植入人工晶状体，再进行角膜移植术。在无晶状体眼的情况下，可选择巩膜固定或胶合人工晶状体。为了精确放置巩膜固定或胶合人工晶状体，需要在角膜切开前标记巩膜沟或巩膜瓣或巩膜内触觉固定区域。另一种方法是先进行角膜移植，然后在拆线后再计划白内障手术。分阶段手术的好处是屈光效果更好，但缺点是手术时间长。白内障手术会带来视力恢复延迟和内皮损伤的风险。

图5.2和图5.3描述了两名患者的双眼图像，其中一名患者的一只眼接受了穿透性角膜移植术，另一只眼需要接受白内障手术（在接受穿透性角膜移植术的同时还接受了白内障手术）。

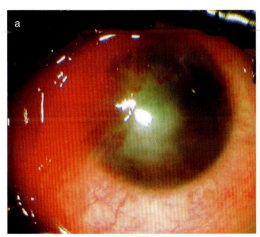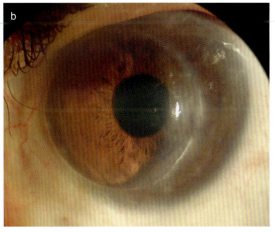

图5.1　角膜瘢痕（**a**）与交感神经鞘（**b**）患者接受了深前板层角膜移植术，并进行了羊膜移植。为了治疗散光，他后来接受了光折射角膜切除术

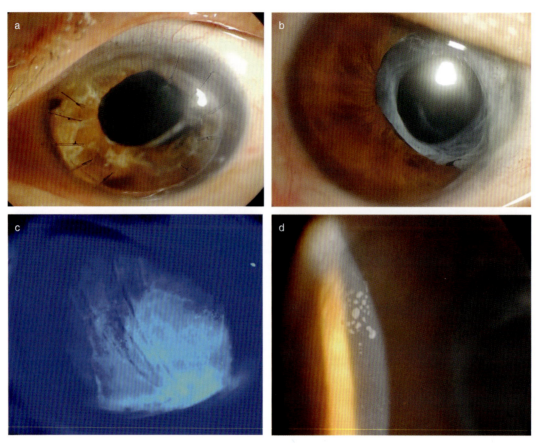

图5.2 双眼被炸伤。（a）接受了穿透性角膜移植术和白内障手术，2年随访BSCVA为20/30。（b）曾做过白内障手术，有囊膜张力环。（c）这只眼睛也有瓣条纹。（d）基于创伤初级伤口修复和稳定的上皮生长

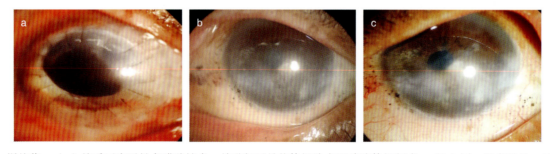

图5.3 爆炸伤。（a）接受了穿透性角膜移植术，并进行了晶状体切除术和玻璃体切割术。（b）同一患者的另一只眼睛有瘢痕和白内障。（c）接受了超声乳化术并植入眼内晶状体后的术后照片

5.1.1.3 穿透性角膜移植术联合抗青光眼手术

眼压升高和角膜混浊或水肿的患者需要在角膜移植前更好地控制眼压。如果在眼压得到有效控制后再进行手术，移植手术的存活率会更高。控制眼压的手术方法包括小梁切除术、青光眼引流装置（瓣膜式或非瓣膜式）和二极管激光环形光凝术。如果眼前节已经形成，那么可以在移植前进行小梁切除术或放置Ahmed青光眼阀。如果眼前节明显紊乱，或尽管已经进行了小梁切除术或放置了Ahmed青光眼阀，但眼压仍然很高，则可以尝试二极管激光环形光凝术。将移植手术与控制眼压的手术相结合时，最好在角膜穿刺前制作巩膜瓣或将青光眼瓣膜装置固定在巩膜上。青光眼瓣膜装置放置在前房中，明显远离角膜移植体。如果可能，最好将角膜塑形镜放置在角膜旁。

5.1.1.4 穿透性角膜移植术联合玻璃体视网膜手术

在与玻璃体视网膜手术联合进行的角膜塑形术中，手术步骤包括巩膜切开术、角膜切削术、缝合临时角膜假体（Landers角膜假体或Eckardt角膜假体），以达到闭合球体的状态，并在复明手术中使用广角计算机进行良好的观察。随后，用供体角膜替换角膜假体。另一种方法是进行角膜移植手术，然后通过移植的角膜进行玻璃体视网膜手术。不过，移植的内皮细胞会受到更大的手术创伤。图5.4和图5.5显示了联合角膜移植和玻璃体视网膜手术的步骤。图5.6显示了角膜瘢痕的算法治疗。

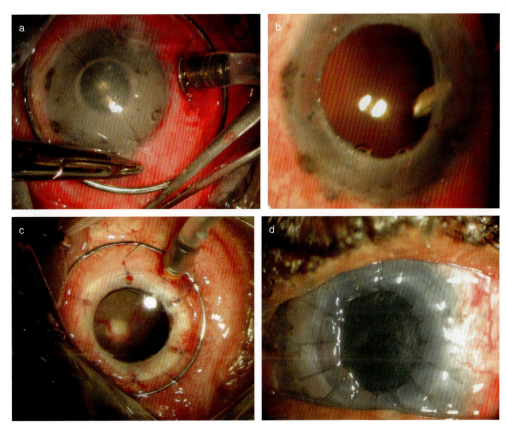

图5.4 结合PK与玻璃体视网膜手术的步骤。（**a**）制作硬膜切口并固定输液管。（**b**）切开角膜，并固定输液管的位置。（**c**）固定Landers临时人工角膜假体，并进行视网膜手术。（**d**）用供体角膜替代角膜移植术

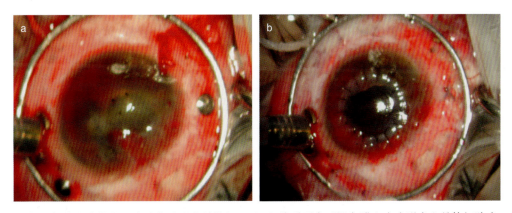

图5.5 （**a**）患者的角膜瘢痕伴有眼内异物（眼内异物）。（**b**）接受了穿透性角膜上皮成形术和晶体切除术，并取出了眼内异物

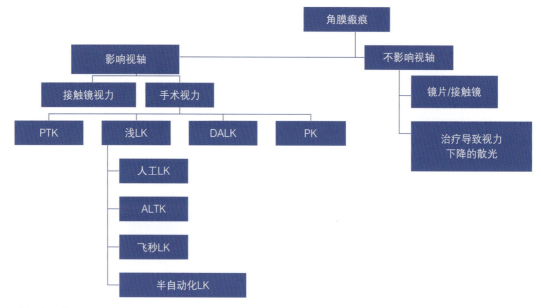

图5.6 角膜瘢痕的算法治疗

5.2 角膜不规则散光

角膜瘢痕和异物会造成不规则散光，影响视力。最简单的方法是考虑佩戴硬性透气隐形眼镜来改善视力。如果患者希望获得最佳的眼睛矫正或非矫正视力，则可选择角膜地形图引导或角膜像差仪引导的激光消融术来改善角膜曲率——角膜不规则的矫正会导致屈光改变。屈光矫正分为两个步骤：第一步是改善角膜曲率，第二步是矫正屈光不正。高度不规则散光无法进行激光矫正，需要进行DALK/PK矫正。

图5.7为不规则角膜地形图。图5.7a显示了爆炸损伤后的角膜瘢痕和睑球粘连。图5.7b显示了角膜移植术后的不规则散光。

图5.8显示了处理散光的算法方法。

5.3 角膜脱落/穿孔

如果角膜失代偿伴有明显的角膜瘢痕或不规则，则需要进行穿透性角膜移植术。没有严重瘢痕且曲率正常的角膜如在手术后出现角膜失代

偿，可进行内皮移植，如后弹力层自动内皮角膜移植术。

角膜失代偿与残留的硅油是需要特殊考虑的因素。残留的硅油会导致内皮功能障碍。在特定病例中，穿透性角膜移植术（PK）可与硅油去除术结合使用。对于角膜缺损、复发性脱离或咽峡炎风险较高的病例，可在进行穿透性角膜移植术的同时交换或补充硅油。不过，这些移植物会在适当的时候失效。

有硅油残留的眼睛适合做波士顿1型、2型或改良型骨性角膜移植术。据报道，在有硅油残留的眼球中植入角膜塑形镜在解剖学和功能上都取得了良好的效果。在进行角膜前人工晶状体植入术前，对这些眼睛行初级穿透性角膜移植术可以对视觉潜力做出合理的估计。图5.9显示了角膜移植的适应证。

5.4 角膜缘干细胞缺乏症

在战伤中，爆炸导致眼部烧伤或化学战（芥子气）引起的继发性眼表损伤会导致角膜缘缺

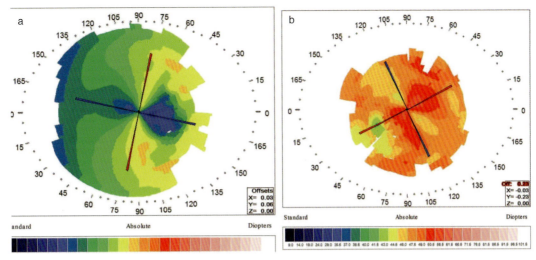

图5.7　（**a**）角膜地形图显示角膜瘢痕处鼻曲肥大，并伴有眼睑下垂。（**b**）角膜地形图显示角膜移植术后散光，患者接受了地形图引导的光折射角膜切除术

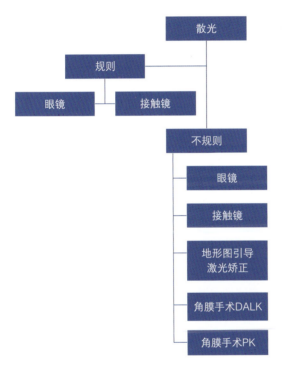

图5.8　处理散光的算法方法

损。角膜缘缺损的治疗取决于是单侧还是双侧，以及另一只眼睛的视力状况。如果是单侧角膜缘缺损，则使用另一只眼睛的自体角膜缘组织。结膜瓣自体移植技术已被广泛传播和接受。然而，由于担心对健康眼睛造成损害，以及干细胞培养方法的改进，人们开始考虑在纤维蛋白或羊膜上体外培养角膜缘干细胞，并将其用作眼表修复的培养片。

体外LSCT的成功几乎与CLAU相同，但对供体部位没有风险。

但缺点是需要在实验室培养细胞，这需要细胞培养证书和专业知识，而且治疗成本也会增加。2012年，Sangwan等直接在患者眼球表面的羊膜上培养角膜缘细胞，并将这种技术称为单纯角膜缘上皮移植术（SLET）。该技术利用了从供体

> **角膜移植的适应证**
> ·角膜瘢痕伴不规则散光，硬性透气接触镜无法矫正
> ·角膜失代偿
> ·角膜穿孔
> ·角膜瘢痕与眼后节并发症
> ·角膜基质内多个异物导致眩光

图5.9　角膜移植的适应证

身上提取一小块组织的优点，将其切成小块，然后战略性地放入角膜上的羊膜中，以实现眼球表面的上皮化。SLET手术费用较低，任何接受过这种手术概念培训的眼科医师都可以进行。眼表稳定后，残留的角膜瘢痕可通过板层或穿透性角膜移植术来处理。在某些情况下，角膜板层或穿透性角膜移植术与干细胞移植（CLAU、体外LSCT或SLET）相结合。在双侧角膜缘缺损的情况下，可选择使用自体黏膜作为上皮细胞来源，培养黏膜上皮移植（COMET）的中期效果良好。不过，黏膜上皮在透明度和血管化方面与角膜上皮的特性不同。另一种选择是使用供体角膜缘，如源自尸体组织或活体相关供体的角膜缘异体移植或结膜缘异体移植。活体相关供体的组织匹配度更高，可降低排斥风险。最近，在急性化学损伤中，使用异体睑缘细胞作为上皮愈合的来源，就像SLET（异体SLET）中描述的那样，上皮恢复得更快。类似的慢性期治疗方法（即用于视力康复的Allo SLET）的病例报告很少，值得进一步研究。异体移植需要进行全身免疫抑制，至少在最初几年，这样组织才能存活。

人工角膜

多次角膜移植失败或双侧角膜缺损的患者可以通过角膜移植术恢复视力。波士顿1型角膜塑形镜是世界上最常用的角膜塑形镜之一，其基本设计是一种螺母和螺栓形角膜塑形镜，PMMA光学镜片和钛/PMMA背板将角膜移植体固定在一起。将组装好的角膜与角膜移植体缝合到受体角膜上。晶状体的屈光度取决于眼球的轴向长度和晶状体状态（无晶状体眼或假性无晶状体眼）。术后，戴上绷带隐形眼镜有助于保护眼球表面不干燥，并降低供体载体在角膜塑形镜中融化的风险。患者将无限期地持续外用氟喹诺酮和外用万古霉素，以尽量减少感染性角膜炎的发生风险。湿润

且眨眼顺畅的眼睛是使用波士顿1型角膜塑形镜的必要条件之一。有明显眼睑瘢痕、眼睑表面暴露或角质化的眼睛不适合使用波士顿1型角膜塑形镜，更适合使用波士顿2型角膜塑形镜或MOOKP（改良型Oseto Odonto角膜塑形镜）。波士顿2型角膜塑形镜与1型角膜塑形镜相似，只是在设计上将前板突出，以容纳眼睑。睑板与睑板之间相互缝合，以完全覆盖角膜假体，形成穿睑角膜假体。2型角膜移植通常与玻璃体旁切除术和Ahmed青光眼瓣膜植入术结合使用，作为常规的预防措施，因为再次开睑进行后续手术比较困难。

MOOKP仍是治疗眼表严重受损、眼睛长期保持视觉的金标准。它包括使用尖牙作为PMMA光学圆筒的触点。手术分3个阶段进行。第一阶段包括完全摘除虹膜和晶状体（ICCE），根据角膜厚度决定是否进行角膜移植。第二阶段包括用口腔黏膜移植物覆盖眼球表面，并通过移除和塑形尖牙，以及将PMMA固定在牙齿上来准备骨齿层。将该复合体放置在皮下袋中几个月，使其形成血管覆盖。之后，从脸颊处取出骨牙槽骨薄片，并将其置于黏膜瓣下，作为外侧角膜修复体，其中只有视神经的后部进入眼球。骨性角膜塑形术与MOOKP相似，不同之处在于它使用胫骨而不是尖牙作为触点来承载PMMA光学圆柱体。在治疗眼表疾病晚期或严重烧伤伴眼睑畸形的3种常用角膜塑形术中，MOOKP在解剖和功能方面的长期成功率最高。

图5.10和图5.11显示了单侧或双侧的表面损伤的治疗方法。

图5.12显示了即将穿孔的化学损伤，通过大直径角膜巩膜板层移植、羊膜移植和穹隆形成来实现构造稳定。

图5.13显示了玻璃体手术和随后的波士顿1型角膜假体治疗爆炸后角膜穿孔的情况。

图5.14显示了不同类型的角膜移植在严重眼部创伤中的最终外观。

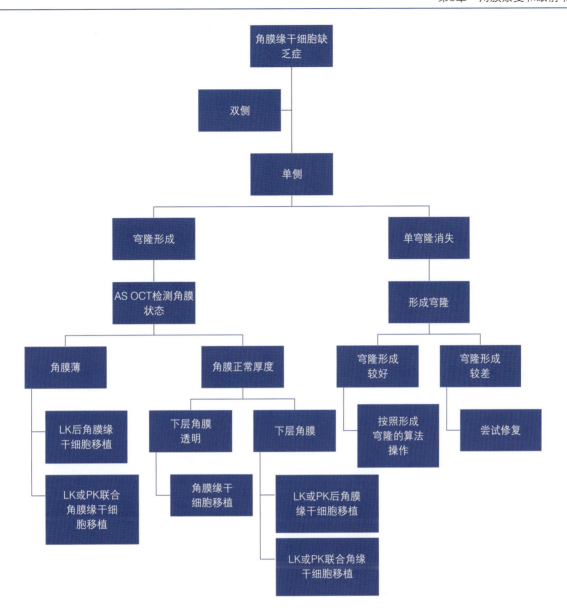

图5.10　单侧严重眼表损伤伴单侧角膜缺损的治疗

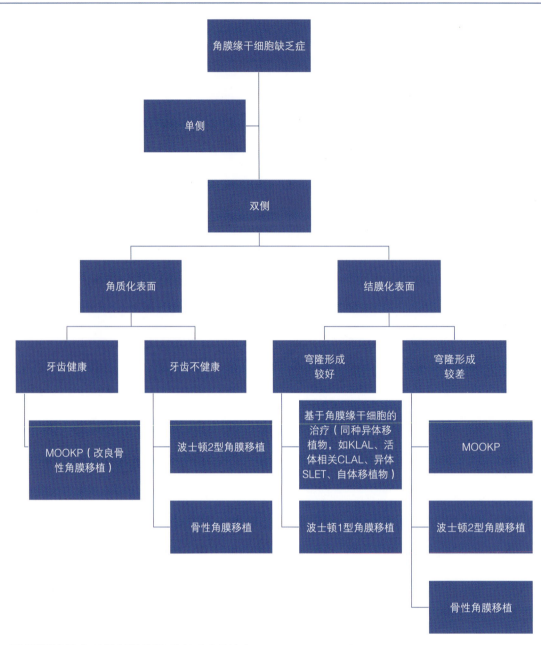

图5.11 严重眼部创伤和双侧角膜缘干细胞缺乏症的治疗

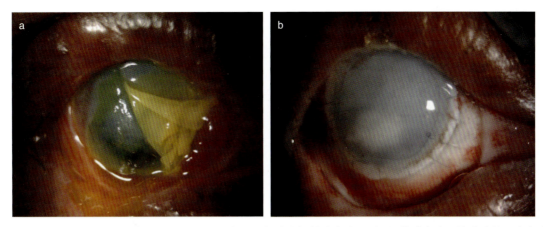

图5.12 （a）患者热损伤，即将穿孔，羊膜松动或崩解，角膜缺损持续存在。（b）羊膜囊肿用羊膜移植和大角膜巩膜层间移植术保持结构的完整性

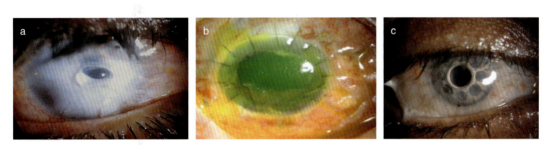

图5.13 （a）爆炸伤伴有角膜瘢痕和角膜穿孔。（b）接受了玻璃体切割术和注入硅油的人工晶状体植入术。（c）随后接受了硅油交换波士顿1型瘢痕表皮修复术

图5.14 （a）使用MOOKP的眼睛的最终外观。（b）使用波士顿2型角膜塑形镜的眼睛的最终外观

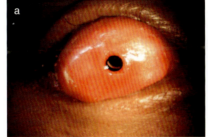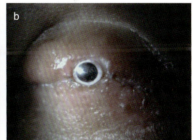

重点

　　详细检查角膜，找出视力下降的原因。

　　使用地形图、断层扫描和ASOCT等检查帮助制订手术计划。

　　在眼表面失败并伴有角膜缘干细胞缺乏症的病例中，应评估另一只眼睛的角膜缘干细胞和视力，以确定是采用角膜缘干细胞治疗还是角膜移植。

　　角膜移植一般仅限用于双侧视力丧失的患者。

参考文献

[1] Abbotts R, Harrison SE, Cooper GL. Primary blast injuries to the eye: a review of the evidence. J R Army Med Corps. 2007;153(2):119–123. https://doi. org/10.1136/jramc–153–02–10.

[2] Erickson BP, Feng PW, Ko MJ, Modi YS, Johnson TE. Gun–related eye injuries: a primer. Surv Ophthalmol. 2020;65(1):67–78. https://doi. org/10.1016/j.survophthal.2019.06.003.

[3] Weichel ED, Colyer MH. Combat ocular trauma and systemic injury. Curr Opin Ophthalmol. 2008;19(6):519–525. https://doi.org/10.1097/ ICU.0b013e3283140e98.

[4] Morley MG, Nguyen JK, Heier JS, Shingleton BJ, Pasternak JF, Bower KS. Blast eye injuries: a review for first responders. Disaster Med Public Health Prep. 2010;4(2):154–160. https://doi.org/10.1001/dmp.v4n2. hra10003.

[5] Al AK, Jain V, Hantera M, et al. Phototherapeutic keratectomy outcomes in superficial corneal opacities. Ophthalmol Eye Dis. 2011;3:1–6. https://doi.org/10.4137/ oed.s5985.

[6] Rathi VM, Vyas SP, Sangwan VS. Phototherapeutic keratectomy. Indian J Ophthalmol. 2012;60(1):5–14. https:// doi.org/10.4103/0301–4738.91335.

[7] Singh NP, Said DG, Dua HS. Lamellar keratoplasty techniques. Indian J Ophthalmol. 2018;66(9):1239–1250. https://doi.org/10.4103/ijo.IJO_95_18.

[8] Tan DTH, Ang LPK. Modified automated lamellar therapeutic keratoplasty for keratoconus: a new technique. Cornea. 2006;25(10):1217–1219. https://doi. org/10.1097/01.ico.0000248388.39767.42.

[9] Maharana PK, Sahay P, Singhal D, Garg I, Titiyal JS, Sharma N. Component corneal surgery: an update. Indian J Ophthalmol. 2017;65(8):658–672. https://doi. org/10.4103/ ijo.IJO_582_17.

[10] Seitz B, Langenbucher A, Viestenz A, Dietrich T, Küchle M, Naumann GOH. Cataract and keratoplasty—simultaneous or sequential surgery? Klin Monatsbl Augenheilkd. 2003;220(5):326–329. https://doi.org/10.1055/s–2003– 39429.

[11] Lee JY, Sung KR, Tchah HW, et al. Clinical outcomes after combined Ahmed glaucoma valve implantation and penetrating keratoplasty or pars plana vitrectomy. Korean J Ophthalmol. 2012;26(6):432–437. https://doi. org/10.3341/ kjo.2012.26.6.432.

[12] Mayalı H, Kayıkçıoğlu Ö, Altınışık M, Bıçak F, Kurt E. Clinical results in patients with combined penetrating keratoplasty and vitreoretinal surgery using Landers wide–field temporary keratoprosthesis. Turk J Ophthalmol. 2019;49(5):270–276. https://doi. org/10.4274/tjo. galenos.2019.87059.

[13] Lee DS, Heo JW, Choi HJ, Kim MK, Wee WR, Oh JY. Combined corneal allotransplantation and vitreoretinal surgery using an Eckardt temporary keratoprosthesis: analysis for factors determining corneal allograft survival. Clin Ophthalmol. 2014;8:449–454. https://doi.org/10.2147/ OPTH.S60008.

[14] Alió JL, Belda JI, Osman AA, Shalaby AMM. Topography–guided laser in situ keratomileusis (TOPOLINK) to correct irregular astigmatism after previous refractive surgery. J Refract Surg. 2003;19(5):516–527.

[15] Lin DTC, Holland SR, Rocha KM, Krueger RR. Method for optimizing topographyguided ablation of highly aberrated eyes with the ALLEGRETTO WAVE excimer laser. J Refract Surg. 2008;24(4):S439–445. https://doi. org/10.3928 /1081597X–20080401–22.

[16] Iyer G, Srinivasan B, Gupta J, et al. Boston keratoprosthesis for keratopathy in eyes with retained silicone oil: a new indication. Cornea. 2011;30(10):1083. https://doi. org/10.1097/ICO.0b013e318213a8b5.

[17] Sangwan VS, Basu S, MacNeil S, Balasubramanian D. Simple limbal epithelial transplantation (SLET): a novel surgical technique for the treatment of unilateral limbal stem cell deficiency. Br J Ophthalmol. 2012;96(7):931–934. https://doi.org/10.1136/ bjophthalmol–2011–301164.

[18] Cabral JV, Jackson CJ, Utheim TP, Jirsova K. Ex vivo cultivated oral mucosal epithelial cell transplantation for limbal stem cell deficiency: a review. Stem Cell Res Ther. 2020;11(1):301. https://doi.org/10.1186/s13287–020– 01783–8.

[19] Movahedan A, Cheung AY, Eslani M, Mogilishetty G, Govil A, Holland EJ. Long–term outcomes of ocular surface stem cell allograft transplantation. Am J Ophthalmol. 2017;184:97–107. https://doi. org/10.1016/ j.ajo.2017.10.002.

[20] Agarwal S, Srinivasan B, Gupta R, Iyer G. Allogenic simple limbal epithelial transplantation versus amniotic membrane grafting in the early management of severe–grade ocular chemical injuries–a retrospective comparative study. Am J Ophthalmol. 2020;217:297–304. https://doi.org/10.1016/ j.ajo.2020.05.001.

[21] Deng SX, Borderie V, Chan CC, et al. Global consensus on definition, classification, diagnosis, and staging of limbal stem cell deficiency. Cornea. 2019;38(3):364–375. https:// doi.org/10.1097/ICO.0000000000001820.

[22] Sacchetti M, Rama P, Bruscolini A, Lambiase A. Limbal stem cell transplantation: clinical results, limits, and perspectives. Stem Cells Int. 2018;2018:8086269. https:// doi. org/10.1155/2018/8086269.

[23] Iyer G, Srinivasan B, Agarwal S. Algorithmic approach to management of acute ocular chemical injuries–I's and E's of management. Ocul Surf. 2019;17(2):179–185. https://doi.org/10.1016/j. jtos.2019.02.002.

[24] Iyer G, Srinivasan B, Agarwal S, et al. Keratopro–sthesis: current global scenario and a broad Indian perspective. Indian J Ophthalmol.

第6章

晶状体损伤的处理

Keiki Mehta

眼部创伤相当常见，男性和经常参加体育活动的人群眼部更容易受到创伤。世界卫生组织的一项研究统计显示，发生眼部创伤的频率高达每年5500万次。不幸的是，超过160万人可能会失明。最终的视力结果取决于受损伤的程度以及眼睛的哪一层受到了创伤的影响，这一点在战场上尤为重要，因为在武装冲突中钝伤和穿透伤往往频发。本章中，笔者将只讨论晶状体在外伤中受到的影响及其后续处理。外伤会以各种方式影响晶状体，晶状体可能从正常位置部分移位，也可能完全移位。晶状体损伤还可能导致其他问题，比如超声乳化性青光眼，其中晶状体的前后直径膨胀到可以堵塞虹膜角膜的程度。有时，晶状体的损伤会非常严重，晶状体囊本身也可能破裂，导致前房中出现皮质残留物，从而影响甚至阻塞房水流出，甚至可能导致炎症反应，即所谓的超声乳化抗原性青光眼。

检测镜片脱位。

晶状体下移的最早迹象可能是晶状体核分散，晶状体边缘清晰可见。前房深度不规则总是被认为是可疑的征象，虹膜-静脉间隙也是如此，在侧面照明下更加明显（图6.1、图6.2）。

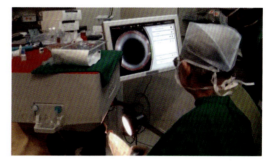

图6.1　CATALYS FLACS系统上的患者

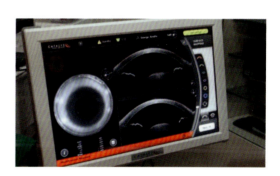

图6.2　晶状体半脱位清晰可见。注意虹膜和晶状体囊之间的巨大间隙

晶状体粘连是一个重要的确诊依据。

其他可确定诊断的体征包括明显散光、视力下降和单眼复视。

儿童眼球半脱位通常伴随着视力的突然改变，即使戴上眼镜也无法获得足够的视力。尽早

K. Mehta (✉)
Mehta International Eye Institute, Mumbai, India
e-mail: drkeiki@mehtaeyeinstitute.com

认识到这一点至关重要，因为早期视力康复手术能够防止弱视。如果外科医师感觉眼球有任何变性的迹象，就应该在术前仔细评估，因为这表明FB的穿透点或病灶囊缺损的位置。如果晶状体移位在6点钟方位，则应特别小心，因为这可能只是表明360°晶状体损伤。

如果可以在术前进行房角镜检查或者可以使用手术房角镜，就能获得有价值的信息。

6.1　术前注意事项

第一步是确定外伤性白内障是由钝性外伤还是穿透性外伤引起的。检查眼压。如果没有明显的裂口或撕裂，且眼压较低，则表明有开放性伤口，甚至可能隐藏在结膜下的巩膜中。通常情况下，穿透性伤口（如果伤口较小）往往会隐藏自身并且可能会自行愈合，眼压也可能会恢复正常。所有眼部创伤后出现低眼压的眼睛都应视为穿透性损伤，必须采取预防措施进行详细检查。作为常规检查，应进行A型扫描和B型扫描以评估眼部状况。由于可能需要用人工晶状体，因此需要进行A型扫描。如果后囊脱出，则必须进行B型扫描，以寻找眼内残留异物或皮质物质。通常情况下，可以通过B型扫描声像图上的"鱼尾"征诊断出囊膜破损，即当眼球移动时，后皮质破损处显示左右移动，与皮质材料的渗漏相吻合。识别保留的皮质和晶状体物质非常重要，因为可能会引起相当严重的反应，甚至导致眼压升高，并可能诱发眼内炎。

手术前应详细了解患者的身体状况，尤其是高血压患者，因为血压升高会诱发挤压性出血等围术期并发症，而任何背景或未控制的糖尿病都可能导致术后感染率增加。

麻醉方式的选择主要取决于患者的状况，以及手术机构或医院的设施。不过，作为穿透性损伤的常规麻醉方法，使用正压通气的全身麻醉通

常被认为是最安全的，因为可以在手术过程中保持眼球柔软，如果出现并发症，手术时间可能会大大增加。禁止对穿透伤患者行球后麻醉或球周麻醉，因为压力增加会导致眼球脱落，尤其是在伤口较大的情况下。

手术前使用聚维酮碘溶液（Betadine）清洗可能是最安全的方法，可以防止进一步感染风险，并在进入眼球前对眼部附件进行消毒。

无论您是计划在超声乳化手术中取出脱位的晶状体，还是计划进行玻璃体切割手术，并在后续缝合/环形固定人工晶状体的情况下进行随访，最重要的是闭合角膜或任何巩膜伤口，以便将眼球加压至正常水平。这个简单的步骤经常被遗忘，导致摘除晶状体时遇到严重困难，眼球发软发潮，甚至玻璃体切割术后伤口持续渗漏，引发玻璃体脱垂等并发症，甚至导致眼球充血。

角膜伤口应该用10-0尼龙线平行间断缝合，而不是连续缝合。缝合的张力取决于是年轻患者还是老年患者。对于年龄较小的儿童，缝合时最好使用较大的张力，而不是简单地贴近组织，因为组织较软，如果在球体上施加任何压力，随后就容易渗漏。

始终保留一个人工晶状体（IOL）作为备用，防止晶状体受损后计划摘除脱位的晶状体。备用人工晶状体应该是根据需要缝合或固定的晶状体。通常情况下，无法在受到创伤的眼睛上使用A型扫描。更简单的方法是评估另一只正常眼的视力，然后将A型扫描读数应用到受伤的眼上。两只眼是否存在明显差异的一个重要指标是患者的眼镜度数。如果受伤前两只眼的视力相同，则另一只正常眼的生物测量值足以用来确定受伤眼的植入视力。

如果创伤眼的前囊破裂，最好用锥虫蓝染色，从而判断出前囊破裂的程度。如果撕裂仅发生在中央区，则应仔细考虑连续曲线撕囊术。由于前小带也很可能受到影响，因此应格外小心，不要拉扯晶状体囊。第二种方法是使用Vanna剪刀

以圆形方式剪开晶状体囊，而不是尝试撕破，尤其是前小带似乎受到影响时。飞秒激光辅助白内障手术（FLACS）使前房角囊切开术变得简单易行，而且安全性很高，稍后将对此进行讨论。

虽然大多数外科医师都认为应避免水分离，但笔者认为水分离具有很大的优势，因为它可以将晶状体核边缘移出眼袋而不损伤眼球。随后小心地将晶状体核部分旋转出囊袋，就可以轻松地进行超声乳化手术，而不会对小带造成任何压力或牵拉。

一个常见问题是，在超声乳化手术中应该使用蠕动系统还是文丘里系统。笔者更倾向于使用蠕动系统，因为只有当针尖堵塞时才会触发真空，所以安全得多。慢动作（Slo-Mo）超声乳化中，可以使用低流量、低抽吸率、低真空工具。

如果晶状体比较清晰，尤其是对于年轻患者，使用同轴插管或Daljit Singh双轴插管更为安全。

当然，如果前房存在玻璃体，就不能使用超声乳化术。如果发现后囊破损，处理移位晶状体的安全方法是：如果晶状体完好无损，先将眼内晶体放入囊袋；如果晶状体破损，则将其放在前囊表面，然后旋转晶状体上的晶状体核，再在晶状体表面进行慢动作超声乳化。这是Amar Agarwal医师提倡的一种方法，称为支架法。笔者长期以来一直提倡的另一种更简单的方法是，在虹膜前表面注射一个8 mm打孔的HEMA+5.00 D软性接触镜，在其前表面上旋转接触镜或其碎片，然后进行乳化，将晶状体核去除。随后，软镜就可以轻松取出了（图像6.1～图像6.9）。

如果B型扫描超声检查显示后房晶状体脱位，或存在晶状体或皮质残留物，则应进行玻璃体切割术。这种方法不仅能消除易发生的抗原反应及其导致的眼压升高，还能让眼睛更快恢复，视力更加敏锐。

如果后囊破损导致前房有玻璃体，请使用平坦部技术小心取出所有玻璃体，然后在A/C注射曲

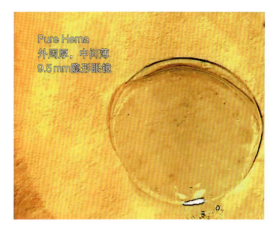

图像6.1　一个直径为9.5 mm的+5D隐形眼镜被冲压出来

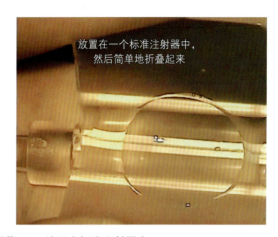

图像6.2　放置在标准注射器中

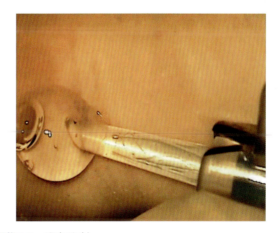

图像6.3　准备注射

安奈德，这将显示残留的玻璃体，随后可通过玻璃体切割术将其完全取出。

必须切除所有附着在伤口边缘的玻璃体，因为这将大大减少瞳孔变形、虹膜炎、玻璃体炎和牵引性视网膜脱离等并发症的发生风险，还能防止感

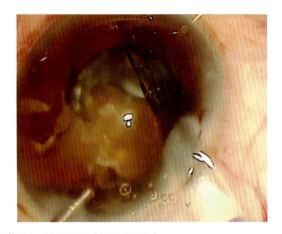

图像6.4　将镜片注射到虹膜前方

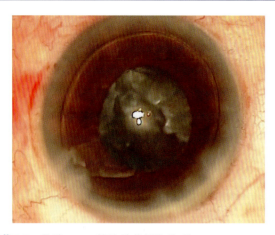

图像6.7　移除HEMA镜片前的最终外观

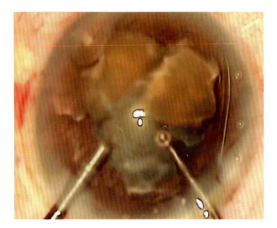

图像6.5　晶状体碎片折叠在镜片前方

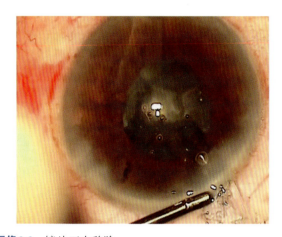

图像6.8　镜片正在移除

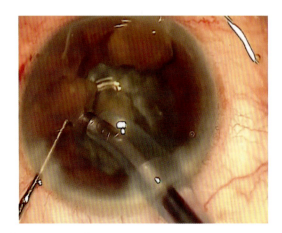

图像6.6　在晶状体上安全进行超声乳化手术

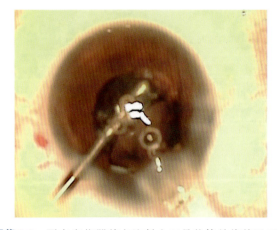

图像6.9　再在定位器前方注射人工晶状体并将其置于前囊上

染，因为缝合伤口中的玻璃体会成为进一步感染的病灶。

如果前房或后房出现血肿，应将其排空，因为眼压升高总是有导致角膜血肿（血染）或继发

性青光眼的风险。在手术过程中，有一个简单的小窍门可以防止出现前房积血，也就是在分散黏弹剂中滴入2滴肾上腺素。

人工晶状体应该在第一期植入，除非有过大

的创伤，或者患者的身体状况不适应长时间的手术，在这种情况下，可以考虑在第二期植入。也许最好和最简单的技术是将晶状体巩膜缝合到位，或者使用巩膜埋环放置的Agarwal技术，或者更新、也许更简单的Yamane技术，该技术无须缝合，简化了植入过程。

如果后囊只有很小的裂孔，最好将其转化为圆形后裂孔，并在未损坏的情况下在囊袋内或前囊内放置一个亲水性晶状体，如Rayner人工晶状体。亲水性晶状体是首选，因为将来如果需要进行视网膜修复，可以安全地使用硅油。

手术结束时，应先用空气注射法评估是否有渗漏，再在结膜和伤口边缘涂抹荧光素。手术结束后，笔者强烈建议使用未稀释的莫西沙星注射液，这将大大降低感染的发生风险。

飞秒激光辅助白内障手术（FLACS）和半脱位治疗

事实证明，飞秒激光辅助白内障手术对常规白内障手术大有裨益（图6.1）。FLACS自问世以来就被视为一种能显著提高手术效果的技术，尤

其是在使用优质晶状体时。FLACS能够始终进行完美的撕裂（图6.3），从而完美地固定晶状体，这是一项巨大的优势。实际上，一次性完成准备前囊切开术，同时将晶状体破碎，大大减少了操作量（图6.4）。显然，FLACS的精准切口和精确散光矫正对于患者和医师来说都是一大福音。

因此，半脱位晶状体（图6.2）是使用这种先进技术的理想指征（图6.5）。只要晶状体保持在瞳孔中心，就可以通过简单地调整FLACS机器上的参数，预先对晶状体进行碎裂（图6.6、图6.7）和预置切口，所有这些操作都不会对眼睛和受损的小带造成压力。许多作者都评论了该技术在马方综合征中的应用，以及使用该技术所取得的重大成功（图6.8、图6.9）。

有趣的是，玻璃体的存在对飞秒激光的应用没有任何影响，因此只要仪器设置完美，就能出色完成囊切开术。同时，也可以在不对眼球造成任何压力的情况下做出精确的角膜切口。所以，飞秒激光具有闭合腔室的独特优势，在进行手术时就有了一定的安全性。

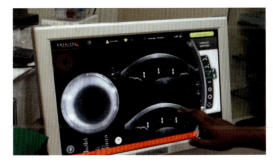

图6.3　事先进行切开术

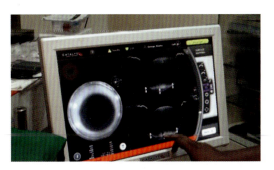

图6.5　后囊设置。注：半脱位晶状体一般要比正常晶状体厚得多

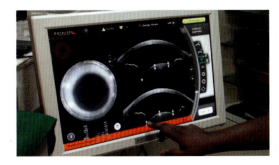

图6.4　前囊设置完成，激光可精确发射

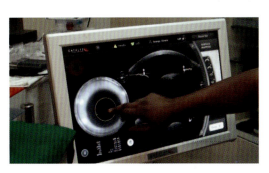

图6.6　只需用手移动环即可设置瞳孔

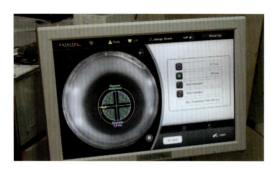

图6.7 激光发射前将直径设定为5 mm

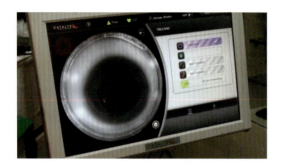

图6.8 囊切开术完成

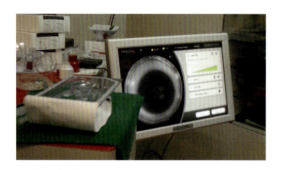

图6.9 激光完成

使用激光后，需要非常小心地撕开，因为可能会有标记（图6.10）。理想的情况是，开始撕脱时，在与脱位区相对的位置放置小带支撑钩。由于预期会出现囊膜标记，囊膜支撑钩不仅可以支撑晶状体（图6.11、图6.12），还可以将晶状体放置在水平位置，以便可以顺利地撕开。

如前所述，使用Slo-Mo超声乳化技术（图6.13）可以轻松地抽吸或乳化晶状体。如果半脱位小于6点钟方位，放置囊袋后的囊膜张力应足以稳定囊袋。但是如果囊袋破损且半脱位范围较大，除非外科医师经验充分，否则不要尝试注入囊环。

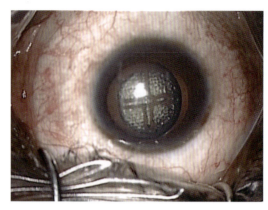

图6.10 患者接受超声乳化术前，显示囊切口的中心位置

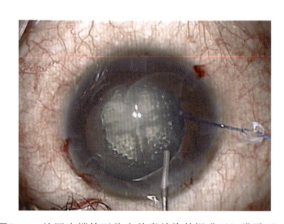

图6.11 放置支撑钩以稳定前囊并将其提升至虹膜平面

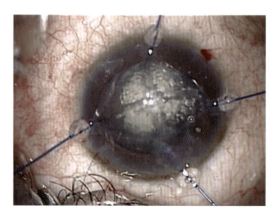

图6.12 放置4个支撑钩以稳定晶状体

这种情况会导致囊袋完全撕脱，将简单的手术变成一场事故。如有疑问，应选择带有单孔或双孔的Cionni囊膜张力环（图6.14、图6.15），并将孔眼缝合到巩膜上；但如有任何疑问，可将环缝合到巩膜上（图6.16）。

笔者强烈建议使用Rayner人工晶状体（图

6.17~图6.19），因为Rayner人工晶状体能舒适贴合并保持囊袋膨胀。随后，必须对玻璃体进行评估，看是否有任何可能导致瞳孔凹陷的牵引带残留。如果面部已经破损，则必须进行玻璃体切割术以清除玻璃体，因为牵引带会随着时间的推移导致视网膜脱离，从而影响手术的成败。

如果这类创伤发生在儿童身上，则应特别小心，因为儿童的摩擦力大，如果缝合不当，晶状体可能再次脱位。

因此，FLACS的应用大大简化了这种困难情况的处理，并增强了手术和视觉效果。

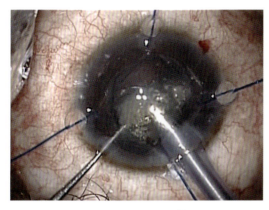

图6.13 慢动作超声乳化术

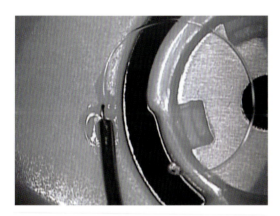

图6.14 准备用于注射的囊环

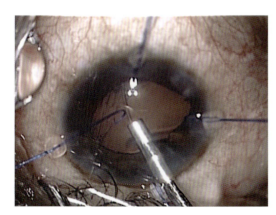

图6.15 注射囊环

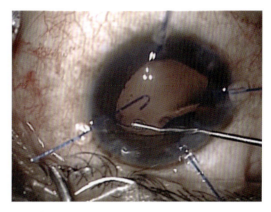

图6.16 囊环最终放置位置

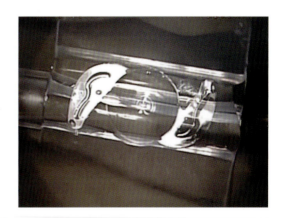

图6.17 准备植入的Rayner人工晶状体

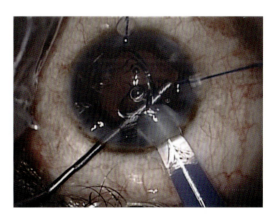

图6.18 将人工晶状体植入眼球

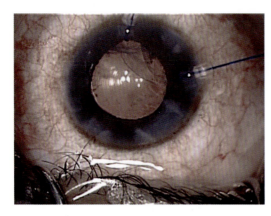

图6.19 关闭前的最终位置

6.2 总结

外伤性晶状体半脱位的手术治疗给眼科医师带来了多重挑战和选择。从详细的临床评估到合理规划手术方法，再到最新技术和设备的应用，都将确保最佳的手术效果。

随着手术技术和新型装置的不断改进，手术效果逐步增强，并发症也逐渐减少。为了达到最佳的治疗效果并将并发症发生风险降至最低，必须对这些患者进行术后护理和长期随访。

外伤性青光眼

第7章

Madhu Bhadauria, Rahul Bhardwaj

7.1 背景介绍

眼外伤所致的青光眼较为独特，由钝器伤、锐器伤或爆炸伤等各种具有挑战性和潜在破坏性的机制所引起。在外伤早期或数年后，各种病理机制都会导致眼压升高。眼部创伤可分为闭角型眼球损伤（CGI）和开放性眼球损伤（OGI）。其他类型的外伤如化学伤、爆炸伤和手术伤也会导致眼球损伤，引起继发性青光眼。眼压的短暂或长期波动取决于小梁网，以及其他眼部结构的失调和损伤程度。眼压长期升高会导致视乳头和视觉功能永久性损伤。

7.2 流行率和发病率

一项研究发现，闭角型眼球损伤后患青光眼的概率为19%。另一项研究发现，眼球穿透性损伤的相应风险约为3%。1998年美国创伤登记中，58%的眼部创伤患者年龄不到30岁。年轻男性更容易发生眼部创伤，男女比例从3.4∶1到13.2∶1不等。

眼部损伤的原因和情况会因地理、社会经济、职业和文化因素的不同而大相径庭。例如，在加利福尼亚州的洛杉矶，暴力袭击占眼部创伤的41%。过去，大部分眼部创伤源于工作场所或暴力冲突环境，但近年来，继发于休闲活动和机动车事故的眼部创伤有所增加。在32名因运动导致眼部损伤而住院的患者中，球类运动是最常见的原因，球越小，其在中央凹中造成的损伤就越大。高尔夫球或羽毛球比足球危险得多。严重钝性眼部创伤的一个日益常见的原因是与机动车事故有关的安全气囊损伤。

在政治动乱中，动用武装部队对付平民时，可能会导致眼部受伤的发生率急剧增加。催泪瓦斯和橡胶子弹造成的伤害尤为严重。在叛乱和战争等武装冲突中，伤害因素有地雷爆炸和炸弹爆炸产生的碎片，这些碎片可能导致闭角型眼球损伤和开放性眼球损伤，并可能与爆炸造成的伤害进一步相关，而不是由单一因素造成的。印度南部农村地区的一项安得拉邦眼科研究显示：工人在工作场所受伤的概率最高，为55.9%；其次是在家中受伤，概率为21.7%。这是因为很多工人或产业工人在工厂和建筑工地从事危险工作，但是没有足够的安全防护措施。

M. Bhadauria (✉) · R. Bhardwaj
Regional Institute of Ophthalmology, Eye Hospital
Sitapur, Sitapur, UP, India

© The Author(s), under exclusive license to Springer Nature Singapore Pte Ltd. 2023
S. Waikar (ed.), *Ocular Trauma in Armed Conflicts*, https://doi.org/10.1007/978–981–19–4021–7_7

Kamalkar等研究者的研究发现，15%的小儿眼球在创伤后眼压升高，且闭角型眼球损伤比开放性眼球损伤更常见。在闭角型眼球损伤中，近25%的患者需要进行青光眼手术，63%的患者需要采用药物治疗。军人、警察以及参加接触性比赛和球类运动的运动员比一般人群更容易患上青光眼。

7.3 闭角型眼球损伤继发青光眼的机制

7.3.1 早期发病

闭角型眼球损伤眼压升高的常见机制是房角后退、前房积血、炎症，以及与晶状体有关的因素。另一种可能的机制是葡萄膜积液渗出导致前房变浅，以及Schwartz-Matsuo综合征中视网膜光感受器的释放，通常伴有明显的眼压波动。

7.3.2 前房积血

前房积血，即血液积于前房充血。据估计，外伤性前房积血的年发病率为每10万人中有12人发生，男性的发病率是女性的3~5倍。与运动相关的损伤占眼部创伤导致前房积血的60%。闭角型眼球损伤会造成高冲击力挤压，进而扩张，导致虹膜基质或睫状体前部血管破裂，出血进入前房。根据前房积血程度以及所需治疗类型，对前房积血进行分级（图7.1、图7.2）。

前房积血分级	
Ⅰ级	少于前房1/3容积
Ⅱ级	介于前房1/3~1/2的容积
Ⅲ级	多于前房1/2的容积
Ⅳ级	前房完全充满血液

事实证明，眼压升高的程度与前房积血的程度有关。对于健康的儿童和青少年来说，50 mmHg

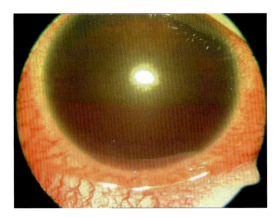

图7.1 前房积血半室

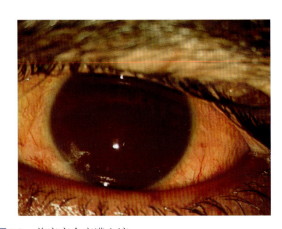

图7.2 前房完全充满血液

以下的眼压可耐受5天，且不会造成永久性视神经损伤。

然而，镰状血红蛋白病患者只能承受24 mmHg的眼压（Goldberg法则），否则视神经会受到永久性损伤。

继发性出血通常发生在初次损伤后的2~5天，因为最初的血块开始回缩和裂解。再出血的潜在诱因包括首次检查时眼压过高（>22 mmHg）、镰状细胞病或遗传、无血红蛋白病的非裔美国人、使用抗血小板和抗凝药物，以及全身性出血性疾病。对青光眼损害的真正威胁取决于眼压升高和再出血的程度和持续时间。在一项对235例病例的研究中，Ⅱ级前房积血下青光眼患病率为13.5%，Ⅲ级前房积血下青光眼患病率为27%，52%的青光眼伴有完全性前房积血。60%~94%的外伤性前房积血患者伴有房角后退（图7.3、图7.4）。

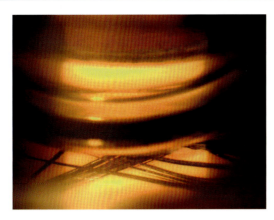

图7.3 房角后退

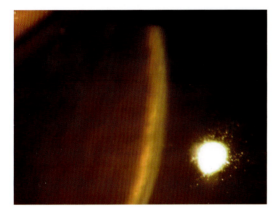

图7.4 角膜血染

7.3.3 治疗

开始治疗的最佳方法是立即用眼罩遮盖眼睛，限制活动（甚至阅读），将床头抬高30°。在贴敷之前，必须确保角膜上没有擦伤。如果没有擦伤，可以使用泼尼松龙和阿托品滴眼液及润滑剂。如果有擦伤，则暂停使用泼尼松龙眼药水，直到擦伤愈合。为患者提供足够的止痛和止呕药物。乙酰唑胺是控制眼压的标准药物，适用于所有前房积血大于1/3的病例。但是，由于乙酰唑胺会引起交叉用药反应，因此确定镰状细胞病史和α-磺胺过敏史极为重要。对于老年患者，还应询问其服用阿司匹林或抗血小板药物的情况。如果初次检查时眼压较高、发病延迟、儿童多动或大量前房积血（前房积血＞50%），建议住院治疗。

注意全身性疾病，如血友病等。

药物治疗的重点是预防继发性出血和提高眼压。使用环喷托酯或后马托品进行睫状肌麻痹可缓解疼痛，防止后粘连。醋酸泼尼松龙可降低再出血的风险并减轻炎症。口服抗纤维蛋白溶解剂，包括氨基己酸和氨甲环酸，可以稳定前房血凝块，延缓血凝块回缩，从而减少再出血。摘除眼罩后，可使用局部抗青光眼药物，如β受体阻滞剂或α$_2$受体激动剂。镰状细胞患者必须在最初的24h内积极控制眼压，且避免使用碳酸酐酶抑制剂或甘露醇，因为代谢性酸中毒或血容量不足可能导致镰状细胞病。

手术干预的目的是在出现大量持续性前房积血（≥Ⅲ级，持续时间超过10天）、早期角膜血染和最大限度药物治疗后仍无法控制眼压的患者手术中清除前房血块。镰状血红蛋白病患者眼压失控的定义是：2天内＞60 mmHg、5天内＞50 mmHg、7天内＞35 mmHg或24 h内＞25 mmHg。

7.4 迟发性青光眼

7.4.1 房角后退

房角后退是由于纵肌和环肌之间的睫状体纤维分离造成的。即使在外伤后多年，甚至长达15年后，也可能出现顽固性继发性开角型青光眼，甚至对侧眼也可能出现眼压升高（图7.5、图7.6）。在出现前房积血的情况下，大多数眼睛都应怀疑存在房角后退。房角后退本身并不会导致流出阻塞，但却是不可见的退行性损伤的可见标志。然而，房角后退后患青光眼的患者总数仅占7%~9%。如果房角后退超过180°或240°，患青光眼的风险似乎更大。患者对侧眼的眼压升高，房角后退可能高达50%。不过，即使是360°的房角后退，如果没有眼压升高，也不需要治疗。

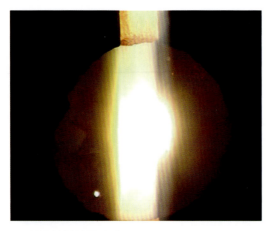

图7.5 外伤性括约肌破裂

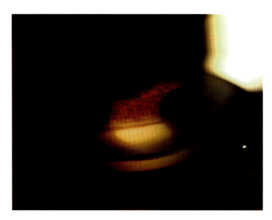

图7.6 房角后退

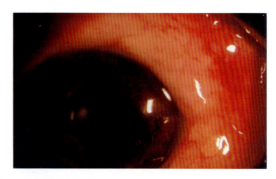

图7.7 弥漫性滤泡伴浅前房

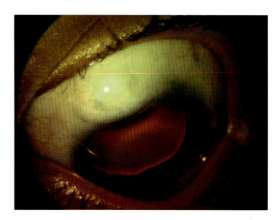

图7.8 晶状体半脱位的局部小出血点

7.4.2 治疗

由于小梁网受损，增加外流的抗青光眼药物和/或激光小梁成形术通常效果不佳。水性抑制剂通常用于降眼压。小梁切除术联合抗代谢药物是一线疗法，能最大限度地降低眼压，术后青光眼药物用量也最少（图7.7、图7.8）。

7.5 血影细胞性青光眼

Campbell首次描述了这种类型的青光眼，主要发生于玻璃体积血的患者。血红蛋白被吸收，红细胞进入前房并阻塞小梁网，导致眼压升高。一旦这些细胞沉淀，就会形成棕褐色的假性高眼压

症。当新鲜红细胞和血影细胞混合分层时，会出现"糖果条纹"征象。在相差显微镜或光镜下，前房抽吸标本中出现薄壁、中空、外观萎缩的红细胞，即可确诊血影细胞性青光眼（图7.9）。

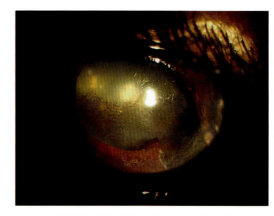

图7.9 穿透性损伤后晶状体、浅前房上的虹膜色素丢失

治疗

在大多数情况下，眼压升高会持续数月，而局部使用水性抑制剂就足以控制眼压。在密集出血或药物治疗无法充分控制眼压的情况下可能需要进行前房冲洗或玻璃体切割术，以清除所有残留的血影细胞性青光眼。对于难治性病例，需要进行前房灌洗和血源清除（玻璃体积血时进行玻璃体切割术）。如果晶状体破裂或脱位，可能需要同时取出晶状体，因为晶状体蛋白或位置也可能是导致眼压升高的原因之一（图7.10、图7.11）。

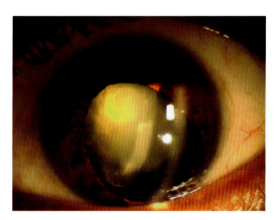

图7.10　外伤性脱位伴白内障

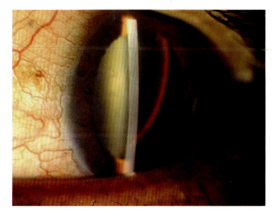

图7.11　外伤性后脱位

7.6　穿透性损伤

穿透性损伤继发青光眼通常在几周或几个月后发生。穿透性损伤的来源可能是钝器、尖锐物体或眼球撕裂伤。在眼球足够安全的情况下，需要进行房角镜评估，以发现角膜上未被发现的异物。

7.6.1　穿透性创伤继发青光眼的机制

在穿透性眼部创伤中，最常见的青光眼发病机制是周围性前房裂隙导致的继发性角膜闭合。

前房上皮化生可能是由于初次手术不当，并可能通过几种机制导致青光眼，包括小梁网增生和周边前房增生。眼内潴留的铁质物体释放出的铁对小梁网具有毒性，导致房水流出量减少和眼压升高（淤血）。铜可能在眼内被氧化，导致与铁类似的小梁网变化，但发生率较低（钙化症）（图7.12、图7.13）。

7.6.2　治疗

治疗包括闭合眼球并迅速清除异物（如有）。需要口服和外用皮质类固醇，避免出现严重的炎症、环状膜和交感神经性眼炎。适量使用抗生素预防眼内炎。眼压升高可使用β-肾上腺素

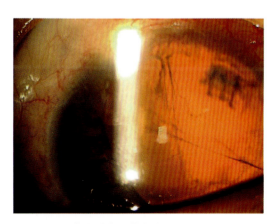

图7.12　无晶状体角膜伤口修复术

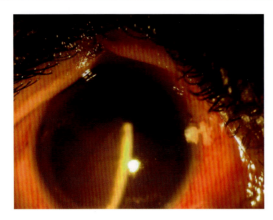

图7.13 血染角膜

能拮抗剂、碳酸酐酶抑制剂、α₂受体激动剂和高渗剂治疗。无法控制的眼压需要进行滤过手术。对于结膜严重受损或眼前节变形，需要使用青光眼引流装置。

7.7 化学伤害和继发性青光眼

7.7.1 碱烧伤

碱性物质可能会在接触眼球的几秒钟内渗入眼球，对眼前节造成严重损害。该种类型的烧伤可能会产生特征性的眼压变化，并伴有最初的眼压迅速上升，这是因为眼前节收缩和葡萄膜血流增加，可能由前列腺素介导。小梁网可能会受到不可逆转的损伤，这是原始碱烧伤的直接后果，或者是由于周围前粘连导致的继发性闭角。炎症导致的虹膜爆炸和房角闭合导致的瞳孔阻滞可能是后期眼压升高的另一个原因。

7.7.2 治疗

早期的眼压升高可以用β-肾上腺素能拮抗剂、碳酸酐酶抑制剂、α₂受体激动剂和高渗剂来控制。碱烧伤造成的损害主要是由于严重的炎症反应。最初2周必须使用外用类固醇皮质激素，但2周后则禁用，因为有基质溶解的风险。手术干预

应该是这些患者的最后选择，如有需要，青光眼引流装置是作为主要手术的最佳选择，因为小梁切除术会对眼表造成相关损伤。酸烧伤会导致眼表组织凝固，因此对眼内的损伤较小，但如果酸的浓度过高，其作用几乎与碱相同。

7.7.3 战创伤与青光眼

在战争中，大多数伤害都是穿透伤或爆炸伤，两者对眼睛都是致命的。爆炸伤与挫伤有关，如果冲击力较小，眼球保持完整，但会造成严重的组织创伤，在平时生活中，青光眼比挫伤或闭角型眼球损伤更常见。爆炸也会导致眼球表面化学和物理烧伤，使结膜不利于做青光眼手术。穿透性损伤更为常见，由于损伤严重，治疗往往延误，因此发病率较高。如果这些眼睛在眼压较高的情况下存活下来，最初的治疗方法是使用抗青光眼药物，例如β受体阻滞剂、α₂受体激动剂和局部CAI抑制剂。使用前列腺素直至炎症完全消退。当需要手术时，主要的选择仍然是青光眼引流装置和睫环破坏性手术。

参考文献

[1] De Leon-Ortega JE, Girkin CA. Ocular trauma-related glaucoma. Ophthalmol Clin N Am. 2002;15(2):215–223.

[2] Girkin CA, McGwin G Jr, Morris R, et al. Glaucoma following penetrating ocular trauma: a cohort study of the United States Eye Injury Registry. Am J Ophthalmol. 2005;139(1):100–105.

[3] May DR, Kuhn FP, Morris RE, et al. The epidemiology of serious eye injuries from the United States Eye Injury Registry. Graefes Arch Clin Exp Ophthalmol. 2000;238(2):153–157.

[4] Liggett PE, Pince KJ, Barlow W, et al. Ocular trauma in an urban population. Review of 1132 cases. Ophthalmology. 1990;97(5):581–584.

[5] Gracner B, Kurelac Z. Gonioscopic changes caused by blunt eyeball injuries in sports. Klin Monatsbl Augenheilkd. 1985;186(2):128–130.

[6] Lesher MP, Durrie DS, Stiles MC. Corneal edema, hyphema, and angle recession after air bag inflation. Arch Ophthalmol. 1993;111(10):1320–1322.

[7] Eldaly MA, Abdelhakim MA, Zaki RS, et al. Eye trauma

during the 2011 Egyptian revolution. Graefes Arch Clin Exp Ophthalmol. 2013;251(3):661–665.

[8] Kalamkar C, Mukherjee A. Incidence, clinical profile, and short-term outcomes of post-traumatic glaucoma in pediatric eyes. Indian J Ophthalmol. 2019;67(4):509–514.

[9] Matsuo T. Photoreceptor outer segments in aqueous humor: key to understanding a new syndrome. Surv Ophthalmol. 1994;39(3):211–233.

[10] Kennedy RH, Brubaker RF. Traumatic hyphema in a defined population. Am J Ophthalmol. 1988;106(2):123–130.

[11] Crouch ER Jr, Crouch ER. Management of traumatic hyphema: therapeutic options. J Pediatr Ophthalmol Strabismus. 1999;36(5):238–250; quiz 79–80.

[12] Read JE, Goldberg MF. Blunt ocular trauma and hyphema. Int Ophthalmol Clin. 1974;14(4):57–97.

[13] Cohen SB, Fletcher ME, Goldberg MF, et al. Diagnosis and management of ocular complications of sickle hemoglobinopathies: part V. Ophthalmic Surg. 1986;17(6):369–374.

[14] Rahmani B, Jahadi HR, Rajaeefard A. An analysis of risk for secondary hemorrhage in traumatic hyphema. Ophthalmology. 1999;106(2):380–385.

[15] Nasrullah A, Kerr NC. Sickle cell trait as a risk factor for secondary hemorrhage in children with traumatic hyphema. Am J Ophthalmol. 1997;123(6):783–790.

[16] Lai JC, Fekrat S, Barron Y, et al. Traumatic hyphema in children: risk factors for complications. Arch Ophthalmol. 2001;119(1):64–70.

[17] Brandt MT, Haug RH. Traumatic hyphema: a comprehensive review. J Oral Maxillofac Surg. 2001; 59(12):1462–1470.

[18] Coles WH. Traumatic hyphema: an analysis of 235 cases. South Med J. 1968;61(8):813–816.

[19] Blanton FM. Anterior chamber angle recession and secondary glaucoma, a study of the after effects of traumatic hyphemas. Arch Ophthalmol. 1964;72:39–43.

[20] Walton W, Von Hagen S, Grigorian R, et al. Management of traumatic hyphema. Surv Ophthalmol. 2002;47(4):297–334.

[21] Kaufman JH, Tolpin DW. Glaucoma after traumatic angle recession. A ten-year prospective study. Am J Ophthalmol. 1974;78(4):648–654.

[22] Mooney D. Angle recession and secondary glaucoma. Br J Ophthalmol. 1973;57(8):608–612.

[23] Sihota R, Sood NN, Agarwal HC. Traumatic glaucoma. Acta Ophthalmol Scand. 1995;73(3):252–254.

[24] Tesluk GC, Spaeth GL. The occurrence of primary open-angle glaucoma in the fellow eye of patients with unilateral angle-cleavage glaucoma. Ophthalmology. 1985;92(7):904–911.

[25] Fukuchi T, Iwata K, Sawaguchi S, et al. Nd: YAG laser trabeculopuncture (YLT) for glaucoma with traumatic angle recession. Graefes Arch Clin Exp Ophthalmol. 1993;231(10):571–576.

[26] Goldberg I. Argon laser trabeculoplasty and the open-angle glaucomas. Austral N Z J Ophthalmol. 1985;13(3):243–248.

[27] Manners T, Salmon JF, Barron A, et al. Trabeculectomy with mitomycin C in the treatment of post-traumatic angle recession glaucoma. Br J Ophthalmol. 2001;85(2):159–163.

[28] Mermoud A, Salmon JF, Barron A, et al. Surgical management of post-traumatic angle recession glaucoma. Ophthalmology. 1993;100(5):634–642.

[29] Campbell DG. Ghost cell glaucoma following trauma. Ophthalmology. 1981;88(11):1151–1158.

[30] Cameron JD, Havener VR. Histologic confirmation of ghost cell glaucoma by routine light microscopy. Am J Ophthalmol. 1983;96(2):251–252.

[31] Maumenee AE, Paton D, Morse PH, et al. Review of 40 histologically proven cases of epithelial downgrowth following cataract extraction and suggested surgical management. Am J Ophthalmol. 1970;69(4):598–603.

[32] Paterson CA, Pfister RR. Intraocular pressure changes after alkali burns. Arch Ophthalmol. 1974;91(3):211–218.

[33] Green K, Paterson CA, Siddiqui A. Ocular blood flow after experimental alkali burns and prostaglandin administration. Arch Ophthalmol. 1985;103(4):569–571.

[34] Donshik PC, Berman MB, Dohlman CH, et al. Effect of topical corticosteroids on ulceration in alkali-burned corneas. Arch Ophthalmol. 1978;96(11):2117–2120.

Devesh Kumawat, Pradeep Venkatesh

眼后节损伤是武装冲突中眼部创伤后视力受损的重要原因。由于现代战争中充斥着爆炸物和碎片，因此与平民事故造成的创伤相比，眼后节创伤可能更为严重。尽管爆炸和枪击对眼部造成的伤害很常见，但这些伤害通常先由创伤外科医师进行评估，然后再转交到眼科医师进行明确的处理。因此，对于创伤外科医师和眼科医师来说，在确定整体损伤的范围和严重程度、定期监测和及时治疗方面进行团队合作非常重要。鉴于眼后节损伤即使经过积极干预仍可能导致失明，因此，与其他损伤一样，眼部创伤的预防也需要重点关注。

8.1 爆炸伤害

常用的爆炸武器包括常规炸弹、简易爆炸装置（IED）、火箭榴弹（RPG）、地雷、温压炸药和爆炸成型射弹（EFP）。爆炸在极高的温度和压力下在几分之一秒内就能产生巨大的动能，形成爆炸波。爆炸波引起的压力骤变会破坏与其接触的细胞组织。组织损伤的形成涉及多种机制，如剥落（碎裂）、内爆、加速-减速和压力差。

现代弹药爆炸后，整体伤害可能会经历5个不同阶段。初级阶段即第一阶段是由最初的爆炸传播造成的；第二阶段是由爆炸碎片和残骸造成的；第三阶段是由身体撞击物体或墙壁造成的；第四阶段是由吸入性窒息和热烧伤造成的；最后的第五阶段是由吸入或伤口吸收有毒物质造成的。

眼后节损伤的类型因爆炸阶段不同而异。爆炸初级阶段的伤害是由于爆炸波与面部骨骼的中上1/3接触引起的，包括巩膜破裂、视网膜撕裂、黄斑孔、视网膜脱离以及视神经病变等情况。第二阶段的伤害比第一阶段更为常见，包括穿透性创伤，例如巩膜撕裂伤或眼内异物残留的破裂（眼内异物在另一章中讨论）。与通常的伤害相比，在战斗环境中，穿透伤和眼内异物通常是多发性的、大小不一的和双侧的。战争中常见的穿

D. Kumawat
Department of Ophthalmology, Lady Hardinge
Medical College, New Delhi, India

P. Venkatesh (✉)
Diseases of the Retina, Vitreous and Uvea, AIIMS,
New Delhi, India

透性碎片包括手榴弹、火箭弹和地雷产生的炮弹碎片，通常为非磁性颗粒。而一般生活中，窗户玻璃碎片是最常见的穿透物。在受伤的第三阶段，钝器和穿透性创伤同时发生，因为人被推动并摔倒在周围的钝器或尖锐物体上。当人被推动并跌落到周围的钝器或尖锐物体上时，会组合发生钝性创伤和穿透性创伤。第四阶段期间的毒素造成的伤害通常仅限于眼前节损伤。而在第五阶段，由于过度炎症状态和高凝血状态（继发于毒素被吸收进入血液循环），可能会导致眼部和视网膜中央血管闭塞。

8.2　枪伤

大多数枪支为手枪，其次是霰弹枪、猎枪和军用枪支。面部和颅骨枪伤患者通常伴有眼部损伤。除此之外，弹珠枪、气枪和彩弹枪虽然射弹质量和速度较低，但也可能造成眼球破裂、玻璃体积血和其他眼后节损伤。

枪弹造成的伤害取决于与面部的距离、入射角、子弹离开枪管后的"偏航"或偏差以及在组织内行进的距离。近距离伤害更具破坏性。军用枪支以高速推进子弹，而民用手枪的子弹通常速度较低。相应地，军用枪支造成的伤害可能会穿过眼部组织，而民用手枪造成的伤害则会破坏眼部组织，以至于无法挽救眼球。

眼部枪伤的常见表现形式可能是穿透伤，并伴有眼球破裂和玻璃体、视网膜和脉络膜中的异物滞留，或有出入口的穿孔伤口。临床表现包括玻璃体积血、玻璃体嵌顿、视网膜脱离、眼底病和视神经损伤。除穿透性伤外，还可能出现视网膜挫伤。极少数情况下，子弹穿过眼眶而未直接接触眼球也可能造成眼内损伤。子弹的高动能会传递到眼表层，导致脉络膜破裂，有时也会导致视网膜破裂，产生一种被称为巩膜视网膜炎的临床症状。子弹嵌入眼眶造成的直接创伤和冲击波

造成的间接创伤可能会挤压和剪切眼眶血管，导致眼眶出血。严重病例可能会发生隔室综合征，危及视神经和视网膜灌注。

在组织受到子弹伤害时，会形成垂直于子弹路径的临时空腔。这会形成真空，将污染物吸入伤口，从而增加创伤后眼内炎的发生风险。

8.3　钝性创伤

钝性眼部创伤需要进行彻底的散瞳检查，因为可能会导致无数后段损伤，涉及一个或多个眼部结构，表现形式包括视网膜粉碎、黄斑孔、玻璃体积血、玻璃体基底撕脱、视网膜撕裂或透析、视网膜脱离、创伤性视神经病变、脉络膜破裂、视网膜炎和巩膜破裂。

视网膜溃疡或柏林水肿

视网膜溃疡是眼部钝挫伤后，神经感觉视网膜出现一过性不透明（图8.1）。据报道，这种情况在军事眼部损伤中的占比达到15%，远远高于平民损伤。视网膜在撞击区域（撞击伤）或撞击斜对角区域（反撞击伤）变为灰白色。在军人眼部创伤中，最常见的受累部位是黄斑部，而在平民眼部创伤中，黄斑外损伤更为常见。

黄斑部视网膜损伤与突然、严重和暂时性视力丧失有关。在爆炸伤中，爆炸波传播的剂量效应与黄斑损伤程度呈正相关。黄斑外损伤主要发生在颞部视网膜，与视野障碍有关，而非视力丧失。在光学相干断层扫描中也能看到遮盖部位的普遍的组织病理学特征是光感受器外节的破坏。同时，还能观察到Müller细胞和神经节细胞轴突的水肿，这也是视网膜变白的原因。在大面积损伤中，视网膜色素上皮（RPE）也可能受累。

视网膜不透明会在4~6周自然消退，但会伴有一些RPE改变。视力恢复是常态，但恢复程度取决于损伤程度。如果黄斑处出现广泛的RPE和光感受器外节缺失，则会因黄斑萎缩而导致永久性视

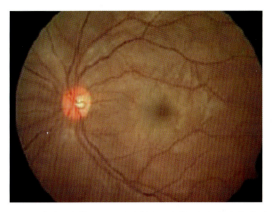

图8.1　眼部钝挫伤后，眼后节视网膜不透明（灰白色）（视网膜溃疡或柏林水肿）

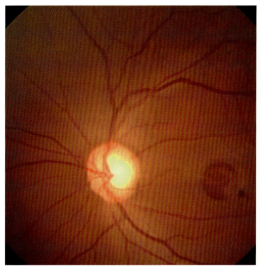

图8.2　闭角型眼球损伤后的全层黄斑大裂孔。注意黄斑裂孔底部和边缘的色素变化突出

力下降和视野缺损（旁中心暗点）。目前，还没有治疗视网膜萎缩的方法。

外伤性黄斑裂孔（TMH）

TMH可发生于闭角型和开放性眼球创伤中，但在闭角型眼球创伤中更为常见。与同类病变相比，外伤性黄斑裂孔通常在创伤后立即出现。钝性创伤中，眼球受到前后压迫，随后的反弹和反压迫导致玻璃体前后牵引。此外，还会出现眼球赤道扩张，玻璃体切向力传递到黄斑。前后玻璃体牵引和切向玻璃体牵引都是外伤性黄斑裂孔形成的原因。

有时，外伤性黄斑裂孔会在创伤数天后发生。这通常发生在视网膜广泛损伤的情况下，光感受器的机械性破坏会导致中央凹处的全层组织缺损（图8.2）。极少数情况下，囊性变也可能导致外伤性黄斑裂孔的形成。

由于同时存在柏林水肿、视网膜下出血、RPE损伤、玻璃体积血、脉络膜破裂和外伤性视神经病变（TON），视力通常会有变化。外伤性黄斑裂孔也可能导致视网膜脱离，但这种情况并不常见，因此应始终考虑并发周边撕裂或透析。

TMH通常会在创伤后6个月内自然闭合并恢复视力。这是由于神经胶质细胞增生，对孔洞边缘产生向心力，进而填满了缺损。自发性闭合通常

发生于外伤性黄斑裂孔较小（小于椎间盘直径的1/3）且周围无囊袋积液的年轻患者身上。如果自发闭合失败，可考虑进行手术治疗。玻璃体切割术、内界膜剥离术和内气体填塞术的解剖和功能结果不仅取决于眼洞的特征，还取决于同时存在的黄斑（如黄斑下出血）和外伤性视神经损伤。在军事环境中可能面临的一个问题是，如果使用气体填塞，除非设定地面高度气压，否则患者可能不适合进一步的航空医疗转运。除非同时存在视网膜脱离，否则大多数此类患者只需用空气进行填塞即可，此时应首选硅油而不是膨胀气体。

脉络膜破裂是指眼睛受到钝性外伤后，脉络膜、布鲁氏膜和RPE的内层破裂。破裂可能是部分的或全层的。随着球体的前后挤压和等径扩张，相对无弹性的脉络膜、布鲁氏膜和RPE破裂，而有弹性的神经感觉视网膜和胶原巩膜则避免了伤害。这些损伤可能是直接的（平行于锯齿状视网膜的破裂，发生在赤道前方的撞击部位），也可能是更常见的间接损伤（由于眼后节发生的压迫性损伤导致的新月形撕裂，通常与视乳头同心）。

大多数间接脉络膜破裂涉及黄斑（图8.3）。这些破裂可能与脉络膜、视网膜下或视网膜内出血有关。如果伴有浅表出血，可能会被掩盖，只有在2~3个月后出血清除时才会被发现。

如果脉络膜破裂累及中央凹，可能会立即导致视力丧失；如果脉络膜新生血管膜（CNVM）形成，视力丧失可能会稍后发生。有5%~10%的此类眼球会出现CNVM，风险因素包括年龄较大、黄斑破裂和破裂长度较长。建议对黄斑脉络膜破裂病例进行密切监测，因为可能会出现CNVM。一旦出现，建议使用玻璃体内抗血管内皮生长因子注射治疗。脉络膜破裂患者的预后必须考虑到并发创伤性视神经病变的可能性。一般来说，在所有钝性眼损伤的患者中，尽管存在脉络膜破裂等明显特征，也必须对视网膜进行彻底的周边检查，以排除视网膜透析或撕裂的可能。此外，还必须评估小梁网和房角后退等其他损伤情况。

视网膜破损和脱离

眼部钝性外伤可能导致不同类型的视网膜破损、视网膜透析（最常见）、马蹄形撕裂和坏死性不可逆性萎缩性破损。视网膜透析是指将视网膜从锯齿缘上节段性、圆周性地剥离。赤道部扩张和玻璃体基底牵引导致视网膜与缘的机械性分离。视网膜透析最常见的部位是颞下象限，而上鼻透析则是钝性外伤的病症。伴随视网膜透析的可能还有玻璃体基底撕脱，表现为"衣纹"或"吊床"外观。

视网膜透析可能很小且不明显，也可能非常明显。要发现前者，可能需要通过巩膜压痕（滴入或不滴入局部麻醉剂）进行细致的间接眼科检查。确认存在小视网膜透析的一个指标是在透析两端的锯齿状边缘发现"分叉"。视网膜脱离可能继发于未被发现的视网膜透析，在年轻人中，这种情况可能会在创伤后数月出现，并经常表现出长期视网膜脱离的特征，尤其是在透析较低的情况下。

视网膜破损也可能在创伤后撞击部位因挫伤坏死而立即发生，或在玻璃体后脱离后发生。这些破损通常位于玻璃体底部区域。与视网膜透析相似，玻璃体凝胶液化后，视网膜脱离也会在数周至数月后发生。除了巨大视网膜撕裂（撕裂向周缘延伸连续超过3 h）之外，视网膜脱离可能会迅速发展。

孤立的外伤性视网膜破损可采用冷冻疗法或带有压痕的LIO，因为这些破损大多位于赤道前部。后部破损可使用传统激光机或PASCAL进行单点或多点视网膜激光光凝治疗。当伴有视网膜脱离时，治疗方式取决于脱离的程度、是否存在增殖性玻璃体视网膜病变（PVR）、患者的年龄、晶状体的状态以及在军队中是否有玻璃体手术设施。大多数与透析相关的玻璃体视网膜脱离可通过巩膜扣带手术进行处理。与视网膜相关的巨大视网膜撕裂、视网膜脱离、视网膜脱离伴玻璃体积血、后部断裂以及明显的PVR，必须进行玻璃体切割术。

玻璃体积血

钝性创伤中，玻璃体积血的来源可能是睫状体血管或视网膜血管。如果介质允许，需要尽快对视网膜进行彻底检查，因为视网膜破损可能同时存在。如果将可见视网膜检查稍加推迟，出血

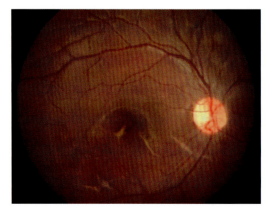

图8.3 与视乳头同心的多个新月形脉络膜破裂（间接破裂），中央凹区域也受累

可能会扩散到整个玻璃体腔，随后的观察就会变得困难（图8.4）。只有在排除巩膜破裂的情况下，才能确定巩膜凹陷。如果用直视检眼镜无法观察到眼底，则需要进行眼后节超声检查。需要检查的关键细节包括玻璃体后脱离、玻璃体嵌顿、视网膜撕裂、局部视网膜脱离、巨大视网膜撕裂和脉络膜脱离（浆液性或出血性）。

对于钝性创伤中的玻璃体积血，一般建议观察。除非伴有视网膜脱离或隐性巩膜破裂中的玻璃体嵌顿，如果有玻璃体手术设施，应立即进行玻璃体切割术。在治疗过程中，应每隔1~2天进行一次间接检眼镜检查和超声检查。直到出血消退。如果患者的另一只眼视力尚可，而玻璃体积血超过12周仍未缓解（且在彻底的USG检查中未发现RD），则可选择进行玻璃体切割术。出血消退后的视力预后取决于是否同时存在黄斑损伤、视神经病变和视网膜脱离。

头部外伤患者也可能发生玻璃体积血，但没有明确的眼部损伤证据。这种出血继发于蛛网膜下腔或硬膜下腔出血，被称为Terson综合征。目前尚不清楚这一现象是由于颅内出血扩展到视神经周围的蛛网膜下腔，随后沿血管周围间隙逸入玻璃体腔导致的，还是由于高颅内压导致静脉回流减少，随后视网膜静脉淤血和眼底出血。Terson综合征的眼底出血具有特征性，因为发生在后节段的

多个层面：视网膜下、视网膜内、内界膜下、玻璃体下和玻璃体。治疗方法与上文所述相同。与眼部创伤引起的玻璃体积血不同，Terson综合征患者的视力改善幅度很大。

巩膜脉络膜炎

这是一种罕见的脉络膜破裂形式，当高速导弹或枪弹落在眼球附近而没有直接接触眼球时就会出现这种情况。传递到眼球的动能和冲击波使视网膜和脉络膜破裂，而纤维致密的巩膜得以幸免（图8.5）。破裂的组织回缩，露出上覆的巩膜。破裂一般呈放射状。随着时间的推移，脉络膜炎症逐渐消退，并在破裂处周围形成强烈的瘢痕和色素增生。晚期的典型表现是脉络膜视网膜缺损，裸露出白色巩膜，边缘有色素沉着和瘢痕。边缘的瘢痕会导致视网膜脉络膜组织牢固地附着在巩膜上，因此发生视网膜脱离的概率非常低。相关的玻璃体积血或眶内异物引起的并发症可能需要治疗。

外伤性视神经病变（TON）

在眼部战创伤中，外伤性视神经病变发生率多达20%。直接损伤是由于视神经的神经节细胞轴突受到物理破坏造成的。非常严重的情况下，视神经可能会从眼球中脱出，但这种情况并不常见（图8.6）。间接损伤的发生有以下几个原因：原发性爆炸损伤导致的皮质血管收缩、球后出血导

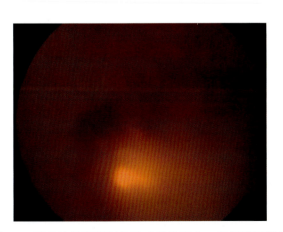

图8.4 严重钝性眼部创伤后玻璃体积血，底部视网膜模糊可见

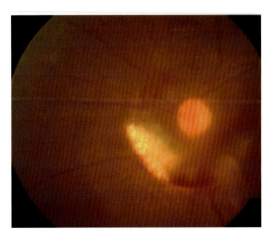

图8.5 脉络膜视网膜在视乳头下鼻侧破裂，破裂区域可见巩膜，视网膜前出血过度分散

致的压迫性神经病变，以及视神经鞘与周围骨骼相连的视神经管水平的皮质血管剪切。

临床检查可发现相对或绝对的传入瞳孔缺损、严重视力下降和色觉障碍、视乳头外观正常（早期）或视乳头苍白（晚期）。视神经完全撕脱时，可能会出现视乳头部位的挖空和上覆出血。在玻璃体积血致密的情况下，超声检查可能会在视神经头影区域显示低回声缺损，提示视神经撕脱。通常建议对眼眶进行计算机断层扫描，以排除骨性撞击或视神经受压，否则可由眼科医师和神经外科医师组成的团队进行手术缓解或减压。

对于外伤性视神经病变，目前尚无有效的治疗方法。通常会使用大剂量皮质类固醇，但没有确切的证据表明其有疗效。此外，使用大剂量类固醇会增加临床上头部严重受伤患者的死亡风险。视力预后往往很差，自发缓解并改善视力的情况并不多见。

巩膜破裂

巩膜破裂发生在钝性创伤后眼球外膜最薄弱的部位，即眼外肌插入点后面的角膜缘以及涡涡静脉穿透巩膜的赤道处，是由内而外的力造成的。破裂的方向与该处胶原纤维的走向一致，即在角膜缘处为圆周方向，在赤道处为径向/弥散方向。

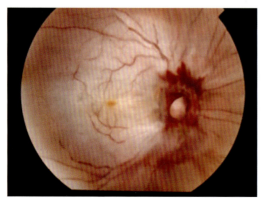

图8.6 外伤性视神经撕脱，视乳头区域凹陷，上覆视网膜出血，周围视网膜因缺血而混浊

明显的巩膜破裂很容易通过眼球变形、局部或弥漫性巩膜下出血和葡萄膜组织脱垂来识别。有时，巩膜破裂可能是隐性的，通常隐藏在眼外肌下。隐性巩膜破裂的指征包括弥漫性巩膜下出血、眼压稍低（小心轻柔地测试）、瞳孔不规则、晶状体移位，以及玻璃体积血。超声检查可发现嵌顿，而眼眶CT可发现巩膜后部轮廓平坦（扁平轮胎征）。极有可能发生眼内炎，可能表现为剧烈眼痛、化脓、视力下降和玻璃体渗出。

如果出现明显的巩膜破裂，应戴上保护性Cartella眼罩。在存在开放性伤口的情况下，应避免对眼球进行过度操作或进行超声检查，以防止加重眼球内容物的脱出。如果怀疑有异物，应进行眼眶X线检查或眼眶CT检查（首选），从而排除眼内异物，因为二次爆炸阶段也可能造成眼球穿透性损伤。必要时应注射破伤风类毒素。入院后应开始预防性使用全身广谱抗生素，以预防眼内炎。

应在全身麻醉（严重眼内损伤时必须进行全身麻醉）下立即进行手术探查，并用8.0非吸收缝合线对巩膜缺损进行初步修复。缝合前，应适当暴露伤口边缘并使其清晰可见。根据具体情况将脱垂的葡萄膜、视网膜组织和玻璃体轻轻地重新固定，或在不牵引的情况下剥离。伤口从前向后缝合。当破裂延伸到肌肉下方时，可以用肌肉钩轻轻牵拉肌肉，或暂时剥离肌肉以闭合缺损。如果无法通过轻柔而充分的剥离来追踪破裂的后方界限，最好不要尝试强行闭合组织。否则，强行牵拉眼球会造成额外损伤和眼内容物脱出。传统上主张在巩膜破裂边缘进行冷冻治疗，以封闭可能发生的视网膜破损。然而，这样可能会适得其反，因为会加重眼内炎症和纤维化。相反，如果可能的话，可在随访期间使用LIO对视网膜破损处周围进行视网膜激光光凝。并发眼内炎的治疗方案包括玻璃体内注射抗生素或在修复结束时进行介质清除玻璃体切割术。对于视力预后不佳的大面积眼球损伤，可在知情同意后进行眼球摘除术或玻璃体切割术，以防止发生交感神经性眼炎。不过，最好还是以修复眼球为主，因为眼球摘除术或玻璃体切割术也可在创伤后2周内进行，以尽量减少引发交感神经性眼炎的风险。

8.4　穿透性创伤表现形式

巩膜裂伤

与巩膜破裂不同，巩膜裂伤是由尖锐物体从外向内的作用力造成的。这些物体通常是在二次爆炸阶段发射的弹片或枪弹。穿透伤只有一个单一的入口。临床特征通常很明显，有一个入口伤口、眼球变形、玻璃体和葡萄膜组织从伤口脱垂，以及玻璃体积血。眼内异物率占眼部战争创伤的15% ~ 17%（图8.7）。作战环境中的异物伤不同于普通环境中的异物伤。在作战环境中，双眼通常会受到多个异物的影响。损伤程度取决于异物的大小、形状、数量、成分、速度、在眼组织内的运动轨迹以及最终位置。反应性金属异物（如铜、铁和锌）和有机物（如木材）可引起严重的眼内炎症。眼后节的眼内异物可通过玻璃体旁切除术并借助异物钳或玻璃体内弹力网取出。遗憾的是，作战环境中的眼内异物大多为鹅卵石和沙砾，不具铁磁性，无法借助磁铁清除（关于眼内异物及其处理将在另一章中深入探讨）。穿孔性损伤是战争中不太常见的眼部创伤之一。这些伤口既有入口伤口，也有出口伤口。后出口伤口容易导致纤维血管组织向内生长，从而引发复杂的牵引性和孔源性视网膜脱离，并伴有严重的PVR。

处理巩膜裂伤的原则与处理巩膜破裂的原则类似。

穿孔伤的出口伤口通常很难接近。大多数后巩膜伤口会在受伤后第7天自行愈合。然而，通过早期玻璃体切割术（在后方未缝合伤口自发闭合

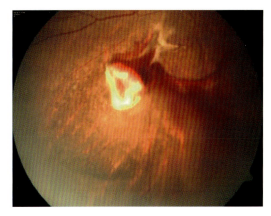

图8.7　玻璃体腔内有眼内异物，视网膜有跳弹损伤，局部玻璃体积血

的最初7 ~ 10天等待期后）和彻底清除缺损区域的皮质玻璃体，可以防止纤维血管组织的跨玻璃体增生。如果发现出口伤口处有增生的残留物，应将其修剪，但不要完全切除，这样可以防止缺损再次出现。最近，有人提倡使用电疗法和玻璃体切割器切除坏死的嵌顿视网膜和脉络膜组织。如果出现视网膜脱离，可通过液体-空气交换、激光光凝和眼内硅油填塞进行处理。然而，巩膜裂伤很难使用环绕硅胶元件，如果后期认为玻璃体基底需要外部支撑，可在第二阶段考虑使用。

玻璃体积血

玻璃体积血的原因与钝性外伤一节中提到的类似。玻璃体积血导致穿透性眼损伤的预后恶化。玻璃体内纤维血管和纤维胶质增生明显，对视网膜、视神经和睫状体产生牵引力。与钝性外伤不同，穿透性眼部创伤的玻璃体积血需要尽早进行玻璃体切割术，以尽量减少增生，并观察视网膜以确定视网膜破损和视网膜嵌顿。然而，早期手术的适当时机尚不明确。一些外科医师主张在48 ~ 72 h尽早进行玻璃体手术，有时与初级修复同时进行，以防止上述并发症，而另一些外科医师则建议等待7 ~ 10天，以便更好地诊断评估损伤和后透明层的自发分离。玻璃体切割术的进入部位可以是平坦部或角膜缘，具体取决于是否存在前房积血、晶状体破裂和视网膜脱离并伴有视网

膜前牵拉等因素。

视网膜脱离

穿透性眼损伤中的视网膜脱离是由于视网膜嵌顿在巩膜裂伤部位所致。视网膜脱离通常比较复杂，即使积极采取手术治疗，预后也很差。巩膜扣带虽然在这种情况下很难实施，但在少数前部裂孔和极小PVR的病例中可能适用。在大多数情况中，需要进行玻璃体切割术和视网膜切开术或环绕裂孔部位的视网膜切开术来释放牵引力。在视网膜切开术或视网膜切除术之前，需要通过适当的透热疗法来防止或最大限度地减少术中出血。

眼内炎

1%~11%的开放性眼球损伤会发生眼内炎。发病的危险因素包括晶状体囊破裂、大块巩膜破裂或撕裂、伤口闭合延迟（超过24 h）、玻璃体和葡萄膜组织脱垂，以及眼内异物滞留。使用玻璃体内抗生素来预防穿透性眼球损伤后的眼内炎并没有达到良好的效果。其临床症状和体征与术后眼内炎相似，但由于眼内炎和外伤本身引起的眼痛可能会掩盖其表现，因此很难在早期确诊。常见的分离微生物包括蜡样芽孢杆菌、革兰阴性菌和链球菌。治疗原则与术后眼内炎相同。应采集水样或玻璃体样本进行革兰染色和培养。抗生素治疗应包括局部用药、眼内用药、口服用药和眼内用药。根据经验，强烈建议使用全身广谱抗生素，如第三代或第四代氟喹诺酮类药物（左氧氟沙星或莫西沙星），万古霉素治疗革兰阳性菌，包括芽孢杆菌，头孢唑肟治疗革兰阴性菌。随后可根据涂片或培养结果进行明确的眼内和全身治疗。早期玻璃体切割术的阈值应保持在较低水平，尤其是在异物残留视网膜脱离共存的情况下。

交感性眼炎

交感性眼炎是一种发生在穿透性眼部创伤后的双眼肉芽肿性全葡萄膜炎，研究发现，交感性眼炎发生在0.3%~1.9%的眼部创伤病例中，大多数发生在创伤后的前3个月内。受伤（刺激）眼的临床特征可能难以辨认。交感性眼炎会出现轻中度前葡萄膜炎、玻璃体炎、视盘水肿、多灶性白色脉络膜结节（Dalen-Fuchs结节），严重者会出现渗出性视网膜脱离。如果在创伤后2周内通过眼球摘除手术或眼内容物切除手术去除刺激眼，患交感性眼炎的风险就会大大降低。由于完全去除葡萄膜组织的理论优势，眼球摘除术优于眼内容剜除术。一旦出现炎症，二次眼球摘除术无助于减轻疾病的严重程度。大剂量全身皮质类固醇仍是交感性眼炎的首选治疗方法。此后，通常需要接受3~6个月的免疫调节剂治疗。

8.5 结论

武装冲突中的眼后节损伤通常是双侧的，损伤范围广泛。钝性外伤患者需要密切随访，以发现日后可能出现的并发症，如视网膜脱离和脉络膜新生血管膜形成。即使是钝性眼部创伤，也应始终排除穿透性损伤。及时进行手术治疗对于保护眼球和防止永久性视力丧失十分关键。因此，使用护眼用具预防此类损伤的重要性不言而喻，尤其是因为这些损伤尽管得到及时治疗，往往也不会有良好的视觉预后。

参考文献

[1] Phillips BN, Chun D. Ocular blast injuries in modern warfare. Expert Rev Ophthalmol. 2014;9(1):17-23.

[2] Shuker ST. Mechanism and emergency management of blast eye/orbital injuries. Expert Rev Ophthalmol. 2008;3(2):229-246.

[3] Nakagawa A, Manley GT, Gean AD, Ohtani K, Armonda R, Tsukamoto A, et al. Mechanisms of primary blast-induced traumatic brain injury: insights from shock-wave research. J Neurotrauma. 2011;28(6):1101-1119.

[4] Mader TH, Carroll RD, Slade CS, George RK, Ritchey JP, Neville SP. Ocular war injuries of the Iraqi insurgency, January-September 2004. Ophthalmology. 2006;113(1):97-104.

[5] Wong TY, Seet MB, Ang CL. Eye injuries in twentieth century warfare: a historical perspective. Surv Ophthalmol. 1997;41(6):433–459.

[6] Thach AB, Johnson AJ, Carroll RB, Huchun A, Ainbinder DJ, Stutzman RD, et al. Severe eye injuries in the war in Iraq, 2003–2005. Ophthalmology. 2008;115(2):377–382.

[7] Kluger Y, Nimrod A, Biderman P, Mayo A, Sorkin P. The quinary pattern of blast injury. Am J Disaster Med. 2007;2(1):21–25.

[8] Weichel ED, Colyer MH, Ludlow SE, Bower KS, Eiseman AS. Combat ocular trauma visual outcomes during operations Iraqi and enduring freedom. Ophthalmology. 2008;115(12):2235–2245.

[9] Cook A, Osler T, Hosmer D, Glance L, Rogers F, Gross B, et al. Gunshot wounds resulting in hospitalization in the United States: 2004–2013. Injury. 2017;48(3):621–627.

[10] Erickson BP, Feng PW, Ko MJ, Modi YS, Johnson TE. Gun-related eye injuries: a primer. Surv Ophthalmol. 2020;65(1):67–78.

[11] Lichte P, Oberbeck R, Binnebösel M, Wildenauer R, Pape H-C, Kobbe P. A civilian perspective on ballistic trauma and gunshot injuries. Scand J Trauma Resusc Emerg Med. 2010;18:35.

[12] Stefanopoulos PK, Filippakis K, Soupiou OT, Pazarakiotis VC. Wound ballistics of firearm-related injuries–part 1: missile characteristics and mechanisms of soft tissue wounding. Int J Oral Maxillofac Surg. 2014;43(12):1445–1458.

[13] Ahmadabadi MN, Karkhaneh R, Roohipoor R, Tabatabai A, Alimardani A. Clinical presentation and outcome of chorioretinitis sclopetaria: a case series study. Injury. 2010;41(1):82–85.

[14] Cunningham LL, Haug RH, Ford J. Firearm injuries to the maxillofacial region: an overview of current thoughts regarding demographics, pathophysiology, and management. J Oral Maxillofac Surg. 2003;61(8):932–942.

[15] Scott RA, Blanch RJ, Morgan-Warren PJ. Aspects of ocular war injuries. Trauma. 2015;17(2):83–92.

[16] Mendes S, Campos A, Campos J, Neves A, Beselga D, Fernandes C, et al. Cutting edge of traumatic maculopathy with spectral-domain optical coherence tomography – a review. Med Hypothesis Discov Innov Ophthalmol J. 2015;4(2):56–63.

[17] Blanch RJ, Ahmed Z, Sik A, Snead DRJ, Good PA, O'Neill J, et al. Neuroretinal cell death in a murine model of closed globe injury: pathological and functional characterization. Invest Ophthalmol Vis Sci. 2012;53(11):7220–7226.

[18] Eagling EM. Ocular damage after blunt trauma to the eye. Its relationship to the nature of the injury. Br J Ophthalmol. 1974;58(2):126–140.

[19] Yanagiya N, Akiba J, Takahashi M, Shimizu A, Kakehashi A, Kado M, et al. Clinical characteristics of traumatic macular holes. Jpn J Ophthalmol. 1996;40(4):544–547.

[20] Oehrens AM, Stalmans P. Optical coherence tomographic documentation of the formation of a traumatic macular hole. Am J Ophthalmol. 2006;142(5):866–869.

[21] Yamashita T, Uemara A, Uchino E, Doi N, Ohba N. Spontaneous closure of traumatic macular hole. Am J Ophthalmol. 2002;133(2):230–235.

[22] Aguilar JP, Green WR. Choroidal rupture. A histopathologic study of 47 cases. Retina. 1984;4(4):269–275.

[23] Ament CS, Zacks DN, Lane AM, Krzystolik M, D'Amico DJ, Mukai S, et al. Predictors of visual outcome and choroidal neovascular membrane formation after traumatic choroidal rupture. Arch Ophthalmol. 2006;124(7):957–966.

[24] Carrim ZI, Simmons IG. Traumatic choroidal rupture. Emerg Med J. 2009;26(12):880.

[25] Dolan BJ. Traumatic retinal detachment. Optom Clin. 1993;3(2):67–80.

[26] Hollander DA, Irvine AR, Poothullil AM, Bhisitkul RB. Distinguishing features of nontraumatic and traumatic retinal dialyses. Retina. 2004;24(5):669–675.

[27] Youssri AI, Young LHY. Closed-globe contusion injuries of the posterior segment. Int Ophthalmol Clin. 2002;42(3):79–86.

[28] Nacef L, Daghfous F, Chaabini M, Azaiez A, Ayed S. Ocular contusions and giant retinal tears. J Fr Ophtalmol. 1997;20(3):170–174.

[29] De Terson A. l' hemorrhagie dans le corps vitre au cours de l' hemorrhagie cerebrale. Clin Ophthalmol. 1900;6:309–312.

[30] Sakamoto M, Nakamura K, Shibata M, Yokoyama K, Matsuki M, Ikeda T. Magnetic resonance imaging findings of Terson's syndrome suggesting a possible vitreous hemorrhage mechanism. Jpn J Ophthalmol. 2010;54(2):135–139.

[31] McCarron MO, Alberts MJ, McCarron P. A systematic review of Terson's syndrome: frequency and prognosis after subarachnoid haemorrhage. J Neurol Neurosurg Psychiatry. 2004;75(3):491–493.

[32] Murjaneh S, Hale JE, Mishra S, Ling RH, Simcock PR. Terson's syndrome: surgical outcome in relation to entry site pathology. Br J Ophthalmol. 2006;90(4):512–513.

[33] Martin DF, Awh CC, McCuen BW, Jaffe GJ, Slott JH, Machemer R. Treatment and pathogenesis of traumatic chorioretinal rupture (sclopetaria). Am J Ophthalmol. 1994;117(2):190–200.

[34] Warner N, Eggenberger E. Traumatic optic neuropathy: a review of the current literature. Curr Opin Ophthalmol. 2010;21(6):459–462.

[35] Steinsapir KD, Goldberg RA. Traumatic optic neuropathy: an evolving understanding. Am J Ophthalmol. 2011;151(6):928–933.

[36] Levin LA, Beck RW, Joseph MP, Seiff S, Kraker R. The treatment of traumatic optic neuropathy: the International Optic Nerve Trauma Study. Ophthalmology. 1999;106(7):1268–1277.

[37] Yu-Wai-Man P, Griffiths PG. Steroids for traumatic optic neuropathy. Cochrane Database Syst Rev. 2013;6:CD006032.

[38] Roberts I, Yates D, Sandercock P, Farrell B, Wasserberg J, Lomas G, et al. Effect of intravenous corticosteroids on death within 14 days in 10008 adults with clinically significant head injury (MRC CRASH trial): randomised placebo-controlled trial. Lancet Lond Engl. 2004;364(9442):1321–1328.

[39] Meek KM, Newton RH. Organization of collagen fibrils in the corneal stroma in relation to mechanical properties and surgical practice. J Refract Surg. 1999;15(6):695–699.

[40] Dass AB, Ferrone PJ, Chu YR, Esposito M, Gray L. Sensitivity of spiral computed tomography scanning for detecting intraocular foreign bodies. Ophthalmology.

2001;108(12):2326-2328.

[41] Mittra RA, Mieler WF. Controversies in the management of open-globe injuries involving the posterior segment. Surv Ophthalmol. 1999;44(3):215-225.

[42] Blanch RJ, Scott R, a. H. Military ocular injury: presentation, assessment and management. J R Army Med Corps. 2009;155(4):279-284.

[43] Colyer MH, Chun DW, Bower KS, Dick JSB, Weichel ED. Perforating globe injuries during operation Iraqi Freedom. Ophthalmology. 2008;115(11):2087-2093.

[44] Topping TM, Abrams GW, Machemer R. Experimental double-perforating injury of the posterior segment in rabbit eyes: the natural history of intraocular proliferation. Arch Ophthalmol. 1979;97(4):735-742.

[45] Mohamed AAEA. Vitrectomy in double-perforation gunshot injury. Clin Ophthalmol. 2013;7:2219-2224.

[46] Weichel ED, Bower KS, Colyer MH. Chorioretin-ectomy for perforating or severe intraocular foreign body injuries. Graefes Arch Clin Exp Ophthalmol Albrecht Von Graefes Arch Klin Exp Ophthalmol. 2010;248(3):319-330.

[47] Coleman DJ. Early vitrectomy in the management of the severely traumatized eye. Am J Ophthalmol. 1982;93(5):543-551.

[48] Yu H, Li J, Yu Y, Li G, Li D, Guan M, et al. Optimal timing of vitrectomy for severe mechanical ocular trauma: a retrospective observational study. Sci Rep. 2019;9:4543. Available from https://www.ncbi.nlm. nih.gov/pmc/articles/ PMC6884543.

[49] Han DP, Mieler WF, Abrams GW, Williams GA. Vitrectomy for traumatic retinal incarceration. Arch Ophthalmol. 1988;106(5):640-645.

[50] Wei Y, Zhou R, Xu K, Wang J, Zu Z. Retinectomy vs vitrectomy combined with scleral buckling in repair of posterior segment open-globe injuries with retinal incarceration. Eye. 2016;30(5):726-730.

[51] Ahmed Y, Schimel AM, Pathengay A, Colyer MH, Flynn HW. Endophthalmitis following open-globe injuries. Eye. 2012;26(2):212-217.

[52] Andreoli CM, Andreoli MT, Kloek CE, Ahuero AE, Vavvas D, Durand ML. Low rate of endophthalmitis in a large series of open globe injuries. Am J Ophthalmol. 2009;147(4):601-608.

[53] Bhagat N, Nagori S, Zarbin M. Post-traumatic infectious endophthalmitis. Surv Ophthalmol. 2011;56(3):214-251.

[54] Gasch AT, Foster CS, Grosskreutz CL, Pasquale LR. Postoperative sympathetic ophthalmia. Int Ophthalmol Clin. 2000;40(1):69-84.

[55] Arevalo JF, Garcia RA, Al-Dhibi HA, Sanchez JG, Suarez-Tata L. Update on sympathetic ophthalmia. Middle East Afr J Ophthalmol. 2012;19(1):13-21.

眼内异物：处理方法

第9章

S. Natarajan, Sneha Makhija, Aishwarya B. Iyer

9.1 引言

伯明翰眼外伤术语系统（Birmingham Eye Trauma Terminology System，BETTS）的分类（图9.1）将眼内异物（IOFB）称为"难以分类的实体"。因为考虑到有可能是玻璃颗粒等尖锐物体导致眼球损伤，也有可能是钝器（如弹丸）导致眼球损伤，他们建议将损伤描述为"混合"损伤（即眼内异物导致的破裂），或者从涉及的机制中选择最严重的类型。

9.2 流行病学和眼内异物特征

在所有开放性眼球损伤中，显示18%~41%存在眼内异物。大多数眼内异物患者为男性，年龄为21~40岁。最常见的受伤地点是工作场所。大多数眼内异物是由金属或石块、机床使用、武器射击、爆炸、机动车事故和割草机事故造成的小型射出物。高达90%的眼内异物是金属材料，其次是有机材料和非金属无机材料（图9.2）。

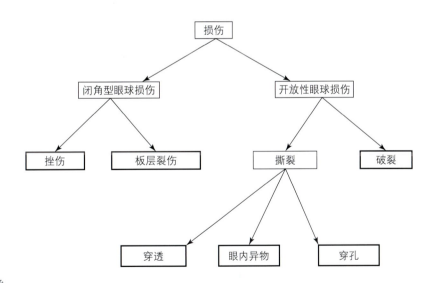

图9.1 BETTS分类

S. Natarajan (✉) · S. Makhija · A. B. Iyer
Aditya Jyot Eye Hospital (AJEH), Mumbai, India

© The Author(s), under exclusive license to Springer Nature Singapore Pte Ltd. 2023
S. Waikar (ed.), *Ocular Trauma in Armed Conflicts*, https://doi.org/10.1007/978–981–19–4021–7_9

图9.2 （a）通过角膜缘切口切除大型金属眼内异物（枪伤）。（b）通过巩膜隧道取出瞳孔内的一根刺（由孟买Aditya Jyot眼科医院提供）

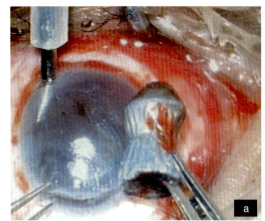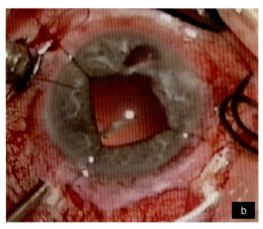

9.3 异物位置

异物可能位于角膜、虹膜、睫状体、晶状体或眼后节，如果有出口伤口，则可能存在眼内异物。甚至还有颅内异物通过眼眶进入眼内。眼部创伤分类组提出"开放性眼球损伤区"，以帮助确定损伤情况：1区（整个角膜，包括角膜巩膜缘）、2区（角膜巩膜缘至巩膜后5 mm处）和3区（巩膜后至前5 mm处）。异物的位置和相关的结构损伤有助于规划手术方法和确定预后。

9.4 病理生理学

根据异物的大小、形状和成分，以及撞击时的冲力，异物可通过以下机制对眼球结构造成损伤：

- 直接机械创伤：在射入伤口处、射弹的整个眼内道，以及射弹的撞击部位。射弹还可能在眼内跳弹，造成进一步伤害。
- 异物成分：铜异物或铁异物分别导致晶状体铜锈沉着或晶状体铁锈沉着。惰性物质（如玻璃或塑料）的耐受性较好。
- 感染和严重的组织反应：有机的眼内异物（如植物材料或纤毛）极有可能引发眼内炎。
- 进入部位：巩膜进入部位的破坏性远大于角膜进入部位。

一条黄金法则是，与造成钝性创伤的大型不规则眼内异物相比，小型高速异物造成的伤害要小得多。

9.5 眼内异物患者的治疗方法

诊断为眼内异物之前，首先要全面了解病史，高度怀疑眼部创伤病例中是否存在眼内异物。

9.5.1 了解病史

询问与眼部损伤相关的因素不可或缺。询问内容（但不限于）如下：

- 受伤情况。
- 何时受伤。
- 如果与工业劳作有关，询问对护目镜的使用情况。
- 受伤时的活动类型——是锤击、打磨还是钻孔。
- 是否有爆炸或枪击。
- 受伤时是否佩戴眼镜。如果佩戴，则说明眼镜是否破损。
- 任何正在进行或接受过的药物治疗或手术。
- 异物的性质（弹丸伤、鞭炮伤）。
- 单眼或双眼损伤。
- 对于所有病例都必须考虑系统病史。
- 由于手术必须在全身麻醉的情况下进行，因此必须询问儿童的进食史。

• 一个不容忽视的重要问题是破伤风类毒素的预防史。任何成分的眼内异物，无论是惰性异物还是金属，都容易引发破伤风。

在工伤案例中，病史采集和适当的病史记录对于医疗法律和工伤赔偿都具有重要价值。

此类损伤的患者通常表现为视力下降、疼痛、发红、流泪、可见闪光或漂浮物。由于患者往往没有任何症状或外部体征，最初容易漏诊。在某些情况下，没有任何症状或外部变化的患者在检查时可能会发现一个小的入口伤口，这就需要进一步检查。因此，对无症状或有轻微异物感的眼球射入史患者进行彻底检查至关重要。

9.5.2　检查

为谨慎起见，在开始检查眼睛之前，应先识别并治疗对健康或生命构成威胁的任何其他伤害，如头部伤害。此外，还必须对假定未受伤的眼睛进行全面检查。

在检查可能有开放性眼球损伤的患者时，须谨记避免采取无意中会造成压力的行为，如眼睑牵拉或眼压测量。

对于有智力障碍或不合作的小儿，应在麻醉状态下进行检查。

有被射出物体伤害病史的患者，无论有无眼部症状，都必须进行以下检查：

• 视力评估：必须始终检查单眼视力。标准的斯内伦视力表可在6 m距离内使用。如果视力不足以阅读视力表，则应注意计数手指、察觉手部动作的能力，或有无光感。视力通常会下降，有些情况下视力可能正常，但在炎症发作或感染复发后视力会下降。

• 瞳孔检查：必须注意瞳孔的大小、形状、有无异位，以及对光线的反应。在晚期病例中，通常会出现瞳孔相对传入缺损。

• 电筒光检查：仔细检查眼睑和眼前节。必须检查是否有裂隙、管状损伤或小的异物。

• 裂隙灯检查：这是一项全面检查，目的是寻找巩膜或角膜进入部位；巩膜进入部位可见结膜充血或化脓，角膜进入部位可见周围角膜水肿。为了区分板层角膜撕裂和全层角膜撕裂，需要进行Siedel试验，但在自愈合伤口中可能会出现假阴性。这里需要注意的是，在明显或极有可能出现开放性眼球损伤（眼球严重变形、眼球体积明显缩小、角膜/角巩膜撕裂等）的情况下，切勿使用荧光素染色剂或麻醉剂等外用药物。

虹膜最好在未散瞳状态下检查，最好在散瞳状态下检查晶状体。可以看到明显的创伤性白内障（图9.3）或小的局灶性透镜混浊。有时，晶状体本身也会嵌入小异物。根据异物进入部位和对眼部结构的损伤，可以想象出异物的运动轨迹，从而确定异物嵌顿的部位。应检查前房是否有炎症反应。

必须注意玻璃体和/或葡萄膜组织的渗出。

在某些情况下，弥漫性角膜水肿或前房积血（图9.4）可能会妨碍检查眼前节；在这些情况下，必须完全依靠成像来量化损伤并定位异物。

• 房角镜检查：如果怀疑前房角内有小异物，可进行房角镜检查，但应谨慎。如果认为与损伤情况不相称，最好推迟。

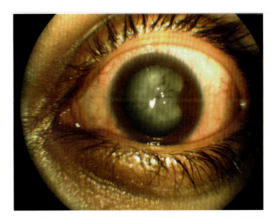

图9.3　原位缝合角膜撕裂修复术后的患者中可见外伤性白内障。3点钟方位可见后部粘连（由孟买Aditya Jyot眼科医院提供）

- 散瞳眼底检查：除非伤口存在葡萄膜嵌顿，否则对所有有症状或无症状的疑似眼内异物病例进行双眼散瞳眼底检查是必要条件。葡萄膜嵌顿是瞳孔放大的相对禁忌证，临床医师必须在检查眼部情况后，根据患者的最佳利益作出决定。可注意是否存在外伤性视网膜脱离（图9.5）、透析、视网膜撕裂、脉络膜脱离，以及部分或全部玻璃体积血。如果不能在眼后节附近看到异物，则必须在没有巩膜凹陷的情况下仔细检查周边以寻找异物。在晚期病例中，可能会看到包裹的异物。

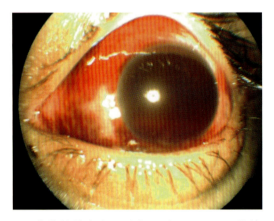

图9.4 外伤性前房出血（由孟买Aditya Jyot眼科医院提供）

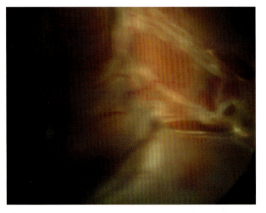

图9.5 外伤性视网膜脱离伴多处视网膜撕裂（由孟买Aditya Jyot眼科医院提供）

9.5.3 探查

对眼内异物的探查在确定难以可视化的异物

以制订治疗策略方面发挥着重要作用，尤其是当视网膜下血肿、角膜水肿或玻璃体血肿导致视线模糊时。目前有多种成像模式可供选择，必须根据个体实际情况恰当选择。

- X线。

在计算机断层扫描时代之前，人们使用标准的X线片来确定异物的位置。Water视图、Caldwell视图和侧视图构成了"异物X线系列"。现在很少使用普通X线片来检查眼内异物，但在CT不可用的情况下，普通X线片不失为一种选择。许多眼内异物材料都可以用X线来识别，包括金属、玻璃、石板和聚氯乙烯（图9.6）。

"Sweet定位技术"包括正面和侧面投影。通过眼球运动进行无骨检查，可将眼球内的异物定位在眼前节或眼后节。如果异物位于眼前节，则会随着眼球的运动而移动；如果异位体位于眼后节，则与眼球的运动相反。

也可以使用隐形眼镜辅助或缝合金属定位器。金属定位器有Berman、Roper-Hall和Bronson-Turner。

- 计算机断层扫描。

计算机断层扫描已成为显示眼内异物的首选方法，是描述异物大小、形状和位置的可靠检查法，也是首选的成像方式。冠状切面、轴切面和矢状切面的薄切面（1mm）非常适合识别眼内异物和评估眼球轮廓、后节破裂部位以及任何其他颅脑（如蛛网膜下腔出血）或眼部外伤后遗症（如眼眶骨折或球后出血）（图9.7）。虽然CT能够很好地检测出大多数眼内异物，但由于木质异物通常密度较低，可能会被误认为是气体或脂肪。如果出现线状的气体，应怀疑是眼内木质异物。

CT的优点为灵敏度高、无须患者配合，甚至可以准确定位多个或位于前方的眼内异物。此外，测量眼内异物的Hounsfield单位可确定眼内异物的位置。通过CT可以了解异物的成分。缺点是

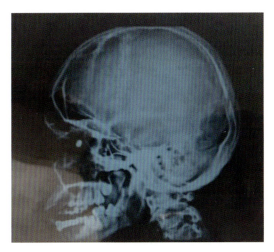

图9.6 X线片显示异常大的金属眼内异物（如图9.2a所示）（由孟买Aditya Jyot眼科医院提供）

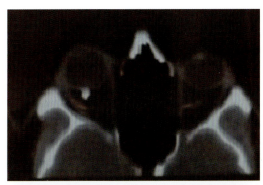

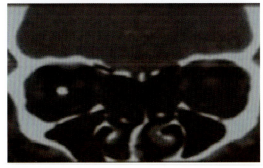

图9.7 CT扫描显示右眼眶内有异物（由孟买Aditya Jyot眼科医院提供）

可能无法检测到<0.7 mm、木质或紧贴巩膜的异物。CT还可能难以区分机动车玻璃和晶状体，因为它们的放射密度相似。众所周知，螺旋CT比使用1～3 mm切口的轴向CT扫描仪更灵敏。同时，还建议扫描鼻旁窦和大脑，以排除颅内异物。

• 磁共振成像。

金属眼内异物禁用磁共振成像检查，因为金属异物可能发生脱落并导致进一步的破坏。磁共

振成像（MRI）是定位非金属眼内异物（如木质或塑料）的首选方式。只有在CT已排除金属眼内异物的情况下才能使用MRI。

• 超声检查（Bscan）。

超声检查是检测眼内异物的重要方法，能检测出放射状不透明的眼内异物。在一个纳入46只眼的系列研究中，超声检查识别并定位了所有的眼内异物，包括一个纤毛。与CT扫描不同的是，还能检测到位于巩膜旁的异物，也能检测视网膜和脉络膜脱离、玻璃体积血和出口伤口（图9.8）。

不过，如果是开放性眼球损伤，则应谨慎、轻柔地进行手术，并注意避免眶内组织脱落。

• 超声生物显微镜。

超声生物显微镜可用于定位可疑角膜、晶状体或睫状体的眼内异物。在某些情况下，还有助于评估晶状体后囊的状态。

9.5.4 医疗管理

治疗方法取决于异物的位置。

应取出浅表异物，但如果异物可能对眼睛造成进一步伤害，最好延迟取出。

以下是对患者进行初步治疗的目标：

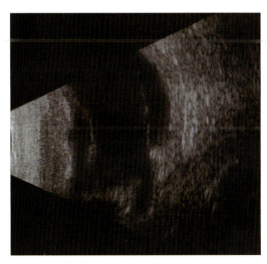

图9.8 超声检查显示赤道部有巩膜撕裂和玻璃体积血（由孟买Aditya Jyot眼科医院提供）

- 防止进一步损伤。避免对眼球施加压力，避免任何可能导致眼球受压的操作。在初次检查后，可贴上眼贴，防止进一步损伤。
- 防止感染：清洗眼睑和周围区域，清除异物，尤其是爆炸物。
- 所有眼内异物患者都要注射破伤风疫苗。
- 抗生素：静脉注射或口服广谱抗生素，尤其是针对芽孢杆菌和梭状芽孢杆菌等毒性有机体。
- 医疗法律案件：最重要的是向当地警方报案。
- 应开始进行全身麻醉检查。
- 征询：一旦确认存在眼内异物，就必须与患者和其近亲讨论治疗方案和视觉预后。视力较好的患者比视力较差的患者更有可能获得更好的视觉效果。与眼后节眼内异物相比，眼前节眼内异物的视觉预后更好。然而，所有患者都必须知晓眼内异物不可预测的视觉预后。必须告知患者可能需要进行多次手术，以及可能发生的手术并发症。

9.5.5 手术管理

理想情况下，所有眼内异物都必须在受伤后24 h内取出。不过，某些异物，如玻璃、石墨、石头、塑料、铝或金，留在眼内是可以忍受的。采用两步法，第一步应立即进行修复，第二步手术必须在6天内完成。

9.5.5.1 异物取出指征

（1）毒性：已知由铜或铁及其合金组成的金属物体会因毒性作用而损伤眼部组织。

（a）眼铁质沉着：已知电离铁会导致铁锈色角膜基质、虹膜异色、晶状体上皮橘色沉积和视网膜变性。受伤时间和组织破坏程度取决于异物的铁含量和位置。典型的视网膜电图变化包括最初的超常信号，随后b波振幅逐渐减小。隐式时间通常保持正

常。尽管取出了眼内异物，这些变化仍可能是进行性且不可逆转的。

（b）眼铜质沉着：含铜异物的毒性取决于铜的浓度。含100%铜的异物会导致视力急剧下降和严重的化脓性眼内炎。铜含量超过85%的异物通过在后弹力层形成凯泽-弗莱舍环，并在内缘膜上形成绿色折光沉积物、前囊下日光性白内障，以及虹膜和玻璃体的绿色变色，从而导致视力下降。在这些情况下，视力损失通常较轻。铜含量低于85%的眼内异物通常不会产生明显的铜沉积，也不会导致视力下降。

（2）污染：植物性异物尤其容易引起眼内感染，导致眼内炎。在留置眼内异物的病例中，8%~13%会发生创伤后眼内炎。一项对589只留置眼内异物眼球的回顾性研究发现，7.5%的眼球存在眼内炎。

在创伤后眼内炎中，革兰阳性菌（包括凝固酶阴性葡萄球菌和链球菌）感染更为常见。蜡样芽孢杆菌是一种革兰阳性菌，可引起爆发性眼内炎，且病情严重，需要及时治疗，否则有完全失明的风险。

（3）用于外伤性视网膜脱离病例的视力恢复。

9.5.5.2 患者知情同意

最重要的是要意识到患者的精神创伤和心理困境。必须花时间向他们解释病情，并就视觉预后和选择手术后的长期效果设定切合实际的期望值。出于法律目的，征得同意的过程必须记录在案。还可以拍摄患者同意的视频，并让一名近亲在此过程中作证。

9.5.5.3 外科手术

手术治疗方法因异物的位置（虹膜平面前或虹膜平面后）而异。我们将分别讨论这两种情况的治疗。任何遮挡视网膜视野的前房积血、白内

障或玻璃体积血都应予以切除。

（1）虹膜平面前的异物：

（a）眼前节眼内异物，未累及晶状体：

如果未累及晶状体，最好不要使用任何眼药水或镇静剂来扩张或收缩瞳孔，因为这可能会导致晶状体进一步受损。仔细检查，寻找入口伤口。对入口伤口进行防水缝合。角膜伤口应用10-0尼龙线缝合，巩膜伤口可用9-0或8-0尼龙线缝合。根据异物的大小或外科医师的偏好，可以通过搁置的角膜缘切口或巩膜隧道接近异物。在黏弹性物质的帮助下填充并维持眼前节。切勿利用入口伤口将OVD注入AC。必须彻底清洗AC，以防止术后眼压飙升。稀土磁铁可用于金属异物，而眼内钳可用于非金属异物。交流电吸入率样本也可送去做微生物测试。

（b）前房眼内异物，累及晶状体：

后囊的完整性影响着手术方法。如果后囊完好无损，则进行超声乳化并切除眼内异物。但是如果后囊受损或存在明显的不稳定性或小带透析，则应首选晶状体切除术和玻璃体切割术的平坦部方法。由于初次人工晶状体植入会增加眼内

炎的发生风险，笔者建议让患者暂时处于无晶体状态。此外，由于开放性眼球损伤难以测量轴长和曲率，晶状体计算可能不准确。

（2）虹膜平面后的异物：眼后节眼内异物的治疗方法因异物的可见度而异（图9.9）。

• 外入路：最适用于平坦部的小型磁性异物。仔细切开结膜，必要时标记直肌，并进行非全层巩膜瓣或巩膜切开术。对脉络膜进行透热疗法。放置预置的褥式缝合线，使用外部电磁铁移除眼内异物。闭合手术部位，进行间接视网膜镜检查，寻找视网膜裂孔并进行激光阻挡。外入路的并发症是出血和眼内组织挤出，可能导致视网膜嵌顿。在摘除眼内异物时进行AC抽吸术并对眼球施加外部压力以降低眼内压，可以减少发生这种并发症的概率。

• 内入路：内入路用于不透明介质和非磁性、大块或视网膜下眼内异物的病例，这些病例必须通过内入路进行手术。完成标准3孔玻璃体旁切除术，然后用眼内异物爪取出眼内异物（图9.10、图9.11）或用眼内异物磁体（图9.12）吸出眼内异物。ILM被剥离，用激光对压迫区域进行"栅栏"处理。可进行视网膜手术以减轻牵引力（图9.13）。使用PFCL清除异物并保护黄

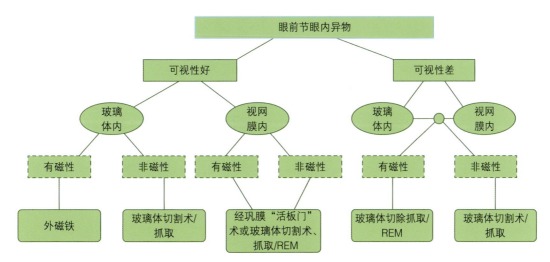

图9.9 根据异物（REM=Rare Earth Magent）的可视化情况为眼后节眼内异物者实施手术（转载自*Textbook of Surgical Oncology*，Ryan Stephen）

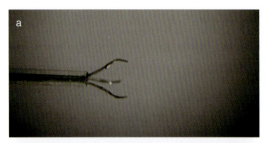

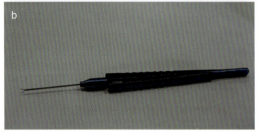

图9.10 爪子—— 一种独特的眼内异物爪。显示（**a**）爪子最宽范围的爪和（**b**）带有开放尖头的轴

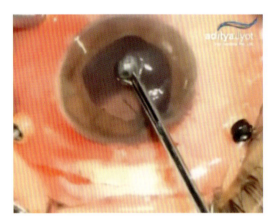

图9.11 使用爪子去除颗粒异物（由克什米尔SMHS医院提供）

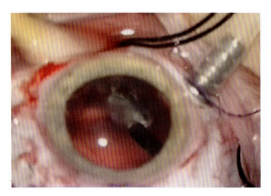

图9.12 使用眼内异物磁铁吸除金属异物（由孟买Aditya Jyot眼科医院提供）

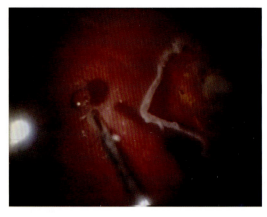

图9.13 在撞击区域和健康视网膜间进行的视网膜切除术（由孟买Aditya Jyot眼科医院提供）

斑。图9.14总结了去除眼内异物的步骤，图9.15列举了PPV的优势。

9.5.5.4 给无光感眼睛的一句话

Boucenna等在对15名眼部受伤但无光感的患者进行研究时发现，有6名患者的视力有所改善。他们认为如果没有不可逆转的解剖损伤，视力功能恢复是可能的。Soni等在对73名患者进行研究后报道称，17名患者的视力得到改善，从对光线没有感觉到手的移动或更好的移动。

因此，笔者认为，无论视力如何，都应该给每只眼睛重见光明的机会。我们必须尽一切可能在所有病例中取得解剖学上的成功。

9.5.5.5 眼内异物的注意事项（图9.16）

预防

大多数导致眼内异物的眼部创伤都是可以预防的。在工业作业中须使用护目镜，驾驶两轮车时使用安全帽，使用聚碳酸酯镜片制作眼镜，这些都能在发生意外时起到良好的保护作用。单眼患者须不惜一切代价使用护目镜来保护眼睛。

应做的事项：详细记录病史—始终单独与患者交谈以了解整个情况—彻底清洁伤口—预防破伤风—如果不这样做，请告知当地警察。

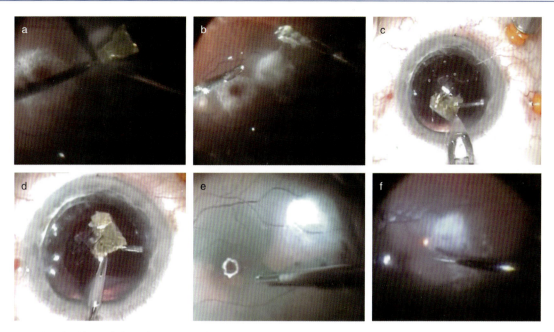

图9.14　眼后节眼内异物去除内入路的一些手术步骤。（**a**）识别受影响的玻璃异物。（**b**）用眼内异物爪夹住眼内异物。（**c**）搁置的角膜缘切口用于取出异物。（**d**）使用握手技术取出异物。（**e**）正在进行ILM剥离。（**f**）撞击部位的内激光弹幕（由孟买Aditya Jyot眼科医院提供）

图9.15　PPV的优势

PPV的优势

· 增加视网膜氧合
· 减少炎性碎片的负荷，从而降低其对视网膜的有害影响
· 允许直接观察视网膜以评估其状态，从而有助于进一步治疗
· 降低视网膜并发症的严重程度

图9.16　处理眼内异物患者的方法

应做事项

−详细记录病史
−始终单独与患者交谈以了解整体情况
−彻底清洁伤口
−如果不这样做，请告知当地警察
−预防破伤风

不应做事项

−在开放性眼球损伤中使用任何染色剂或局部麻醉剂
−施加外部压力或执行此类手术
−在异物准确定位之前不要开始手术

9.6 总结

总之，眼内异物是眼科急症，必须得到最紧急的处理。因此，笔者将任何眼部创伤都标记为"橙色代码"或"O代码"。一旦医院前台或验光室的电子病历生成，就会提醒工作人员和医师提高警惕，优先处理这些患者。所有眼睛都必须得到同等的关爱和治疗。每只眼睛都有获得光明的权利。

可参考图9.17所示的流程图。

致谢 感谢查谟和克什米尔斯利那加SMHS医院眼科主任以及查谟和克什米尔政府首席秘书和首席部长的大力支持。

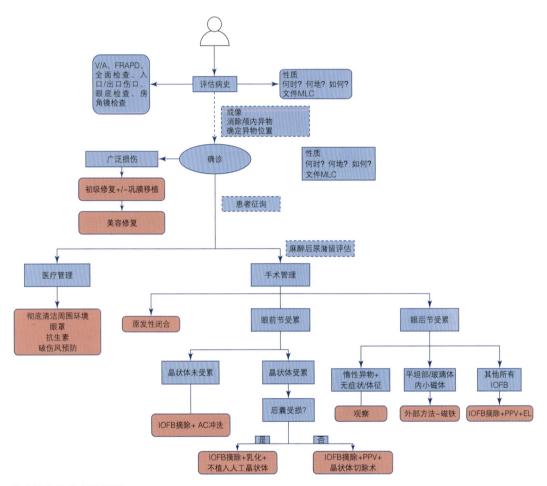

图9.17 眼内异物的处理流程图

参考文献

[1] International Society of Ocular Trauma. 2020. BETTS. Available https://isotonline.org/betts/. Accessed 1 November 2020.

[2] De Juan E, Sternberg P, Michels RG. Penetrating ocular injuries. Types of injuries and visual results. Ophthalmology. 1983;90:1318.

[3] Thompson WS, Rubsamen PE, Flynn HW Jr, et al. Endophthalmitis after penetrating trauma. Risk factors and visual acuity outcomes. Ophthalmology. 1995;102:1696.

[4] American Academy of Ophthalmology. Management of intraocular foreign bodies. 2020. Available https://www.aao.org/eyenet/article/management-of-intraocular-foreign-bodies. Accessed 1 November 2020.

[5] Loporchio D, Mukkamala L, Gorukanti K, Zarbin M, Langer P, Bhagat N. Intraocular foreign bodies: a review. Surv Ophthalmol. 2016;61:582–596.

[6] Blomdahl S, Norell S. Perforating eye injury in the Stockholm population. An epidemiological study. Acta Ophthalmol. 1984;62:378.

[7] Williams DF, Mieler WF, Abrams GW, Lewis H. Results and prognostic factors in penetrating ocular injuries with retained intraocular foreign bodies. Ophthalmology. 1988;95:911.

[8] Khani SC, Mukai S. Posterior segment intraocular foreign bodies. Int Ophthalmol Clin. 1995;35:151.

[9] Fulcher TP, McNab AA, Sullivan TJ. Clinical features and management of intraorbital foreign bodies. Ophthalmology. 2002;109:494–500.

[10] Chowdhary S, Garg P, Sawhney V, Pandya A, Sambhav K, Gupta S. Unusual missed diagnosis of foreign body: a case report. Int Med Case Rep J. 2020;13:187–190. https://doi.org/10.2147/IMCRJ.S246924.

[11] Pieramici DJ, Sternberg P, Aaberg TM, et al. A system for classifying mechanical injuries of the eye (globe). Am J Ophthalmol. 1997;123(6):820–831. https://doi.org/10.1016/s0002-9394(14)71132-1138.

[12] Albert D, Miller J, Azar D, Young L. Albert and Jakobiec's principles and practice of ophthalmology. 3rd ed. Berlin: Springer; 2008. p. 5089–5144.

[13] Modjtahedi BS, Rong A, Bobinski M, McGahan J, Morse LS. Imaging characteristics of intraocular foreign bodies: a comparative study of plain film X-ray, computed tomography, ultrasound, and magnetic resonance imaging. Retina. 2015;35:95–104.

[14] Ahlbom H. A new method of localizing foreign bodies in the eye. Teleradiography with visualization of the cornea. Acta Radiol. 1931;12(3):212–235. https://doi.org/10.3109/00016923109132245.

[15] Pinto A, Brunese L, Daniele S, et al. Role of computed tomography in the assessment of intraorbital foreign bodies. Semin Ultrasound. 2012;33:392–395.

[16] Zinreich SJ, Miller NR, Aguayo JB, et al. Computed tomographic three dimensional localization and compositional evaluation of intraocular and orbital foreign bodies. Arch Ophthalmol. 1986;104:515–519.

[17] Specht CS, Varga JH, Jalali MM, Edelstein JP. Orbitocranial wooden foreign body diagnosed by magnetic resonance imaging. Dry wood can be isodense with air and orbital fat by computed tomography. Surv Ophthalmol. 1992;36:341–344.

[18] Hagedorn CL, Tauber S, Adelman RA. Bilateral intraocular foreign bodies simulating crystalline lens. Am J Ophthalmol. 2004;138:146–147.

[19] Dass AB, Ferrone PJ, Chu YR, et al. Sensitivity of spiral computed tomography scanning for detecting intraocular foreign bodies. Ophthalmology. 2001;108:2326–2328.

[20] LoBue TD, Deutsch TA, Lobick J, Turner DA. Detection and localization of nonmetallic intraocular foreign bodies by magnetic resonance imaging. Arch Ophthalmol. 1988;106(260–261):19.

[21] Kelly WM, Paglen PG, Pearson JA, et al. Ferromagnetism of intraocular foreign body causes unilateral blindness after MR study. AJNR. 1986;7:243–245.

[22] Rubsamen PE, Cousins SW, Windward KE, Byrne SF. Diagnostic ultrasound and pars plana vitrectomy in penetrating ocular trauma. Ophthalmology. 1994;101:809–814.

[23] Ehlers JP, Kunimoto DY, Ittoop S, Maguire JI, Ho AC, Regillo CD. Metallic intraocular foreign bodies: characteristics, interventions, and prognostic factors for visual outcome and globe survival. Am J Ophthalmol. 2008;146:427–433.

[24] Chaudhry IA, Shamsi FA, Al-Harthi E, Al-Theeb A, Elzaridi E, Riley FC. Incidence and visual outcome of endophthalmitis associated with intraocular foreign bodies. Graefes Arch Clin Exp Ophthalmol. 2008;246:181–186.

[25] Hope-Ross M, Mahon GJ, Johnston PB. Ocular siderosis. Eye. 1993;7:419–425.

[26] Good P, Gross K. Electrophysiology and metallosis: support for an oxidative (free radical) mechanism in the human eye. Ophthalmologica. 1988;196:204–209.

[27] Rosenthal AR, Marmor MF, Leuenberger P, Hopkins JL. Chalcosis: a study of natural history. Ophthalmology. 1979;86:1956–1972.

[28] Thompson JT, Parver LM, Enger CL, et al. Infectious endophthalmitis after penetrating injuries with retained intraocular foreign bodies. Ophthalmology. 1993;100:1468–1474.

[29] Mieler WF, Ellis MK, William DF, Han DP. Retained intraocular foreign bodies and endophthalmitis. Ophthalmology. 1990;97:1532–1538.

[30] Alfaro DV, Roth D, Liggett PEP. Posttraumatic endophthalmitis: causative organisms, treatment, and prevention. Retina. 1994;14:206–211.

[31] Andreoli CM, Andreoli MT, Kloek CE, Ahuero AE, Vavvas D, Durand ML. Low rate of endophthalmitis in a large series of open globe injuries. Am J Ophthalmol. 2009;147:601–608.

[32] Stephen R. Textbook of surgical ophthalmology, vol. 3. 3rd ed. New York: Springer; 2017. p. 2358–2377.

[33] Bapaye M, Shanmugam MP, Sundaram N. The claw: a novel intraocular foreign body removal forceps. Indian J Ophthalmol. 2018;66(12):1845–1848. https://doi.org/10.4103/ijo.IJO_759_18.

[34] Boucenna W, Taright N, Delbarre M, et al. Functional results and prognostic factors in open-globe ocular trauma with presenting visual acuity of no-light perception. J Fr Ophthalmol. 2020;43(6):517–524. https://doi.org/10.1016/j.jfo.2019.11.006.

[35] Soni NG, Bauza AM, Son JH, Langer PD, Zarbin MA, Bhagat N. Open globe ocular trauma: functional outcome of eyes with no light perception at initial presentation. Retina. 2013;33(2):380–386. https://doi.org/10.1097/IAE.0b013e318263cefb.

创伤性葡萄膜炎和交感性眼炎

Sudha K. Ganesh, Saurabh Mistry,
Deepali Velani

第10章

在现代战争中，眼部创伤极为普遍。这些伤害的发病率较高，进而影响伤员未来的独立生活能力和就业能力。据观察，战争中眼部受伤的士兵往往不适合继续服兵役，也无法胜任许多文职工作。

尽管眼表面积仅占身体总表面积的0.27%，占身体前表面积的0.54%，占面部面积的4%，但在现代战争中面部的优先暴露和眼睛对小颗粒的特殊脆弱性导致眼部受伤的发生率高出其他部位20~50倍。简易爆炸装置（IED）现已成为现代战争的必不可少的装置，这些装置的爆炸半径较大，具有高度破坏性和碎片性，增加了眼部损伤发生率。

伯明翰眼外伤术语（Birmingham Eye Trauma Terminology System，BETTS）将眼部的机械性外伤分为开放性眼球损伤和闭角型眼球损伤。本章的重点主要是影响眼球中层葡萄膜的创伤。葡萄膜是一种血管结构，由虹膜、睫状体和脉络膜组成。葡萄膜的炎症称为葡萄膜炎，受到创伤后的眼部炎症称为创伤性葡萄膜炎。

10.1 创伤性葡萄膜炎

创伤性葡萄膜炎通常是单侧的，但在15%~25%的病例中，眼部战伤是双侧的。军事眼科专家也报道称，爆炸后的眼部创伤通常是双侧的，并伴有多个异物。然而，这方面的流行病学资料仍比较有限。

创伤性葡萄膜炎可能是局限于虹膜的虹膜炎和/或睫状体也受累的虹膜睫状体炎。对眼部钝性外伤的研究显示，葡萄膜炎的发病率高达10%，但在穿透性眼部创伤方面，葡萄膜炎的发病率在文献中并没有明确的定义。值得注意的是，在任何穿透性眼部创伤中，无论是否存在眼内异物，眼部炎症和感染都会明显增加。

10.1.1 发病机制

导致葡萄膜炎的眼部创伤是由于眼球内的微血管被破坏。这导致白细胞和其他促炎介质渗入葡萄膜组织和前房。一般认为，自身免疫性疾病

S. K. Ganesh (✉) · S. Mistry
Department of Uveitis, Medical Research
Foundation, Sankara Nethralaya, Chennai, India
e-mail: drskg@snmail.org

D. Velani
Dr Agarwal's Eye Hospital, Chennai, India

© The Author(s), under exclusive license to Springer Nature Singapore Pte Ltd. 2023
S. Waikar (ed.), *Ocular Trauma in Armed Conflicts*, https://doi.org/10.1007/978-981-19-4021-7_10

和其他炎症性疾病会增加眼部创伤后眼部炎症的发生风险。

10.1.2 体征和症状

创伤性虹膜炎的体征和症状通常出现在受伤后24 h内。眼痛、畏光、流泪、角膜缘周围结膜充血和视力下降是常见症状。

眼痛通常由睫状肌痉挛引起的，这是一种典型的钝痛或跳痛。眼压升高也会引起眼痛，与睫状肌痉挛引起的疼痛相比，眼压升高引起的眼痛要严重得多。

瞳孔缩小和畏光是外伤性虹膜炎的标志性症状。虹膜及其与前睫状体的附着物受到刺激会引起调节性痉挛，导致持续性瞳孔缩小。然而，虹膜括约肌撕裂会导致瞳孔散大，称为外伤性瞳孔散大。

畏光可能是由于睫状肌痉挛、前房细胞浸润和/或角膜上皮水肿造成的。当光线照射到未受影响的眼睛时，受影响的眼睛会感到疼痛，这就是畏光症。刺激对侧眼会导致双眼瞳孔收缩（一致反应），患眼发炎会引发疼痛。

角膜缘周围结膜充血被称为睫状体充血，是一种红色或紫红色的环，环绕角膜，并在接近角膜缘时强度增加。这与结膜炎中常见的角膜缘周围保留相反。

创伤后，血水屏障的破坏使白细胞和蛋白质进入前房。由于明亮光束的廷德尔效应，这可以通过裂隙灯生物显微镜检查显示出来。前房细胞及其分级有助于评估前葡萄膜炎的严重程度。分级还有助于确定患者对治疗的反应以及长期监测。在某些情况下，眼部创伤后的前房反应会出奇地轻微。相反，葡萄膜道葡萄膜持续或反复发炎可导致粘连的形成。粘连是虹膜与晶状体囊或角膜周边的粘连。

眼压（IOP）测量结果可能会显示降低或升高。当睫状体休克导致房水分泌减少、小梁网受损或炎症碎片堵塞小梁网时，通常会发现眼压偏低，但也可能导致眼压升高。

创伤性前葡萄膜炎可能与"视网膜损伤"（Commotio Retinae）有关，即钝性外伤后，冲击波从撞击部位穿过眼球，导致视网膜外层受损。在间接眼科检查中，受伤几小时后可能会出现类似视网膜发白的光泽。这种现象常见于后极部（柏林水肿），但也可能发生在周边部位。出现这种现象的机制是细胞外水肿、神经胶质肿胀和光感受器外节被破坏。由于参与白化的细胞不在中央凹，因此当中央凹受累时可能会出现樱桃红色斑点。中央凹受累时，视力会下降到20/200。不过，视力恢复良好，3~4周后病情就会好转。

10.1.3 辅助检查

除非白内障或玻璃体积血导致眼底视野受限，或担心眼球破裂、眼内异物或眼眶骨折，否则不需要进行辅助检查。在这些情况下，可能需要通过B超或CT来确定眼损伤的程度或原因。

光学相干断层扫描可用于评估视乳头、黄斑状态、柏林水肿和囊样黄斑水肿。超声生物显微镜对瞳孔不散大、眼压过低的病例很有用，可用于评估睫状体、睫状体上腔积液、脉络膜脱离和晶状体的状态。

10.1.4 鉴别诊断

感染性和非感染性原因引起的前葡萄膜炎、外伤性角膜擦伤、外伤性前房积血和外伤性视网膜脱离都与外伤性虹膜炎有相似的症状。详细询问病史和临床检查有助于区分这些病症。

外伤性前房积血表现为前房出现红细胞和视力模糊，而虹膜炎则表现为畏光和前房出现白细胞。前房积血比外伤性虹膜炎更早出现，可能表明虹膜、括约肌或睫状体受伤。

视网膜脱离患者主要表现为闪光感和视野缩小，通常不会感到疼痛。裂隙灯检查时，患者可能会出现前房反应和玻璃体前部色素沉着。

10.1.5 治疗

外伤性前葡萄膜炎一般可以通过药物治疗来控制，只有在出现继发性青光眼或继发性白内障等结构性并发症时才需要手术干预。

创伤性虹膜炎是一种自限性疾病，通常在7~14天缓解。在大多数情况下，医师会选择对轻度创伤性虹膜炎病例进行观察和密切随访。中重度病例的治疗方法包括使用睫状肌麻痹剂（后马托品或环喷托酯）和外用皮质类固醇（醋酸泼尼松龙），以避免因炎症时间过长而引起并发症。

医疗管理的主要目的如下：
- 缓解疼痛和畏光症状。
- 减轻炎症。
- 预防结构性并发症，如继发性白内障、粘连和青光眼。
- 保持或恢复良好的视觉功能。

10.1.6 睫状肌麻痹剂

其主要作用是麻痹睫状肌和固定虹膜，这样虹膜就可以得到休息，从而防止虹膜与晶状体前囊粘连，并消除瞳孔适应不断变化的光线条件时睫状肌的频繁运动，从而有助于减轻炎症和疼痛。

10.1.7 皮质类固醇

皮质类固醇是治疗中重度外伤性前葡萄膜炎的首选药物。这些药物通过抑制环氧化酶途径发挥作用，从而改变和减轻炎症反应。如果频繁使

用外用皮质类固醇，可以使前房达到足够的治疗水平。但应注意使用类固醇治疗的潜在副作用和长期医源性并发症。

可用的外用皮质类固醇如下：
- 醋酸泼尼松龙（0.125%和1%）。
- 倍他米松（1%）。
- 地塞米松磷酸钠（0.1%）。
- 氟米龙（0.1%和0.25%）。
- 氯替泼诺。
- 利美昔隆（1%）。

应根据葡萄膜炎的严重程度来选择外用类固醇。如果前房反应严重，应首选醋酸泼尼松龙等强效局部类固醇，而对于轻度前葡萄膜炎，则可使用倍他米松或地塞米松等弱效局部类固醇。

当局部使用类固醇超过2周时，必须注意类固醇引起的眼压升高情况。在这种情况下，应尽量避免使用类固醇，可以使用非甾体抗炎药（NSAIDs）（如氟比洛芬）、弱类固醇或眼压升高倾向最小的类固醇（如利美昔龙1%）等替代药物。如果出现继发性青光眼，最初可加用局部β受体阻滞剂（如马来酸噻吗洛尔，0.5%，bid）来降低眼压。

角膜上皮缺损时，应避免外用类固醇。类固醇会延迟愈合、促进感染，并使已有的角膜上皮缺损恶化。因此，在开始类固醇治疗之前应排除角膜感染的可能性。

当前葡萄膜炎对局部类固醇治疗无效和/或炎症为双侧性或复发性时，需要使用全身性皮质类固醇。在决定是否使用全身性皮质类固醇时，必须考虑到风险和益处。

10.1.8 随访

理想情况下，建议在首次创伤后5~7天进行首次随访。在此期间，虹膜炎会缓解，可以停用环磷酰胺，并在几周内逐渐减少类固醇用量，否

则虹膜炎反弹的风险高。应在1个月后进行随访。复诊时必须进行眼底检查，以排除角膜后退的可能性。还应利用巩膜凹陷进行间接眼底检查，以排除周边视网膜裂孔、视网膜透析和视网膜脱离。

10.1.9　并发症

并发症包括外伤性白内障、后粘连、继发性青光眼、带状角膜病和囊样黄斑水肿。虽然这些并发症可能是长期炎症造成的，但值得注意的是，白内障和眼压升高也可能是长期使用外用皮质类固醇的结果。尤其是继发性青光眼，如果未引起注意，可能会导致视神经病变和永久性视力丧失。因此，我们提倡慎重使用局部皮质类固醇。

总之，创伤性葡萄膜炎如能早期发现并及时治疗是可以治愈的，不会留下任何长期后遗症或并发症。

10.2　晶状体过敏/晶状体抗原性葡萄膜炎

晶状体过敏/晶状体抗原性葡萄膜炎（LIU）是一种由晶状体蛋白诱发的眼内炎症，通常在晶状体囊外伤破裂后暴露出抗原性晶状体蛋白。

眼球穿透性损伤可能会导致晶状体诱发的葡萄膜炎。然而，穿透性损伤后葡萄膜炎的发病率尚不清楚。相反，葡萄膜炎可能因前房积血、角膜透明度降低，以及与创伤有关的炎症而在临床上未得到诊断。

10.2.1　发病机制

晶状体蛋白的免疫特性最弱，只有在进入房水后才会引发免疫过敏反应。"晶状体蛋白过敏"一词用词不当，因为文献中没有任何证据表明存在典型的Ⅰ型免疫球蛋白E（IgE）介导的过敏反应。它被认为是对晶状体蛋白自体过敏的结果，其中Ⅱ、Ⅲ和Ⅳ型超敏反应起着重要作用。这种免疫反应只有在致敏潜伏期过后才会发生。

10.2.2　体征和症状

外伤性晶状体诱发的葡萄膜炎患者在1～14天发病，时间范围从数小时到数月不等。通常情况下，炎症是单侧的，只涉及受创伤的眼睛。

在一种不太严重的葡萄膜炎（以前称为晶状体抗原性葡萄膜炎）中，患者可能会出现轻度至中度畏光和视力下降。裂隙灯生物显微镜检查显示，非肉芽肿性葡萄膜炎伴有轻度细胞和耀斑。极少数情况下可发现玻璃体细胞。可以看到晶状体囊破损或晶状体物质不透明。如果炎症持续存在，可能会形成后粘连。

严重的LIU被称为晶状体过敏性眼内炎，表现为类似全眼球炎的症状和明显的视力下降。裂隙灯生物显微镜检查可发现肉芽肿性葡萄膜炎，表现为"羊脂"角膜沉淀、虹膜结节，并伴有前房积脓、后粘连和玻璃体细胞的严重前房反应。

虽然视神经、脉络膜和视网膜在LIU中未受影响，但已有相关文献表明视网膜血管炎会影响动脉和静脉，尤其是在紧靠位于视网膜上的残留晶状体碎片周围的区域。

10.2.3　辅助检查

微小或早期病例的房水穿刺可能会发现不含细菌的炎性细胞和颗粒状晶状体蛋白，尽管其作用尚未得到充分证实。

晶状体过敏反应中的房水或玻璃体活检显示带状肉芽肿性炎症，晶状体残留物被中性粒细胞区域包围，而中性粒细胞区域又被巨噬细胞、上皮样细胞和巨细胞区域包围,最外层由淋巴细胞和浆细胞组成。

当由于介质不透明或类似眼内炎而无法进行眼后节评估时,B型扫描超声检查可发现晶状体碎片向后脱位。此外,通过超声造影、UBM和AS-OCT等成像检查诊断晶状体后囊破裂也很重要。这种破裂的特征是高度反光的后囊向玻璃体不规则延伸,晶状体厚度显著增加。

10.2.4　鉴别诊断

轻中度葡萄膜炎的鉴别诊断包括与HLA-B27疾病和自身免疫疾病相关的葡萄膜炎。有趣的是,痤疮丙酸杆菌感染更有可能模仿轻中度LIU病例。在这种情况下,用裂隙灯检查晶状体植入物和残余囊可发现白色斑块的存在。房水活组织检查有助于确诊。

晶状体过敏性眼内炎是一种严重的LIU,可能与创伤后眼内炎或交感性眼炎相似。与眼内异物有关的外伤后眼内炎发病率较高。眼内炎可迅速发展。临床表现包括伴有纤维蛋白的明显炎症、前房积脓和视网膜静脉炎。此外,感染性眼内炎患者会比重度LIU患者经历更多疼痛。房水或玻璃体活检通常可以确诊。

LIU通常是单侧的,而交感性眼炎是一种罕见疾病,通常是双侧的。一个区别性特征是,B超扫描显示交感性眼炎患者会出现弥漫性脉络膜增厚,即使是严重的晶状体过敏性眼内炎,这种增厚也相当轻微。

10.2.5　治疗

药物治疗包括使用局部/全身皮质类固醇和睫状肌麻痹剂。管理应针对个体患者并根据反应进行调整。然而,唯一有效的治疗方法是手术切除任何刺激性人工晶状体物质。

10.2.6　并发症

如果早期诊断和治疗,LIU的治疗效果会很好。但是,如果不及时治疗,可能会导致慢性囊样黄斑水肿、牵引性视网膜脱离、环状膜形成和球囊肿等后遗症。

10.3　交感性眼炎

交感性眼炎(SO)是一种罕见的双侧弥漫性肉芽肿性葡萄膜炎,多在开放性眼球损伤或眼部手术后出现。受伤眼被称为刺激眼,而数周至数年后出现炎症的同侧眼则被称为交感眼。

众所周知,葡萄膜组织(尤其是睫状体)受到创伤的穿孔性眼部创伤会诱发SO。葡萄膜组织嵌顿是几乎所有报道病例的共同特征。

由于SO是一种罕见疾病,因此很难统计出这种疾病的确切发病率。不过,一般来说,SO并不受年龄、种族或性别的限制。最近,流行病学调查显示,眼球穿透性损伤后SO的发病率为0.2%~0.5%,眼内手术后SO的发病率为0.01%。

军事人员中,穿透性眼损伤相当常见,但20世纪报道的SO病例率却大幅下降。在19世纪早期和20世纪初的战争中,SO的发生率非常高,但在后来的战争中,这种情况逐渐消失。Albert等研究者的一篇综述称,两次世界大战期间发生的有据可查的SO病例极少,而朝鲜战争和越南战争期间则没有发生过。Wong等对这一数据进行了补充,并列举了20世纪在中东发生的其他4次冲突中没有关于SO病例的报道。Colyer等研究者最近的一项研究表明,在"伊拉克自由行动"期间部署的61名美军士兵的65只眼遭受穿透性损伤,但其中,没有1例发生眼内炎或SO。SO病例的减少可能是由于早期医疗护理和手术干预及时,也可能是受伤眼的早期摘除率较高。这些病例中,39%是在创伤后2周内进行了初次摘除手术,19%是在创伤后2周内进行了二次摘除手术。

10.3.1 发病机制

SO的病因尚不清楚。有文献提出，T细胞介导的对从葡萄膜到视网膜的抗原蛋白（主要包括酪氨酸酶家族蛋白）的自身免疫反应是SO的发病机制。穿透性眼损伤使区域淋巴系统暴露于眼内抗基因，从而导致创伤眼和同侧眼的自身免疫炎症反应。

对SO的免疫组化研究显示，CD_4^+阳性的T辅助细胞在疾病的早期阶段占主导地位，而T细胞毒性细胞则在疾病过程的后期占主导地位。慢性细胞浸润也被证明会产生促炎细胞因子，如IL-1、IL-2和TNF-α。总之，免疫组织化学特征表明，T细胞介导的反应参与了SO的发病机制。

穿透性损伤被认为是诱发SO的一个因素。然而，所有眼部受伤的患者都不会发展成SO。这表明可能存在遗传易感性。据报道，SO的HLA类型包括HLA-11、HLA-DR4/ DRw53、HLA-DR4/ DQw3、HLA-DRB1*04、DQA1*03和DQB1*04。

一个奇怪的发现是，SO中脉络膜毛细血管没有炎症。Wu等认为，RPE可能通过分泌抗炎剂在SO的疾病机制中发挥关键作用，包括TGF-β和"视网膜色素上皮保护蛋白"，对绒毛膜、RPE和视网膜提供相对保护。

10.3.2 体征和症状

SO始于眼睛受伤后的潜伏期。据报道，从眼受伤到SO发病的间隔时间从5天到66年不等。大约65%的病例在受伤后2周至2个月内出现SO，90%在第一年内确诊。

尽管最初的损伤已得到缓解，但受刺激的眼可能会出现持续性炎症，有时会导致球囊肿。未受伤的眼会出现视力模糊、疼痛、眼睑外翻和畏光等症状。在疾病的早期阶段，患者会出现一过性远视和调节困难，这可能是由于眼球内的虹膜和虹膜睫状体受累所致（图10.1）。

在SO早期，前房反应可能非常轻微，炎症也可能是非肉芽肿性的，即所谓的"交感神经刺激"。如果没有适当的治疗，病情会发展为肉芽肿性前房反应，角膜内皮上会出现羊脂状KPs。眼压可能会因炎症细胞堵塞小梁网而升高，也可能因睫状体闭合而降低（图10.2）。

在眼后节，炎症可能表现为玻璃体炎、视乳头肿胀或充血、广泛性视网膜水肿和弥漫性脉络膜增厚。还可能出现多发性脉络膜肉芽肿和渗出性视网膜脱离（图10.3）。此外，在大约1/3的病例中，视网膜中部及周部会出现多个黄白色小病变，被称为Dalen-Fuchs结节。起初，这些结节被认为是SO的特征性表现，但它们并不具特异性，因为这些结节也见于Vogt-Koyanagi-Harada（VKH）病和眼结节等疾病。

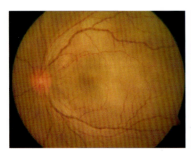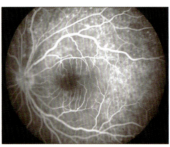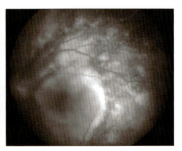

图10.1 急性SO，早期针头状渗漏，FFA晚期SRF汇集

图10.2　OCT SRF注意到RPE不规则且凹凸不平，脉络膜厚度增加

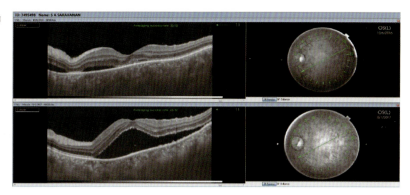

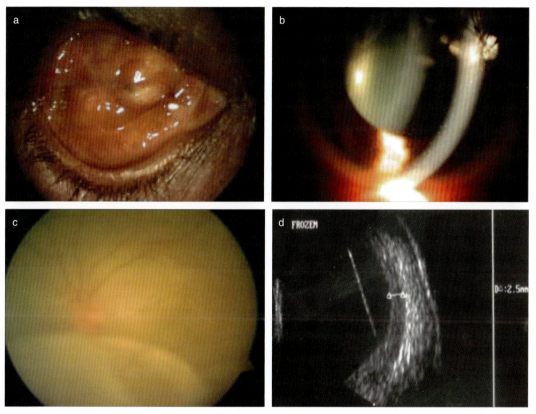

图10.3　（a）5年前右眼穿透伤，随后进行摘除。（b）左眼裂隙灯检查显示肉芽肿性前葡萄膜炎伴羊脂角化沉淀。（c）左眼眼底显示椎间盘水肿并伴有渗出性视网膜脱离。（d）超声检查发现脉络膜明显增厚，证实交感性眼炎的诊断

发病初期，主要临床特征通常位于眼后节，如视神经肿胀和渗出性视网膜脱离，而严重和/或慢性复发性病例则表现为眼前节肉芽肿性炎症伴羊脂状角膜沉淀。

眼外或全身表现虽然不常见，但也有可能出现，包括白癜风（图10.4）、小儿麻痹症、脱发、听觉障碍和脑膜刺激。所有这些表现也与VKH病相关。

图10.4 交感性眼炎患者的白癜风。后期阶段SO日落辉光

后期阶段SO日落辉光

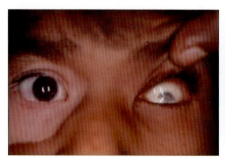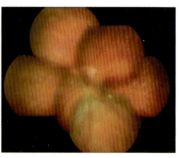

10.3.3 诊断

荧光素血管造影术（FFA）和吲哚菁绿（ICG）血管造影术是治疗SO的重要诊断工具。

在急性期，FFA在RPE水平显示多个高荧光的早期针头状渗漏点，并伴有晚期胎盘状染料汇集（图10.1）。Dalen-Fuchs结节有时可表现为晚期染色的弱荧光早期区域。较少见的是，视网膜血管炎可表现为晚期染色的网状结构。视乳头也可能被染色。在疾病的后期，FFA可能会出现多个外周的早期高荧光点，随着时间的推移，这些点会逐渐消失，它们代表与破坏RPE的成熟Dalen-Fuchs结节相对应的视窗缺损。

由于这种疾病主要累及脉络膜，因此在诊断和评估治疗反应方面，ICG血管造影术都优于FFA。ICG血管造影术研究显示多个弱荧光斑点，在后期变得更加突出。这些病变被认为是活动性脉络膜病变的反应，因为它们在长期皮质类固醇治疗后会消退。

在整个病程中，谱域光学相干断层扫描（SD-OCT）SO时显示出独特的发现。随着近年来技术的进步，增强深度成像OCT（EDI-OCT）和扫频OCT（SS-OCT）可提供出色的高分辨率脉络膜横截面形态学图像，提供的定性和定量信息几乎可与组织病理学检查相媲美。

在急性期，SD-OCT显示的特征性多发性浆液性神经感觉视网膜脱离与VKH病相同。然而，在SO和VKH中的一个更显著的特征是，超反射隔膜穿过脱落处并将其分成袋状。EDI-OCT显示脉络膜增厚、视网膜下脉络膜皱褶和脉络膜血管生理形态态消失。脉络膜厚度（CT）可用作监测如VKH病等疾病活动的标志物。对EDI-OCT和SS-OCT的研究表明，在疾病的急性期，CT会增加，但系统性皮质类固醇治疗后症状会减轻（图10.2）。在慢性期，无论患者的炎症状况如何，脉络膜都会出现萎缩性变化。

SD-OCT可用于Dalen-Fuchs结节的成像和演变监测。这些病变表现为圆形高反射区，破坏视网膜色素上皮（RPE）并穿透视网膜外层。随着治疗的进行，病变通常会消退，但RPE破坏可能会持续存在。

当介质混浊或无法使用EDI-OCT时，可使用B超显示后极部弥漫性脉络膜增厚，伴有或不伴有渗出性视网膜脱离。

10.3.4 组织病理学

SO眼的组织病理学分析显示，葡萄膜肉芽肿炎症主要由淋巴细胞、周围巨噬细胞和一些多核巨细胞组成。炎症由T淋巴细胞组成，从疾病早期以CD_4^+辅助性T细胞为主转变为后期以CD_8^+细胞毒性T细胞为主。这些发现表明，Ⅳ型超敏反应在SO的发病机制中起着重要作用。以往文献对此有过经典描述，即在疾病过程中视网膜和绒毛膜不受影

响。然而，很少有研究表明绒毛膜也会受累。一项研究报道，40%的SO患者中有10例外伤性葡萄膜炎和交感性眼炎脉络膜毛细血管受累，另一项研究注意到25%的病例存在脉络膜视网膜瘢痕。

Dalen-Fuchs结节是周围视网膜中完整的RPE圆顶覆盖的上皮样细胞和淋巴细胞的小集合，从局灶性RPE增生到伴有退化RPE的杂乱结节。这些结节由辅助/诱导型或细胞毒性/抑制型T淋巴细胞组成。

10.3.5　鉴别诊断

SO的鉴别诊断包括任何原因引起的双侧肉芽肿性葡萄膜炎，尤其是双侧透镜诱发的葡萄膜炎、VKH病、肉样瘤病和后巩膜炎。

晶状体诱导的葡萄膜炎（LIU）是一种慢性肉芽肿性炎症，发生于外伤或手术造成的晶状体囊破坏之后，与SO非常相似。虽然LIU是一种单侧病症，但也有双侧发病的报道。在这种情况下，最重要的鉴别特征是USG扫描中没有脉络膜增厚，而这在SO中很常见。此外，在双侧LIU病例中，第一只受累眼在第二只眼开始发炎时通常已恢复平静，而在SO病例中，当交感眼受累时，兴奋眼通常已严重发炎。

VKH病是一种双侧弥漫性肉芽肿性葡萄膜炎，其特征与SO非常相似。这两种疾病都与头痛、耳鸣、脱发、脊髓灰质炎和玻璃体病有关。不过，在详细询问病史时，如果曾有过眼部穿透性损伤，则有助于确诊SO。眼肉样瘤病是另一种临床表现与SO相似的疾病。如果出现肉样瘤病的系统表现，如结节性红斑、红斑狼疮、关节炎等，可能有助于诊断。如果没有肉样瘤病的表现，那么FFA和USG B型扫描所见的肉样瘤病特征性结果将有助于区分这两种疾病。

后巩膜炎和SO都可能出现渗出性RD和视乳头水肿。然而，后巩膜炎最常表现为与眼部疼痛相关的单侧病症，尤其是眼球运动时。这两种情况下的USG B型扫描都会显示弥漫性脉络膜增厚和渗出性视网膜脱离，但在后巩膜炎中，USG显示高眼球间反射率，并伴有球后水肿，称为"T征"。

10.3.6　预防

预防SO的经典方法是对伤眼进行眼球摘除术，最好在伤后14天内进行。但是这一时间范围还存在不确定性，因为有报道称，该病最早可在伤后5天内发病。此外，很少有研究表明早期眼球摘除对视力结果没有影响，反而可能是有害的，因为经过适当治疗后，受伤眼的视力最终可能比交感眼的视力更好。

随着手术技术的进步，眼球切除术比眼球摘除术更有优势，也更有益处。在过去的10年中，仅有两例在切除眼球后发生SO，其中1例未经组织病理学证实，另一例被认为是残留在眼球中的葡萄膜组织所致。这种认为眼球剥离后会发生SO的假设在很大程度上是理论性的，只有少数单个或小系列可疑病例支持这种假设。

一项对1995—2004年患者的回顾性研究显示，491例初次眼球摘除术和11例二次眼球摘除术的病例中未发现SO。在Holmes等研究者最近的一项研究中，伊拉克和阿富汗战争期间，对19名英国军人进行了20例眼球去除术。其中，4例（70%）为眼球切除，6例（30%）为眼球摘除。他们发现并发症的发生率和手术时间之间没有明显的关系，而且两组眼球摘除术和切除手术中都没有记录到交感葡萄膜炎病例。

这里需要注意的一点是，鉴于文献中支持眼球摘除术或切除术来预防SO的证据极少，因此应根据外科医师的偏好和经验来决定是切除还是摘除。由于SO的发生率较低，且功能和外观效果较好，切除术可能是摘除术的合适替代方案。

10.3.7　管理

如果对受伤眼的视觉潜力有所怀疑，应尽一切努力保护。对伤口进行细致的手术处理，并充分闭合所有穿透性伤口，这是预防SO发生的有效措施，但不是绝对的。必须避免伤口中葡萄膜组织嵌顿。

一旦交感眼确诊为SO，首选的系统性治疗仍然是类固醇皮质激素，并且通常反应迅速。此时对致病眼进行二次眼球摘除几乎没有价值，除非致病眼失明或疼痛，否则可能并不可取。建议的治疗方法是在第1周立即开始静脉注射类固醇（IVMP）或大剂量口服皮质类固醇（1.5～2 mg/kg），然后逐渐减量至最小维持剂量。口服皮质类固醇应持续至少6个月或直到炎症完全消退。此外，还可辅以腱膜下类固醇注射。有用的辅助药物包括散瞳剂和睫状肌麻痹剂。

很少有研究证明类固醇玻璃体内植入对SO的疗效。这种途径有可能限制口服皮质类固醇的全身副作用。然而，必须考虑到植入物的局部副作用，如眼压升高、白内障、感染性眼内炎和视网膜脱离。此外，抗炎反应是短暂的，需要多次进行玻璃体内植入手术。

对于严重的SO，应考虑使用类固醇免疫抑制治疗（IMT）。免疫抑制剂，如环孢素、甲氨蝶呤、硫唑嘌呤、吗替麦考酚酯（MMF）、环磷酰胺和苯丁酸氮芥对这类患者有相当好的疗效。在大多数情况下，控制炎症所需的IMT治疗时间至少为1年。

据研究指出，SO患者的血清和眼部TNF-α水平会升高；因此，使用TNF-α拮抗剂治疗SO可能有效。文献报道了少数成功使用TNF-α拮抗剂治疗难治性SO的病例。虽然经验仅限于病例报告，但对于难治性SO病例，可以考虑使用英夫利昔单抗和阿达木单抗。

如果没有充分的治疗，这种疾病通常会呈慢性病程，并有明显的复发倾向，最终可能导致虹膜睫状体病变和失明。可能出现的并发症包括虹膜红斑、瞳孔膜、继发性青光眼、白内障、带状角膜病、角膜水肿/大疱性角膜病、黄斑水肿、渗出性视网膜脱离、脉络膜/盘状新生血管，以及脉络膜视网膜瘢痕和脱色斑（图10.5）。必须对其中一些并发症进行手术治疗，以恢复患者的视力。

然而，在进行任何眼部手术之前，可能需要使用类固醇和免疫抑制疗法，甚至三联免疫抑制疗法，对炎症进行3～6个月的充分控制，否则可能会导致诱发眼和交感眼的炎症复发，手术失败的概率很高。多项研究报道称，白内障手术和穿透性角膜移植术对SO患者的共感眼和激发眼均有良好疗效。在所有这些研究中，患者都能很好地耐受手术治疗，并取得了良好的疗效。

最近，英国、印度和新加坡的5家三级眼科中心进行了一项关于SO的大型多中心回顾性研究，结果显示，导致SO的最常见原因是外伤，而且大多数SO患者为男性。这项研究还揭示了玻璃体视网膜手术作为诱发SO的病因呈上升趋势，因此将玻璃体视网膜手术纳入SO的病因非常重要。最近的一项研究表明，在刺激性损伤后5年内就诊的患者比10年后就诊的患者有更好的视力改善。与英国的吗替麦考酚酯相比，硫唑嘌呤是印度和新加坡最常用的免疫抑制剂。

10.4　结论

总之，SO是一种罕见但会威胁视力的疾病。对于眼部穿透伤发生率较高的军人来说，SO的风险确实存在，尽管近年来其发生率已大幅下降。有眼部创伤史或多次视网膜手术史的士兵如果发现对侧眼视力下降，应尽早去眼科就医。使用皮质类固醇和免疫抑制剂进行及时、积极的治疗，会使预后更好。

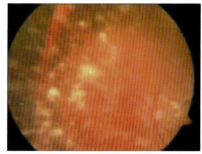 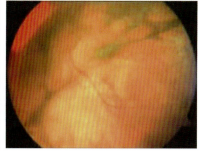

眼底照片显示脱色素和Dalen-Fuchs结节　　交感性眼炎患者的视网膜下纤维化和色素改变

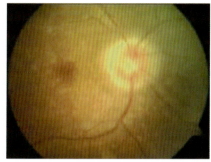 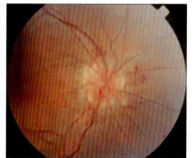

交感性眼炎消退病例中的视乳头周围萎缩　　交感性眼炎并发的视乳头新生血管

图10.5　交感性眼炎的并发症

参考文献

[1] Wong TY, Seet MB, Ang C-L. Eye injuries in twentieth century warfare: a historical perspective. Surv Ophthalmol. 1997;41(6):433-459.

[2] Phillips BN, Chun D. Ocular blast injuries in modern warfare. Expert Rev Ophthalmol. 2014;9(1):17-23.

[3] Kuhn F, Morris R, Witherspoon CD, Heimann K, Jeffers JB, Treister G. A standardized classification of ocular trauma. Ophthalmology. 1996;103(2):240-243.

[4] Kuhn F, Morris R, Witherspoon CD. Birmingham eye trauma terminology (BETT): terminology and classification of mechanical eye injuries. Ophthalmol Clin N Am. 2002;15(2):139-143, v.

[5] Thach AB, Johnson AJ, Carroll RB, Huchun A, Ainbinder DJ, Stutzman RD, et al. Severe eye injuries in the war in Iraq, 2003-2005. Ophthalmology. 2008;115(2):377-382.

[6] Rosenbaum JT, Tammaro J, Robertson JE. Uveitis precipitated by nonpenetrating ocular trauma. Am J Ophthalmol. 1991;112(4):392-395.

[7] Eagling EM. Ocular damage after blunt trauma to the eye. Its relationship to the nature of the injury. Br J Ophthalmol. 1974;58(2):126-140.

[8] Vemulakonda A, Sychev S, Verner-Cole SE. Occult nonmetallic intraocular foreign bodies presenting as fulminant uveitis: a case series and review of the literature. Clin Ophthalmol. 2013;7:1747.

[9] Essex R, Yi Q, Charles P, Allen P. Post-traumatic endophthalmitis. Ophthalmology. 2004;111(11):2015-2022.

[10] Martin TM, Smith JR, Rosenbaum JT. Anterior uveitis: current concepts of pathogenesis and interactions with the spondyloarthropathies. Curr Opin Rheumatol. 2002;14(4):337-341.

[11] Petrou P, Reddy MA. Unusually resistant post-traumatic uveitis with high serum ACE—an occult ocular sarcoidosis? Ocul Immunol Inflamm. 2008;16(3):117-118.

[12] Seymour R, Ramsey MS. Unusually severe traumatic uveitis associated with occult ankylosing spondylitis. Can J Ophthalmol J Can Ophtalmol. 1991;26(3):156-158.

[13] Reidy JJ. Section 08: External disease and cornea. In: Basic and clinical science course. San Francisco: American Academy of Ophthalmology; 2015. p. 363.

[14] Bagheri N, Wajda BN. Chapter 3: trauma. In: The Wills eye manual: office and emergency room diagnosis and treatment of eye disease. 7th ed. Philadelphia: Wolter Kluwer; 2017.

[15] Graham R. Phacoanaphylaxis: background, pathophysiology, epidemiology. 2016. Emedicine.medscape.com. Available https://emedicine.medscape.com/article/1211403-overview. Accessed 4 April 2020.

[16] Federici TJ, Tsai JH. Lens-induced uveitis. In: Zierhut M, Pavesio C, Ohno S, Orefice F, Rao NA, editors. Intraocular inflammation. Berlin: Springer; 2016. p. 985-990. https://doi.org/10.1007/978-3-540-75387-2_89.

[17] Besen G, Freeman WR. Intraoperative recognition of retinal vasculitis in a patient with early lens-induced uveitis. Ophthalmic Surg Lasers. 1997;28(1):67-68.

[18] Hochman M, Sugino IK, Lesko C, Friedman AH, Zarbin MA. Diagnosis of phacoanaphylactic endophthalmitis by fine needle aspiration biopsy. Ophthalmic Surg Lasers. 1999;30(2):152–154.

[19] Marak GE. Phacoanaphylactic endophthalmitis. Surv Ophthalmol. 1992;36(5):325–339.

[20] Samson CM, Foster CS. Chronic postoperative endophthalmitis. Int Ophthalmol Clin. 2000;40(1):57–67.

[21] Croxatto JO, Rao NA, McLean IW, Marak GE. Atypical histopathologic features in sympathetic ophthalmia. A study of a hundred cases. Int Ophthalmol. 1982;4(3):129–135.

[22] Albert DM, Diaz–Rohena R. A historical review of sympathetic ophthalmia and its epidemiology. Surv Ophthalmol. 1989;34(1):1–14.

[23] Marak GE. Recent advances in sympathetic ophthalmia. Surv Ophthalmol. 1979;24(3):141–156.

[24] Makley TA. Sympathetic ophthalmia: a long–term follow-up. Arch Ophthalmol. 1978;96(2):257.

[25] Colyer MH, Chun DW, Bower KS, Dick JSB, Weichel ED. Perforating globe injuries during operation Iraqi freedom. Ophthalmology. 2008;115(11):2087–2093.

[26] Jakobiec FA, Marboe CC, Knowles DM, Iwamoto T, Harrison W, Chang S, et al. Human sympathetic ophthalmia. Ophthalmology. 1983;90(1):76–95.

[27] Chan C–C, Benezra D, Rodrigues MM, Palestine AC, Hsu S–M, Murphree AL, et al. Immunohistochemistry and electron microscopy of choroidal infiltrates and Dalen–Fuchs nodules in sympathetic ophthalmic. Ophthalmology. 1985;92(4):580–590.

[28] Rao NA. Experimental allergic uveitis: clinicopa–thologic features associated with varying doses of S antigen. Arch Ophthalmol. 1979;97(10):1954.

[29] Yamaki K, Gocho K, Hayakawa K, Kondo I, Sakuragi S. Tyrosinase family proteins are antigens specific to Vogt–Koyanagi–Harada disease. J Immunol. 2000;165(12):7323–7329.

[30] Rao NA. The role of the penetrating wound in the development of sympathetic ophthalmia: experimental observations. Arch Ophthalmol. 1983;101(1):102.

[31] Boyd SR, Young S, Lightman S. Immunopathology of the noninfectious posterior and intermediate uveitides. Surv Ophthalmol. 2001;46(3):209–233.

[32] Shindo Y, Ohno S, Usui M, Ideta H, Harada K, Masuda H, et al. Immunogenetic study of sympathetic ophthalmia. Tissue Antigens. 1997;49(2):111–115.

[33] Wu G–S, Swiderek KM, Rao NA. A novel retinal pigment epithelial protein suppresses neutrophil superoxide generation. II. Purification and microsequencing analysis. Exp Eye Res. 1996;63(6):727–737.

[34] Gasch AT, Foster SC, Grosskreutz CL, Pasquale LR. Postoperative sympathetic ophthalmia. Int Ophthalmol Clin. 2000;40(1):69–84.

[35] Chu XK, Chan C–C. Sympathetic ophthalmia: to the twenty–first century and beyond. J Ophthal Inflamm Infect. 2013;3(1):49.

[36] Mahajan S, Invernizzi A, Agrawal R, Biswas J, Rao NA, Gupta V. Multimodal imaging in sympathetic ophthalmia. Ocul Immunol Inflamm. 2017;25(2):152–159.

[37] Behdad B, Rahmani S, Montahaei T, Soheilian R, Soheilian M. Enhanced depth imaging OCT (EDI–OCT) findings in acute phase of sympathetic ophthalmia. Int Ophthalmol.

2015;35(3):433–439.

[38] Agrawal R, Jain M, Khan R, Jaisankar D, Xin W, Ding J, et al. Choroidal structural changes in sympathetic ophthalmia on swept–source optical coherence tomography. Ocul Immunol Inflamm. 2019;2019:1–6.

[39] Correnti AJ, Read RW, Kimble JA, Morris R. Imaging of Dalen–Fuchs nodules in a likely case of sympathetic ophthalmia by fluorescein angiography and OCT. Ophthalmic Surg Lasers Imaging. 2010;9:1–3. https://doi.org/10.3928/15428877–20100215–56.

[40] Arevalo JF, Garcia R, Al–Dhibi H, Sanchez J, Suarez–Tata L. Update on sympathetic ophthalmia. Middle East Afr J Ophthalmol. 2012;19(1):13.

[41] Easom HA. Sympathetic ophthalmia and bilateral phacoanaphylaxis: a clinicopathologic correlation of the sympathogenic and sympathizing eyes. Arch Ophthalmol. 1964;72(1):9.

[42] Bilyk JR. Enucleation, evisceration, and sympathetic ophthalmia. Curr Opin Opthalmol. 2000;11(5):372–386.

[43] Lubin JR, Albert DM, Weinstein M. Sixty–five years of sympathetic ophthalmia. Ophthalmology. 1980;87(2):109–121.

[44] Galor A, Davis JL, Flynn HW, Feuer WJ, Dubovy SR, Setlur V, et al. Sympathetic ophthalmia: incidence of ocular complications and vision loss in the sympathizing eye. Am J Ophthalmol. 2009;148(5):704–710.

[45] McCulley T, Phan L, Hwang T. Evisceration in the modern age. Middle East Afr J Ophthalmol. 2012;19(1):24.

[46] du Toit N, Motala MI, Richards J, Murray ADN, Maitra S. The risk of sympathetic ophthalmia following evisceration for penetrating eye injuries at Groote Schuur Hospital. Br J Ophthalmol. 2008;92(1):61–63.

[47] Holmes CJ, McLaughlin A, Farooq T, Awad J, Murray A, Scott R. Outcomes of ocular evisceration and enucleation in the British Armed Forces from Iraq and Afghanistan. Eye. 2019;33(11):1748–1755.

[48] Migliori ME. Enucleation versus evisceration. Curr Opin Ophthalmol. 2002;13(5):298–302.

[49] Kilmartin DJ, Dick AD, Forrester JV. Prospective surveillance of sympathetic ophthalmia in the UK and Republic of Ireland. Br J Ophthalmol. 2000;84(3):259–263.

[50] Mahajan VB, Gehrs KM, Goldstein DA, Fischer DH, Lopez JS, Folk JC. Management of sympathetic ophthalmia with the fluocinolone acetonide implant. Ophthalmology. 2009;116(3):552–557.

[51] Mansour AM. Dexamethasone implant as sole therapy in sympathetic ophthalmia. Case Rep Ophthalmol. 2018;9(2):257–263.

[52] Hrarat L, Fardeau C, Lehoang P. Immunosuppressive treatment in sympathetic ophthalmia long–term visual outcome. Acta Ophthalmol. 2014;92:253.

[53] Nussenblatt RB, Palestine AG, Chan C–C. Cyclosporin a therapy in the treatment of intraocular inflammatory disease resistant to systemic corticosteroids and cytotoxic agents. Am J Ophthalmol. 1983;96(3):275–282.

[54] Tessler HH, Jennings T. High–dose short–term chlorambucil for intractable sympathetic ophthalmia and Behcet's disease. Br J Ophthalmol. 1990;74(6):353–357.

[55] Lau CH, Comer M, Lightman S. Long–term efficacy of mycophenolate mofetil in the control of severe intraocular inflammation. Clin Exp Ophthalmol. 2003;31(6):487–491.

[56] Santos Lacomba M, Marcos Martín C, Gallardo Galera JM, Gómez Vidal MA, Collantes Estévez E, Ramírez Chamond R, et al. Aqueous humor and serum tumor necrosis factor-α in clinical uveitis. Ophthalmic Res. 2001;33(5):251–255.

[57] Gupta SR. Successful treatment of refractory sympathetic ophthalmia in a child with infliximab. Arch Ophthalmol. 2011;129(2):250.

[58] Soheilian M, Jabbarpourbonyadi M, Soheilian R, Peyman GA. Bilateral uveitis after phakic intraocular lens implantation and management with adalimumab. J Cataract Refract Surg. 2012;38(6):1094–1096.

[59] Kim J-B, Jeroudi A, Angeles-Han ST, Grossniklaus HE, Yeh S. Adalimumab for pediatric sympathetic ophthalmia. JAMA Ophthalmol. 2014;132(8):1022–1024.

[60] Hiyama T, Harada Y, Kiuchi Y. Effective treatment of refractory sympathetic ophthalmia with glaucoma using adalimumab. Am J Ophthalmol Case Rep. 2019;14:1–4.

[61] Dogra M, Samanta R, Singh P, Singh SR, Bajgai P, Sharma A, et al. Surgical intervention in inciting eyes of patients with sympathetic ophthalmia: a case series and review of literature. Ocul Immunol Inflamm. 2019;27(7):1154–1159.

[62] Ganesh SK, Narayana KM, Biswas J. Peripapillary choroidal atrophy in sympathetic ophthalmia and management with triple-agent immunosuppression. J Ocular Immunol Inflamm. 2003;11(1):61–65.

[63] Ganesh SK, Sundaram PM, Biswas J, Babu K. Cataract surgery in sympathetic ophthalmia. J Cataract Refract Surg. 2004;30(11):2371–2376.

[64] Ramamurthi S, Obi EE, Dutton GN, Ramaesh K. Management and clinical outcome of penetrating keratoplasty for long-term corneal changes in sympathetic ophthalmia. J Ophthalmol. 2011;2011:1–5.

[65] Ramamurthi S, Cornish KS, Steeples L, Ramaesh K. Penetrating keratoplasty for the exciting eye in sympathetic ophthalmia. Cornea. 2008;27(9):1080–1081.

[66] Reynard M, Minckler DS. Cataract extraction in the sympathizing eye. Arch Ophthalmol. 1983;101(11):1701–1703.

[67] Henkind P, Wise GN. Cataract extraction in a sympathizing eye. Am J Ophthalmol. 1974;77(1): 112–114.

[68] Tan XL, Seen S, Majumder PD, Ganesh SK, Agarwal M, Soni A, Biswas J, Aggarwal K, Mahendradas P, Gupta V, Ling HS, Teoh S, Agrawal CPR. Analysis of 130 cases of sympathetic ophthalmia a retrospective multicenter case series. Ocul Immunol Inflamm. 2019;27(8):1259–1266. https://doi.org/10.1080/092739 48.2018.1517894.

武装冲突中的眼部创伤后眼内炎 第11章

R. P. Gupta

11.1 引言

眼内炎是眼部最具破坏性的疾病。在所有影响角膜或巩膜连续性的眼部创伤病例中，眼内感染的概率都会增加。各项研究表明，2.4%~7.4%的穿透性眼部创伤患者会出现眼内炎。眼部创伤的类型、致伤武器的类型以及感染肌体的性质，对眼部创伤的预后有很大影响。增加风险的因素包括：

（1）地雷爆炸伤，除火药外，泥土、塑料、石头和有机物也会进入眼睛。

（2）初级修复延迟。

（3）存在其他残留的眼内异物（IOFB）。据统计，当存在眼内异物时，眼内炎的发病率高达35%。

（4）视觉预后取决于早期抗生素治疗和早期手术干预（如有必要）。

11.2 发病机制

表皮葡萄球菌是从眼内炎患者的玻璃体吸出物和玻璃体切除液中分离出的最常见微生物。蜡样芽孢杆菌和链球菌是从残留眼内异物的眼内炎病例中分离出来的常见微生物。蜡样芽孢杆菌感染通常与有机异物（FB）有关，能在12~48h迅速扩散并破坏眼球。其他种类包括痤疮丙酸杆菌、绿脓假单胞菌、革兰阴性菌、真菌和混合病原体。绿脓假单胞菌也是一种暴发性感染，如果不及早治疗，会导致眼内炎和全眼球炎。多种生物体感染在武装冲突中更为常见。大多数真菌感染是由丝状真菌引起的。

11.3 临床表现

武装冲突中眼部受到创伤后，眼内炎可能会在数小时至数天内发生，具体取决于致病微生物的毒性。由于外伤，眼部正常解剖结构可能会发生扭曲。

11.3.1 症状

与创伤程度不相称的眼部剧烈疼痛和不适是最主要的症状。除疼痛外，患者还可能出现眼睑肿胀、发红和视力下降。

R P Gupta (✉)
Department of Ophthalmology, MIMER Medical College, Talegaon, Dabhade, Pune, India

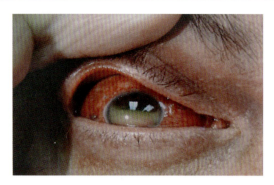

图11.1 开放性眼球损伤伴前房积脓（眼内炎）

11.3.2 体征

可能会发现穿透伤、结膜撕裂、结膜下出血、角膜或巩膜撕裂、外伤性晶状体囊破裂以及球结膜水肿等，也有可能会经常在巩膜穿孔或撕裂处发现局部结膜水肿。眼内炎的其他症状包括眶周肿胀、角膜脓肿、前房积脓、房水细胞和颗粒物以及玻璃体炎（图11.1）。角膜环状脓肿是蜡样芽孢杆菌眼内炎的典型临床表现。眼球突出是某些病例中出现的另一个重要体征。

11.4　诊断

如果存在受伤引起的症状，创伤后眼内炎的诊断可能更具挑战性。出现前房积脓、玻璃体炎和眼痛应被视为感染的可能体征。在受到地雷爆炸伤时，整个角膜上常常会布满眼内异物。在这些病例中，超声检查（USG）有助于评估眼后节的状况。USG、计算机断层扫描（CT）和MRI也能发现眼内异物的存在，眼内异物可能是感染源。

11.5　管理

武装冲突中的眼部创伤处理通常分为3个阶段：

（1）前线医疗中心的初步管理。

（2）医院眼科中心的管理。

（3）高级眼科中心或三级医院眼科中心的管理。

11.5.1　前线医疗中心管理

在武装冲突或战争中，伤员会在受伤后数小时内到达前线医疗机构/团援助站/高级包扎站。为防止感染扩散，应遵循以下规范：

- 假设所有眼部损伤都会导致眼球破裂。不要对眼球施加任何压力，以免造成破裂或增加现有的角膜巩膜撕裂，从而增加感染的概率。
- 请勿使用眼罩或绷带包扎眼睛。使用凸形塑料或金属防护罩，并用胶带将其与周围的骨骼适当黏合，以保护眼睛。
- 如果眼球完好无损，则应用无菌生理盐水清洗，以去除污物颗粒。
- 开始局部使用广谱抗生素0.5%莫西沙星滴眼液，每2 h 1次。
- 请勿在破裂的眼球内涂抹任何药膏。
- 请勿试图从结膜或角膜上取出刺穿的异物。
- 肌内注射破伤风类毒素0.5 mL。
- 静脉注射广谱抗生素，尤其是在怀疑眼球穿孔或破裂时。目前，建议的抗生素包括万古霉素/头孢他啶。静脉注射抗生素应尽早开始。外伤后24 h才开始静脉注射抗生素是眼内炎的高危因素。对于地雷爆炸伤、脏土/有机物污染的伤口，可考虑静脉滴注林可霉素。
- 给予止吐药，减少恶心和呕吐，否则会因流泪增加而使眼部组织脱出伤口。上述措施可由没有眼科医师的前沿医疗中心的医务人员施行。眼部受伤的患者应尽早送往军民医院的眼科中心。

11.5.2 眼科医师在军民医院眼科中心的管理工作

11.5.2.1 诊断

（1）如果有黏稠或脓性分泌物粘在眼睑或位于结膜穹隆处，应取拭子进行革兰染色、培养和药敏试验。革兰染色可以辨别感染是由革兰阳性菌还是革兰阴性菌引起的。近年来，聚合酶链反应（PCR）等分子技术在鉴定眼部感染微生物方面已获临床认可，尤其是在培养阴性的病例上。

（2）通过USG（矢量A-B扫描）检查眼内异物，尤其是放射中心眼内异物的定位，同时查看是否有玻璃体炎、感染、玻璃体腔渗出物或潜在视网膜脱离的迹象（图11.2）。

（3）通过CT扫描确定是否存在眼内异物（图11.3）。

（4）MRI禁止用于磁性眼内异物病例，仅有助于非金属性眼内异物的定位。

如果有证据表明玻璃体腔内存在眼内异物或感染性渗出物，则必须及时将患者转移到玻璃体视网膜中心接受进一步治疗。

11.5.2.2 预防

（1）清洗和修复眼睑伤口。

（2）如果眼球完好无损，则应使用无菌生理盐水清洗、去除所有污垢。

（3）清除结膜和角膜表层异物。如果异物位于角膜基质深层，则应在手术室（OT）的显微镜下取出。

（4）必须寻找角膜或巩膜裂孔，并对其进行修复。在大多数情况下巩膜撕裂难以发现，且巩膜撕裂处可能有局部结膜水肿。在这种情况下，应切开结膜，寻找下方的巩膜撕裂，同样给予修复。尽早闭合角膜巩膜撕裂可防止眼内感染扩散。如果巩膜撕裂伴有葡萄膜组织外露，可对葡萄膜组织施加轻度加热的铂尖烧灼，以阻止血液渗出并使葡萄膜组织回缩。此后，就很容易接近巩膜撕裂的边缘了。

（5）在角膜撕裂的情况下，如果虹膜的任何部分脱出（图11.4）且脏污，则为虹膜脱落。如果是新鲜且未受污染的虹膜，可用无菌乳

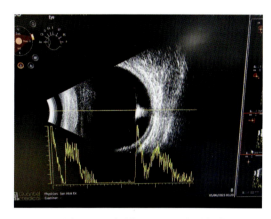

图11.2 USG（矢量A-B扫描）显示眼内异物伴视网膜脱离

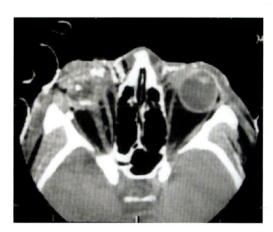

图11.3 CT扫描显示眼内异物

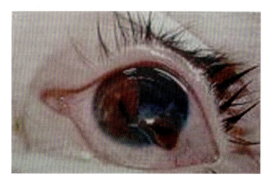

图11.4 角膜撕裂伴虹膜脱垂

酸林格氏液或平衡盐溶液清洗后重新放置。但如果脱垂时间超过24 h，则最好进行虹膜剥离。

采取上述所有措施都是为了预防眼内炎。但是，如果已经出现眼内炎的临床特征，则应从眼睑和结膜穹隆处取拭子进行涂片、培养和药敏。

11.5.2.3　治疗

（1）局部使用0.5%莫西沙星强化滴眼液，每2 h 1次。

（2）继续使用全身性抗生素。

（3）结膜下抗生素可给予庆大霉素20 mg，0.5 mL。

（4）建议在玻璃体内注射万古霉素1 mg和头孢他啶2.25 mg，这两种药物对大多数革兰阳性菌和革兰阴性菌（包括蜡样芽孢杆菌）均有效。

（5）患者应被送往有玻璃体视网膜手术设施的三级医院或高级眼科中心。

11.5.3　高级眼科中心的管理

在武装冲突中，并非总能将患者直接转运到先进的眼科中心或专业的玻璃体视网膜中心。武装冲突中的后送环节无疑会延误专业治疗，在很大程度上影响创伤后眼内炎的预后。

步骤

（1）根据文件和临床情况重新评估病例，并与军/民医院的临床情况进行比较。

（2）如果在军/民医院进行第一次玻璃体内注射后，临床情况有所改善，则可在48 h后重复注射同样的万古霉素1 mg和头孢他啶2.25 mg。

（3）继续使用静脉注射和结膜下抗生素。

（4）出现以下情况，应立即进行玻璃体切割术。

（a）使用间接眼科视网膜镜的强光时，无法看到眼底，甚至连视乳头也无法看到。

（b）存在眼内异物。

（c）玻璃体内注射后24 h内仍未发现病情好转。

（d）真菌性眼内炎：但需要谨记，真菌性眼内炎的形成需要时间。

如果眼内炎明显严重，眼睑严重水肿，早期眼外活动受限，最好立即进行玻璃体切割术，而不是等待24 h再进行保守治疗；特别是对于外伤后眼内炎，蜡样芽孢杆菌感染可能会迅速发展。

11.5.4　玻璃体切割术治疗创伤后眼内炎

玻璃体切割术可减少大部分生物体并清除细菌毒素。玻璃体切割术后，抗生素能更好地渗透到眼部组织，有助于眼部杀菌。玻璃体切割术后使用的抗生素必须能有效治愈眼内炎。

11.5.5　玻璃体切割术步骤

（1）玻璃体标本采集：通过鼻/颞上部硬膜切开术将连接输液管的30°长弯曲套管导入玻璃体前腔内，并保持输液关闭。在对侧上象限进行另一次巩膜切开术，并使用玻璃体切割器。玻璃体切割器的抽吸口通过硅胶管与注射器相连。在不打开输液器的情况下，启动玻璃体切割器切割玻璃体，由助手通过连接的注射器进行抽吸。收集0.5 mL的标本，停止抽吸和切割，抽出玻璃体切割器。用巩膜塞关闭巩膜切口。现在开始输液，以纠正抽吸造成的眼压过低。

（2）应使用玻璃体切割器、抽吸器和插管在其他端口进行眼前节玻璃体切割术。

（3）现在进行中期和后期玻璃体切割术。在颞下象限放置6 mm输液插管。由于眼内炎会出现脉络膜增厚，如果放置4 mm插管，可能会导致脉络膜上腔积液。

（4）使用玻璃体切割器和光管进行眼后节玻璃体

切割术。清除玻璃体中腔。

（5）在进行眼后节玻璃体切割术时，要注意切割速度要高，抽吸速度要低。如果抽吸量较大，可能会导致视网膜撕裂。

（6）如果视网膜表面有渗出物，应避免抽吸排空，因为下面可能有发炎和坏死的视网膜。清除这些渗出物可能会留下视网膜孔，进而导致孔源性视网膜脱离。

（7）不应修剪周边玻璃体，因为这会导致视网膜周边撕裂。

（8）不应尝试进行完全玻璃体切割术，理想的做法是进行次全玻璃体切割术。

（9）巩膜切开术后，应在玻璃体内注射抗生素（取决于手术开始时收集的玻璃体标本涂片的革兰染色结果）。

（10）术后第1天或第2天，如果发现玻璃体腔有轻微渗出物，可在门诊部用27号针头进行液体气体交换。如果由于严重感染导致大量渗出，则必须将患者送往手术室，进行再切除术，并在手术结束后在玻璃体内注射抗生素。

11.6　并发关联

11.6.1　角膜受累的眼内炎

• 由于角膜水肿，角膜可能会出现水汽。角膜水肿可能是上皮性水肿，也可能是基质性水肿，还可能是由于眼内炎导致角膜出现弹力层皱襞。

• 可能会出现角膜浸润。可能呈环状，这是蜡样芽孢杆菌感染的特征。

• 如果出现上皮水肿，用刀刮擦上皮可改善视野。

• 对于因刮擦上皮并使用黏弹性材料而导致的间质水肿，可以进行玻璃体切割术。

• 在武装冲突中，尤其是地雷爆炸伤，整个角膜

可能布满多个异物，并且由于视野不清，可能无法进行玻璃体切割术（图11.5）。此时，可取下角膜扣，临时使用角膜假体进行玻璃体切割术。玻璃体切除手术结束后，取出临时角膜假体，换上供体角膜移植片。要完成这样一个充满挑战性的手术，需要一支由玻璃体视网膜外科医师和角膜移植外科医师组成的团队。此外，还必须确保角膜供体材料的可用性。

11.6.2　眼内炎伴巩膜撕裂

如果巩膜撕裂已在二级军/民医院得到修复，并在三级医院进行眼内炎玻璃体切割术；在进行玻璃体除手术前，应确保巩膜缝合线没有松动。如果松动，则应用大口重新缝合巩膜撕裂以接近伤口。

11.6.3　眼内炎伴视网膜脱离

• 进行玻璃体切割术时，可能会出现医源性并发症——视网膜脱离。在这种情况下，建议进行液体气体交换、视网膜固定术，并使用八氟丙烷（C3F8）气体进行填塞。

• 视网膜脱离也可能是眼内炎感染引起的视网膜坏死所致。

• 术前，应通过USG排除视网膜脱离。

• 由于玻璃体基底附近的医源性视网膜破裂，术后可能会出现视网膜脱离。

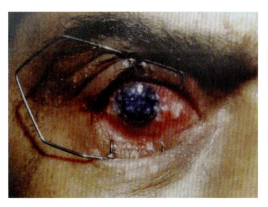

图11.5　角膜深层基质中的多个眼内异物

11.6.4 眼内炎伴眼内异物残留

当出现眼内炎伴眼内异物残留时，应尽早进行玻璃体切割术并取出眼内异物，因为眼内异物是感染的病灶。如果异物位于视网膜下腔或嵌入脉络膜组织，那么最好先进行玻璃体切割术，然后再取出眼内异物；否则，取出眼内异物往往会导致视网膜破损，可能无法在发炎和坏死的视网膜中正常密封，进而导致孔源性视网膜脱离。

11.6.5 眼压过低

在玻璃体切割术后发生的几例穿透性损伤并发眼内炎的病例中，笔者曾遇到过眼压极低，继而导致眼球痨的情况。这可能是由于眼部创伤患者同时伴有睫状体关闭和感染所致。

基层医院可能没有玻璃体切割手术设施，而伤员到达玻璃体视网膜中心可能需要一定的时间。因此，这些病例中可能只有极少数达到患眼无光感或全眼内炎的早期阶段。对于这种创伤严重且无法修复的眼，可选择进行巩膜切除术，在视神经周围保留2~3 mm的巩膜并切除所有其他组织。当感染得到完全控制且中央凹愈合良好时，这些患者只需安装人工假体。

11.7 结论

在武装冲突和战争环境下，初级修复通常会出现延迟，只有当患者到达有眼科医师的医院或专业眼科护理中心时才能进行修复。然而，在前方医疗中心进行正确的治疗可以延缓眼内炎的发展。认识到眼内炎的临床表现和各个治疗阶段的差异至关重要，及时采取上述治疗方法可以挽救

许多患者的视力。

参考文献

[1] Mursalin MH, Livingston ET, Callegan MC. The cereus matter of Bacillus endophthalmitis. Exp Eye Res. 2020;193:107959.

[2] Kresloff MS, Castellarin AA, Zarbin MA. Endophthalmitis. Surv Ophthalmol. 1998;43(3):193–224.

[3] Singh NB, Madan VK, Deshpande M, Gupta RP, Srivastava SK. Ocular injuries in IPKF in Sri Lanka. Med J Armed Forces India. 1990;46(3):159–164.

[4] Vaziri K, Schwartz SG, Kishor K, Flynn HW. Endophthalmitis: state of the art. Ophthalmology. 2015;9:95–108. https://doi.org/10.2147/OPTH. S76406.

[5] Mehta DK, Mathur DG. Post-traumatic endophthalmitis. In: Mehta DK, editor. Ocular trauma, vol. 7. Chennai: CBS Publishers; 2015. p. 193–196.

[6] Bhagat N, Nagori S, Zarbin M. Post-traumatic infectious endophthalmitis. Surv Ophthalmol. 2011;56:214–251. https://doi.org/10.1016/j. survophthal.2010.09.002.

[7] Pan Q, Liu Y, Wang R, Chen T, Yang Z, Deng Y, Zhao Z, Hu X, Chen X, Wei W, Zhang Z, Wang Y, Zheng J, Ke Z. Treatment of Bacillus cereus endophthalmitis with endoscopy-assisted vitrectomy. Medicine. 2017;96:e8701. https://doi.org/10.1097/MD.0000000000008701.

[8] Ahmed Y, Schimel AM, Pathengay A, Colyer MH, Flynn HW. Endophthalmitis following open-globe injuries. Eye. 2012;26:212–217. https://doi.org/10.1038/eye.2011.313.

[9] Gupta RP, Baranwal VK. Ocular trauma in war and insurgency. In: Mehta DK, editor. Ocular trauma, vol. 11. Chennai: CBS Publishers; 2015. p. 224–231.

[10] Alfaro DV, Roth D, Liggett PE. Post traumatic endophthalmitis, causative organisms. treatment and prevention. Retina. 1994;14:206–211.

[11] Schmidseder E, Kapsar HMD, Klauss V, Kampic A. Post traumatic endophthalmitis after penetrating injuries. Risk factors, microbiological diagnosis and functional outcome. Ophthalmology. 1998;95:153–157. https://doi.org/10.1007/5003470050254.

[12] Baranwal VK, Gupta RP, Vats DP. Comparative evaluation of real time B-scan ultra-sound and computed tomography in management of penetrating ocular and orbital trauma. All India Ophthalmic Proc. 2004;5:516–518.

[13] Boparai MS, Sharma RC. Ocular war injuries. Indian J Ophthalmol. 1984;32:277–279.

[14] Gopal L. Endophthalmitis. In: Gupta AK, Krishna V, editors. Current topics in ophthalmology – VII, vol. 25. Amsterdam: Elsevier; 2004. p. 286–299.

[15] Gupta RP, Baranwal VK, Pannu SS. Ocular trauma in war and peace: an experience. All India Ophthalmic Proc. 2002;5:482–483.

干细胞移植治疗眼表化学物损伤：技术和结果

第12章

Virender Sangwan, Aastha Singh

12.1 解剖位置和角膜缘干细胞特征

健康眼球的特征是表面非角化、分层、鳞状（角膜）或柱状（结膜）上皮。这些连续上皮细胞之间的解剖屏障是角膜缘，在希腊语中意指"边界"。角膜缘屏障跨度为1.5～2mm，既是解剖学也是功能上的划分。角膜缘处的Vogt栅栏是纤维血管组织的径向投影，容纳着角膜缘干细胞和祖细胞。这些栅栏在上缘和下缘中更为丰富，因为受到了眼睑的良好保护，并有起伏，增加了其表面积。Schermer、Galvin和Sun首次指明了干细胞在角膜上皮中的确切解剖位置。

位于Vogt栅栏的角膜缘"生态位"是角膜缘上皮干细胞（LESC）的天然栖息地。它是一种微环境，旨在保护细胞免受伤害并保持健康。该生态位富含黑色素细胞，可以防止紫外线损伤，并且有来自邻近结膜脉管系统的充足血液供应，可以提供营养。此外，干细胞还与角膜缘基质接触，后者提供了干细胞存活所必需的各种生长因子和细胞因子。

独特的LESC被描述为基底角膜上皮细胞。

克隆生成细胞既可以是增殖细胞（干细胞和瞬时增殖细胞），也可以是非增殖/分化细胞（有丝分裂后细胞或终末分化细胞）（图12.1）。干细胞通过自我复制来维持细胞池，通过有丝分裂产生末期分化细胞。干细胞是唯一能够自我更新的细胞，其特点是循环缓慢、无差错增殖和分化能力差。在正常生理过程或外伤后，根据Thoft和Fiend描述的X、Y和Z假说，细胞会从外围向中心移动，基底上皮细胞也会增殖以填补空缺。因此，干细胞通过其独特的动态变化来维持眼表健康。

12.2 角膜损伤继发的角膜缘干细胞缺乏症（LSCD）的病因亚型和人口统计学

化学损伤是单侧和双侧LSCD最常见的可识别原因（73%～85%）。此外，石灰损伤是眼表烧伤病例中最常见的致病因素（62%～70%）。碱烧伤比酸烧伤造成的组织损伤更为严重，因为碱烧伤会导致细胞膜皂化，并更深地渗透到角膜缘组织中。工业环境中常见的热损伤会导致LSCD，其性

V. Sangwan (✉) · A. Singh
Department of Cornea and Stem Cell Research,
Dr. Shroff's Charity Eye Hospital, New Delhi, India
e-mail: virender.sangwan@sceh.net

© The Author(s), under exclusive license to Springer Nature Singapore Pte Ltd. 2023
S. Waikar (ed.), *Ocular Trauma in Armed Conflicts*, https://doi.org/10.1007/978–981–19–4021–7_12

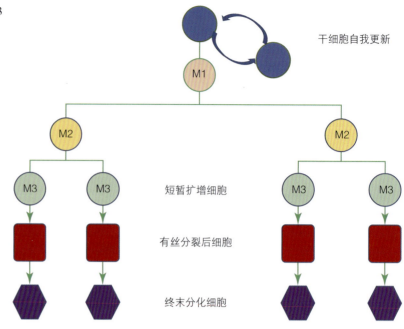

图12.1 干细胞的复制层次，M1、M2、M3 代表有丝分裂周期

干细胞自我更新

短暂扩增细胞

有丝分裂后细胞

终末分化细胞

质通常较严重，处理起来也比较困难。硫芥子气是一种强效化学泡腾剂，已被证明可导致迟发性 LSCD。此外，与巩膜缺血相关的眼烧伤已被证明会造成相对较大的损伤，因此患眼的预后较差。

从人口统计学角度来看，来自印度的大型病例系列报告显示，单侧 LSCD 比双侧 LSCD 更为常见。年轻男性的发病率较高，因为与女性相比，完全性 LSCD 比部分性 LSCD 更为常见。

12.3　LSCD的发展机制

Vogt 栅栏的基底上皮细胞被认为是上皮再生的驱动力。干细胞转运蛋白 ABCG2 和 P63（ΔNp63α）已被证明存在于角膜缘上皮干细胞中。此外，在干细胞增殖过程中，缝隙连接蛋白 Connexin 43 的表达在微环境细胞中也有所增加。基底角膜缘上皮细胞缺乏细胞角蛋白 3（一种分化角蛋白），但保留了细胞角蛋白 19，在胎儿时期，细胞角蛋白 19 存在于所有层中。

损伤后，损伤部位附近的细胞首先在表皮生长因子的作用下迁移到损伤部位。随后是增殖阶段，边缘干细胞在各种细胞因子和生长因子的激活下增殖，产生短暂扩增细胞（TAC），TAC 经过细胞分裂产生翼状细胞和表层细胞。在对角膜缘的部分损伤中，存活的细胞会向四周迁移以覆盖缺损，直到它们因结膜生长而停止。

当角膜缘屏障被破坏且干细胞受损时，结膜上皮连同血管和纤维组织会侵蚀角膜，导致视力下降和眼表发炎，这种情况被称为 LSCD。

12.4　LSCD的分类

LSCD 被归类为第二类眼表衰竭，即正常角膜上皮表型被印迹细胞学检查出的结膜上皮表型所取代。LSCD 可以根据病因和损害程度进行分类。导致角膜缘干细胞缺乏的病症分为原发性病症和继发性病症。原发性病症的特征是缺乏可识别的、导致缺陷的外部因素，而继发性病症的特征是外部因素对角膜缘干细胞的破坏。因此，由化学损伤引起的 LSCD 属于继发性病症。根据损伤程度，LSCD 可分为部分或完全损伤。在部分 LSCD 中，只有一部分角膜缘受损（以受累的小时数表示），而在全部LSCD中，则是360°损伤，涉及大部分甚至全部角膜缘干细胞。

12.5　临床特征

12.5.1　症状

LSCD是一种逐渐进展的疾病，患者最初可能没有任何症状，但随着病情的发展，会出现眼部不适、异物感、刺激、沙砾感、干燥、发红、流泪、疼痛、畏光和视力下降等症状。复发性上皮损伤和眼睑痉挛引起的眼部不适/疼痛尤其会使患者感到虚弱，严重影响患者的生活质量。

12.5.2　体征

LSCD的标志性三联征包括结膜过度生长、新生血管形成和慢性炎症（图12.2）。该病症的特点是反复出现和持续存在上皮缺损、荧光素染色出现点状和角膜瘢痕。去表皮区容易继发微生物性角膜炎和角膜穿孔。Vogt栅栏不明显，纤维血管翳往往会覆盖角膜。血管翳不规则会导致泪膜紊乱，进而引发干眼症。严重时，眼表持续炎症可导致角膜融化。

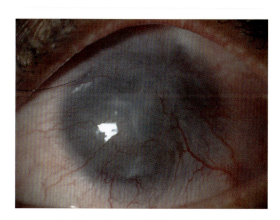

图12.2　一名24岁男性受石灰损伤后出现角膜结膜过度生长、血管化和眼表炎症的典型三联征，说明角膜缘干细胞完全缺乏

12.6　实验室检查和研究方式的作用

虽然临床诊断通常准确而充分，但结膜印迹细胞学（CIC）、活体共聚焦显微镜（IVCM）和眼前节光学相干断层扫描（AS-OCT）等各种方法也有助于LSCD的诊断。

在可疑部位按压硝酸纤维素纸几秒钟进行CIC被认为是金标准诊断模式。传统组织病理学（苏木精和伊红/高碘酸希夫）可检测到结膜上皮特有的杯状细胞，而免疫组化可检测到特定的结膜标志物，如CK19、CK13、MUC 1和MUC5AC。此外，逆转录聚合酶链反应（RT-PCR）也能检测到结肠特异性mRNA。

IVCM是诊断LSCD的一种灵敏、可预测、无创工具。在正常角膜中，深层基底上皮细胞体积较小，边界清晰，无细胞核。据报道，在LSCD早期，基底上皮细胞密度平均降低35%～40%，基底下神经密度平均降低55%～60%。在LSCD患者中，还发现Vogt栅栏缺失，基底上皮细胞边界不明显，细胞核突出。在LSCD晚期，深层上皮细胞也会受到影响，已被证实有化生和新生血管化。

AS-OCT是一种无创模式，有助于测量上皮和基质厚度、血管翳深度以及Vogt栅栏的结构。谱域光学相干断层扫描的平行切面、垂直切面和正切面可显示没有Vogt栅栏、角膜缘上皮薄、低反射性角膜上皮和高反射性结膜上皮之间的清晰过渡消失。文献显示，患LSCD的眼的平均角膜缘上皮厚度比正常对照组少13%～20%。此外，在眼烧伤病例中，OCT血管造影可提供有关眼灌注的有用信息。

12.7　LSCD的治疗方法

虽然LSCD的治疗方法主要是外科手术，但也有研究表明，局部类固醇、干扰素α-2b（IFN α-2b）和0.01%的全反式维A酸（ATRA）可以缓解部分LSCD的症状。Y-27632是一种ROCK（Rho相关蛋白激酶抑制剂），研究发现，其能促进角膜缘上皮细胞的体内外增殖。

手术方法的选择取决于疾病的严重程度和偏侧性（图12.3）。部分LSCD可通过羊膜移植进行治疗，而完全性LSCD则采用角膜缘干细胞移植（LSCT）技术，如自体结膜角膜缘移植（CLAu）、培养角膜缘上皮移植（CLET）和单纯角膜缘上皮移植（SLET）等。CLAu由结膜移植物和角膜缘组织一起移植组成，这是文献中描述的最早的LSCT技术之一。近来，最常用的技术是移植实验室培养的角膜缘干细胞（CLET）或直接在羊膜支架上生长的角膜缘干细胞（SLET）。角膜缘干细胞活检可以从对侧眼（自体移植）或供体（异体移植）、在世亲属或遗体上获取。3种手术方案的比较分析见表12.1。

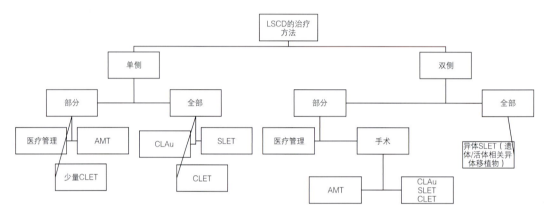

图12.3 LSCD的治疗方法流程图。LSCD：角膜缘干细胞缺乏症；AMT：羊膜移植；CLAu：自体结膜角膜缘移植；SLET：单纯角膜缘上皮移植；CLET：培养角膜缘上皮移植

表12.1 各种角膜缘干细胞移植术的比较分析

参数	SLET	CLET	CLAu
物流			
·费用	价格低廉	昂贵	价格低廉
·复杂的实验室要求	无	需要	无
·监管控制	不需要	需要	不需要
手术技术			
·步骤	1	2	1
·以小时为单位的捐献组织时间跨度	<1	<1	~3
·AMG要求	是	是	没有
·同一供体的重复性	可能	可能	先天性LSCD
·其他外科医师的可复制性	简单	有挑战性	简单
成果			
·上皮化时间	4~6周	4~6周	4~6周
·成人成功率	65%~80%	65%~80%	60%~80%
·儿童患者的成功率	75%~85%	45%~50%	60%~70%

12.8　单纯角膜缘上皮移植（SLET）

12.8.1　术前注意事项

必须对患者的眼睑和附件，以及诸如兔眼、外翻、内翻、倒睫、眼睑边缘不规则、眼睑边缘角化和眼睑边缘角化等问题，进行仔细的术前评估。

LSCT的绝对禁忌证包括眼表干燥/角质化、失明、弱视和眼前节紊乱。另外，诸如基质变薄、基质浑浊、眼压升高、青光眼、既往穿透性角膜移植术或LSCT失败以及多次手术史，都是导致预后不良的因素。

健康的供体部位和充足的存活组织是成功进行LSCT的关键。通常情况下，上角膜缘是采集供体组织的首选部位，因为该部位的角膜缘栅栏数量较多。如果是遗体SLET，最好是在手术前48 h内采集新鲜组织，其角膜缘栅栏清晰可见，上皮健康，并且最好来自60岁以下的供体。

12.8.2　SLET手术

根据患者的年龄和全身状况，手术可在眼球周麻醉或全身麻醉下进行。对于健康的成年人，局部麻醉就足以完成手术。供体和受体在手术前5～10 min滴入0.15%酒石酸溴莫尼定眼药水可减少术中出血。

首先从捐献者的眼中采集眼睑活检组织（2～3 mm）。最常见的是从上缘提起结膜，并使用Bard Parker（BP）手柄上的15号手术刀片进行结膜下剥离，直至到达角膜缘。接着在透明角膜内1 mm处进行进一步解剖。然后用Vannas剪刀切除角膜缘组织并置于平衡盐溶液中。在受者眼中，切除睑缘（如有），进行360°眼周切开术，并烧灼出血点。随后进行血管翳解剖，这是关键的一步，建议使用BP手柄上的15号手术刀片或锋利的

钳子仔细解剖血管翳。必须注意避开变薄区域，防止术中穿孔。

然后用纤维蛋白胶将人羊膜（hAM）固定到受体床上。用Vannas剪刀将采集的供体组织分成8～10个较小的外植体，并以环形方式放置在羊膜上。然后将纤维蛋白胶涂在每个外植体上以确保它们黏附。手术结束时放置绷带隐形眼镜（图12.4）。

12.8.3　术后管理

术后，局部使用广谱抗生素，直至受体和供体眼的上皮缺损愈合。受体眼局部使用皮质类固醇，如1%醋酸泼尼松眼药水，每天6次，并在6周内缓慢减量。受体眼长期使用低剂量的局部类固醇。供体眼局部使用类固醇，每天4次，4周后逐渐减少剂量。建议慎用不含防腐剂的泪液替代品。对于同种异体移植，应按照文献中描述的标准方案进行免疫抑制。

术后立即对患者进行密切随访，直至上皮愈合。角膜上皮完全愈合后即可取下绷带隐形眼镜。在一项体内研究中，第2天就看到了角膜缘外植体角膜上皮增殖的第一个临床证据，并且所有病例的眼表上皮化均在14天内完成。

在随后的随访中，必须注意LSCD的复发情况、角膜的清晰度、排斥反应迹象（在异体移植的情况下）以及供体部位的健康状况。如果患者正在接受免疫抑制治疗，则应监测或减少免疫抑制的剂量，并定期进行全身血液检查以检测药物引起的副作用。

12.9　并发症

术中，角膜穿孔可能发生在血管翳剥离过程中。术前AS-OCT可以帮助确定角膜变薄的区域。如果术中出现穿孔，可在穿孔部位涂抹氰基丙烯

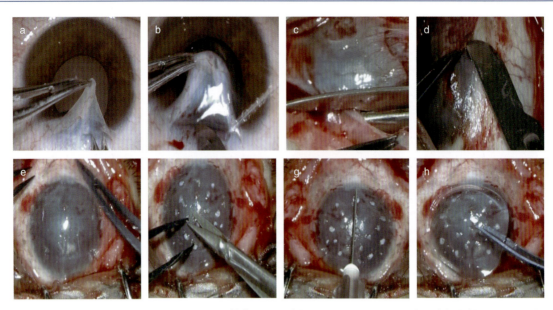

图12.4 单纯角膜缘上皮移植的手术步骤。（**a**）在供体眼的上缘标记2 mm×2 mm的区域，并提起结膜。（**b**）在透明角膜内1mm处进行结膜下解剖，并切除角膜缘组织。（**c**、**d**）释放眼睑粘连（如果有），进行眼周切开术，并从受体眼表面切除纤维血管翳。（**e**）将人羊膜移植物放置在眼表面并用纤维蛋白胶固定。（**f**、**g**）将供体角膜缘组织分成8~10个小外植体，并用纤维蛋白胶固定到覆盖角膜的羊膜上。（**h**）手术结束时放置绷带和隐形眼镜

酸酯胶或进行榫接补片。其他术中并发症包括角膜缘干细胞丢失或采集不足，以及出血。术后初期并发症包括外植体丢失、BCL或hAM下出血、感染性角膜炎、供体部位结膜下出血等。术后晚期并发症包括LSCD局灶性复发或完全复发、睑球粘连、化脓性肉芽肿和上皮增生。

即使经过多次活检，供体部位发生医源性LSCD的风险也很低。

12.10 结果

LSCT治疗后的主要结果指标为随访期结束时角膜表面稳定、上皮化、无血管，次要结果指标是最佳矫正视力的改善（图12.5）。

最近一项综述对CLAu、CLET和SLET的结果进行了分析。在162只接受CLAu治疗的眼的8项研究中，81%的眼的表面稳定、完全上皮化且无血管，平均随访时间为1.56年，74.4%的眼睛的BCVA出现双线改善。8项研究对581只眼进行了CLET效果分析。在平均2.9年的随访期间，61.4%的眼成功接受

了治疗，51.5%的眼BCVA有了双线改善。4项大型研究对253只眼进行了SLET疗效分析。在平均1.48年的随访期间，78%的眼报告治疗成功，68.6%的眼BCVA有双线改善。从统计数据来看，在对3组患者进行比较时，SLET和CLAu在解剖学和功能成功率方面都明显优于CLET。SLET和CLAu的解剖成功率几乎相同，而CLAu的功能成功率略好。

目前已有多个大型系列研究报道了SLET的疗效。Basu等对125名因眼表烧伤且有单侧LSCD的患者（65名成人和60名儿童）进行了自体SLET，并报道称125只眼中有95只（76%）获得了成功。一项全球多中心研究共对68例患者进行了复查，结果显示57例（83.8%）患者获得了临床成功。同样，在北印度的一项研究中，30名患者（18名成人和12名儿童）的30只眼中有21只（70%）保持了良好的治疗效果。71.4%的成功病例视力有所提高。

儿科患者SLET的结果以及成人和儿童CLET失败的结果，也令人鼓舞。Iyer等报道了异体SLET的结果，认为SLET是一种用于LSCD的有效技术，平

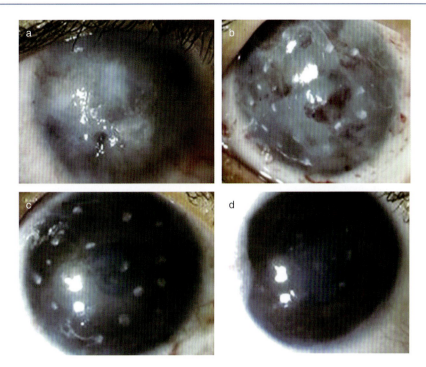

图12.5　单纯角膜缘上皮移植（SLET）后角膜上皮再生。（a）一名14岁男孩被石灰损伤后，角膜缘干细胞完全缺乏。（b）单纯角膜缘上皮移植术后第1天，可以看到角膜缘干细胞外植体很好地放置在羊膜上。（c）术后第3周，角膜上皮化良好，可以在原位看到外植体。（d）术后第5个月，角膜上皮化良好，角膜透明度有所改善，仅有轻度中央基质混浊。此时患者佩戴隐形眼镜的BCVA为20/30，并且注意到外植体逐渐变淡

均上皮化时间为（22.5±9.14）天，18只眼中有17只（94.44%）在术后立即实现了完全上皮化。

SLET之后，研究者对儿科组的DALK结果进行了研究，结果令人欣喜。72.72%的患者解剖成功，54.54%的患者视觉恢复成功。有研究称，在单侧眼化学损伤的初始手术中，通过SLET稳定眼表后进行穿透性角膜移植术（PKP）取得了良好的效果，6个月后移植物存活率为85%。

12.11　未来发展方向

LSCD的治疗是一门不断发展的科学。通过CRISPR/Cas9基因组编辑将疾病突变引入角膜缘干细胞，已被证明可以创建相关的眼部疾病细胞模型来研究新的治疗方法。

重编程细胞分泌的物质可抑制角膜新生血管和/或结膜瘢痕形成，未来可能用于角膜缘干细胞治疗。从角膜缘上皮和真皮成纤维细胞中提取的诱导多能干细胞，已被证明可分化为角膜上皮细胞。

外泌体是一种纳米大小的囊泡，能够将RNA和蛋白质转移到受体细胞，目前作为一种潜在的疗法正在被广泛研究。

12.12　结论

角膜缘是多能干细胞的仓库。LSCD是一种潜在的威胁视力的疾病，会严重影响生活质量。LSCD的诊断主要依靠临床，而LSCT是恢复眼表健康的有效方法。LSCT的结果受潜在眼部病理的性质和持续时间、眼部炎症的存在，以及泪膜的数量和质量的影响。SLET是一种低成本且易复制的LSCT技术，可提供良好的解剖学和功能效果，是LSCD患者的福音。

参考文献

[1] Sangwan VS. Limbal stem cells in health and disease. Biosci Rep. 2001;21:385.

[2] Schermer A, Galvin S, Sun TT. Differentiation–related expression of a major 64K corneal keratin in vivo and in culture suggests limbal location of corneal epithelial stem cells. J Cell Biol. 1986;103:49.

[3] Singh V, Shukla S, Ramachandran C, Mishra DK, Katikireddy KR, Lal I, et al. Science and art of cell–based ocular surface regeneration. Int Rev Cell Mol Biol. 2015;319:45–106.

[4] Tseng SCG. Concept and application of limbal stem cells. Eye. 1989;3:141.

[5] Thoft RA, Friend J. The X, Y, Z hypothesis of corneal epithelial maintenance. Investig Ophthalmol Vis Sci. 1983;24:1442–1443.

[6] Vazirani J, Nair D, Shanbhag S, Wurity S, Ranjan A, Sangwan V. Limbal stem cell deficiency—demography and underlying causes. Am J Ophthalmol. 2018;188:99.

[7] Bobba S, Di Girolamo N, Mills R, Daniell M, Chan E, Harkin DG, et al. Nature and incidence of severe limbal stem cell deficiency in Australia and New Zealand. Clin Exp Ophthalmol. 2017;45:174.

[8] Fatima A, Iftekhar G, Sangwan VS, Vemuganti GK. Ocular surface changes in limbal stem cell deficiency caused by chemical injury: a histologic study of excised pannus from recipients of cultured corneal epithelium. Eye. 2008;22:1161.

[9] Baradaran–Rafii A, Javadi MA, Rezaei Kanavi M, Eslani M, Jamali H, Karimian F. Limbal stem cell deficiency in chronic and delayed–onset mustard gas keratopathy. Ophthalmology. 2010;117:246.

[10] Gupta N, Singh A, Mathur U. Scleral ischemia in acute ocular chemical injury: long–term impact on rehabilitation with Limbal stem cell therapy. Cornea. 2019;38:198.

[11] Dua HS, Miri A, Alomar T, Yeung AM, Said DG. The role of Limbal stem cells in corneal epithelial maintenance. Testing the dogma. Ophthalmology. 2009;116:856.

[12] Dua HS, Saini JS, Azuara–Blanco A, Gupta P. Limbal stem cell deficiency: concept, aetiology, clinical presentation, diagnosis and management. Indian J Ophthalmol. 2000;48(2):83–92.

[13] Sangwan VS, Tseng SC. New perspectives in ocular surface disorders. An integrated approach for diagnosis and management. Indian J Ophthalmol. 2001;49:153.

[14] Deng SX, Borderie V, Chan CC, Dana R, Figueiredo FC, Gomes JAP, et al. Global consensus on definition, classification, diagnosis, and staging of limbal stem cell deficiency. Cornea. 2019;38:364.

[15] Ramirez–Miranda A, Nakatsu MN, Zarei–Ghanavati S, Nguyen CV, Deng SX. Keratin 13 is a more specific marker of conjunctival epithelium than keratin 19. Mol Vis. 2011;17:1652–1661.

[16] Sejpal K, Bakhtiari P, Deng SX. Presentation, diagnosis and management of limbal stem cell deficiency. Middle East Afr J Ophthalmol. 2013;20(1):5–10.

[17] Le Q, Xu J, Deng SX. The diagnosis of limbal stem cell deficiency. Ocul Surf. 2018;16:58.

[18] Lagali N, Edén U, Utheim TP, Chen X, Riise R, Dellby A, et al. In vivo morphology of the limbal palisades of vogt correlates with progressive stem cell deficiency in aniridia–related keratopathy. Investig Ophthalmol Vis Sci. 2013;54:5333.

[19] Le Q, Chauhan T, Deng SX. Diagnostic criteria for limbal stem cell deficiency before surgical intervention—a systematic literature review and analysis. Surv Ophthalmol. 2020;65:32.

[20] Mehtani A, Agarwal M, Sharma S, Chaudhary S. Diagnosis of limbal stem cell deficiency based on corneal epithelial thickness measured on anterior segment optical coherence tomography. Indian J Ophthalmol. 2017;65(11):1120–1126.

[21] Banayan N, Georgeon C, Grieve K, Ghoubay D, Baudouin F, Borderie V. In vivo confocal microscopy and optical coherence tomography as innovative tools for the diagnosis of limbal stem cell deficiency. J Fr Ophtalmol. 2018;41:e395.

[22] Siamak ZG, Reza Alizadeh RA, Deng SX. Topical interferon alpha–2b for treatment of noninvasive ocular surface squamous neoplasia with 360° limbal involvement. J Ophthalmic Vis Res. 2014;9(4):423–426.

[23] Tan JCK, Tat LT, Coroneo MT. Treatment of partial limbal stem cell deficiency with topical interferon α–2b and retinoic acid. Br J Ophthalmol. 2016;100:944.

[24] Sun CC, Chiu HT, Lin YF, Lee KY, Pang JHS. Y–27632, a ROCK inhibitor, promoted limbal epithelial cell proliferation and corneal wound healing. PLoS One. 2015;10:e0144571.

[25] Mittal V, Jain R, Mittal R. Ocular surface epithelialization pattern after simple limbal epithelial transplantation: an in vivo observational study. Cornea. 2015;34:1227.

[26] Utheim TP, Aass Utheim Ø, Salvanos P, Jackson CJ, Schrader S, Geerling G, et al. Concise review: altered versus unaltered amniotic membrane as a substrate for Limbal epithelial cells. Stem Cells Transl Med. 2018;7:415.

[27] Jackson CJ, Myklebust Ernø IT, Ringstad H, Tønseth KA, Dartt DA, Utheim TP. Simple limbal epithelial transplantation: current status and future perspectives. Stem Cells Transl Med. 2020;9:316.

[28] Basu S, Mohan S, Bhalekar S, Singh V, Sangwan V. Simple limbal epithelial transplantation (SLET) in failed cultivated limbal epithelial transplantation (CLET) for unilateral chronic ocular burns. Br J Ophthalmol. 2018;102:1640.

[29] Keivyon KR, Tseng SCG. Limbal autograft transplantation for ocular surface disorders. Ophthalmology. 1989;96:709.

[30] Rao SK, Rajagopal R, Sitalakshmi G, Padmanabhan P. Limbal autografting: comparison of results in the acute and chronic phases of ocular surface burns. Cornea. 1999;18:164.

[31] Shimazaki J, Shimmura S, Tsubota K. Donor source affects the outcome of ocular surface reconstruction in chemical or thermal burns of the cornea. Ophthalmology. 2004;111:38.

[32] Özdemir Ö, Tekeli O, Örnek K, Arslanpençe A, Yalçindağ NF. Limbal autograft and allograft transplantations in patients with corneal burns. Eye. 2004;18:241.

[33] Rama P, Matuska S, Paganoni G, Spinelli A, De Luca M, Pellegrini G. Limbal stem–cell therapy and long–term corneal regeneration. N Engl J Med. 2010;363:147.

[34] Sangwan VS, Basu S, Vemuganti GK, Sejpal K, Subramaniam SV, Bandyopadhyay S, et al. Clinical outcomes of xeno–free autologous cultivated limbal epithelial transplantation: a 10–year study. Br J Ophthalmol. 2011;95:1525.

[35] Sejpal K, Ali MH, Maddileti S, Basu S, Ramappa M, Kekunnaya R, et al. Cultivated limbal epithelial transplantation in children with ocular surface burns. JAMA Ophthalmol. 2013;131:731.

[36] Ganger A, Vanathi M, Mohanty S, Tandon R. Long-term outcomes of cultivated limbal epithelial transplantation: evaluation and comparison of results in children and adults. Biomed Res Int. 2015; 2015:1.

[37] Fasolo A, Pedrotti E, Passilongo M, Marchini G, Monterosso C, Zampini R, et al. Safety outcomes and long-term effectiveness of ex vivo autologous cultured limbal epithelial transplantation for limbal stem cell deficiency. Br J Ophthalmol. 2017;101:640.

[38] Shanbhag SS, Nikpoor N, Rao Donthineni P, Singh V, Chodosh J, Basu S. Autologous limbal stem cell transplantation: a systematic review of clinical outcomes with different surgical techniques. Br J Ophthalmol. 2020;104:247.

[39] Basu S, Sureka SP, Shanbhag SS, Kethiri AR, Singh V, Sangwan VS. Simple Limbal epithelial transplantation: long-term clinical outcomes in 125 cases of unilateral chronic ocular surface burns. Ophthalmology. 2016;123:1000.

[40] Vazirani J, Ali MH, Sharma N, Gupta N, Mittal V, Atallah M, et al. Autologous simple limbal epithelial transplantation for unilateral limbal stem cell deficiency: multicentre results. Br J Ophthalmol. 2016;100:1416.

[41] Gupta N, Joshi J, Farooqui JH, Mathur U. Results of simple limbal epithelial transplantation in unilateral ocular surface burn. Indian J Ophthalmol. 2018;66:45.

[42] Mittal V, Jain R, Mittal R, Vashist U, Narang P. Successful management of severe unilateral chemical burns in children using simple limbal epithelial transplantation (SLET). Br J Ophthalmol. 2016;100:1102.

[43] Iyer G, Srinivasan B, Agarwal S, Tarigopula A. Outcome of allo simple limbal epithelial transplantation (alloSLET) in the early stage of ocular chemical injury. Br J Ophthalmol. 2017;101:828.

[44] Singh D, Vanathi M, Gupta C, Gupta N, Tandon R. Outcomes of deep anterior lamellar keratoplasty following autologous simple limbal epithelial transplant in pediatric unilateral severe chemical injury. Indian J Ophthalmol. 2017;65(3):217-222.

[45] Gupta N, Farooqui JH, Patel N, Mathur U. Early results of penetrating keratoplasty in patients with unilateral chemical injury after simple limbal epithelial transplantation. Cornea. 2018;37:1249.

[46] Roux LN, Petit I, Domart R, Concordet JP, Qu J, Zhou H, et al. Modeling of aniridia-related keratopathy by CRISPR/Cas9 genome editing of human limbal

[47] epithelial cells and rescue by recombinant PAX6 protein. Stem Cells. 2018;36(9):1421-1429.

[48] Hayashi R, Ishikawa Y, Ito M, Kageyama T, Takashiba K, Fujioka T, et al. Generation of corneal epithelial cells from induced pluripotent stem cells derived from human dermal fibroblast and corneal limbal epithelium. PLoS One. 2012;7:e45435.

[49] Erbani J, Aberdam D, Larghero J, Vanneaux V. Pluripotent stem cells and other innovative strategies for the treatment of ocular surface diseases. Stem Cell Rev Rep. 2016;12:171.

无法挽救的眼睛：美容修复

第13章

Kasturi Bhattacharjee, Ganesh Ch. Kuri,
Shyam Sundar Das Mohapatra

无法挽救的眼睛是指失明的眼睛，通常表现为结构畸形，使患者在外观上无法接受。这类患者的修复工作极具挑战性，因为患者往往会因这种眼部缺陷而承受巨大的心理压力。

创伤，尤其是武装冲突中的创伤，是国家和国际重点关注的问题。创伤通过各种机制导致伤员眼部严重发病。外伤造成的眼部损伤可能来源于物体或爆炸效应对眼球的直接损伤，也可能是通过外伤性视神经或脑损伤造成的间接损伤，包括眼球破裂、异物（眼内或眼眶）、眼眶骨折和外伤性视神经病变（图13.1a）。患眼的某些损伤，包括穿透性或穿孔性损伤、眼内容物脱出、更大范围或后眼球撕裂以及创伤后眼内炎，预后极差，最终导致失明、眼球疼痛或影响美观。

当失明、疼痛或影响美观且无法修复时，可能需要摘除眼球。在摘除眼球后，使用合适的眼眶植入物来恢复眼眶容积，并在其上安装精确制作的眼球假体，可以达到最佳的美容效果。

有多种不同的手术和修复技术可供选择，本文将对此进行讨论。

13.1 外科手术

眼球摘除术和眼内容剜除术涉及患者眼球的永久性摘除。

（1）眼球摘除术：将整个眼球摘除的手术。
（2）眼内容剜除术：一种保留巩膜壁、眼外肌和视神经附件，将眼球内的色素膜、视网膜、玻璃体及晶状体组织全部清除的手术。

13.1.1 术前检查

13.1.1.1 B超扫描

（1）检查眼球结构、完整性及其内容物。
（2）排除眼内或眶内异物（FB）的存在。
（3）测量正常眼轴长度（用于计算眼眶植入物的大小）。
（4）切除手术前必须排除任何可疑/并存的眼内肿瘤或恶性肿瘤。

K. Bhattacharjee (✉)
Oculoplastics, Aesthetics and Reconstructive Surgery,
Sri Sankaradeva Nethralaya, Guwahati, Assam, India

G. C. Kuri · S. S. D. Mohapatra
Sri Sankaradeva Nethralaya, Guwahati, Assam, India

© The Author(s), under exclusive license to Springer Nature Singapore Pte Ltd. 2023
S. Waikar (ed.), *Ocular Trauma in Armed Conflicts*, https://doi.org/10.1007/978-981-19-4021-7_13

13.1.1.2 计算机断层扫描（CT）/磁共振成像（MRI）扫描

（1）评估眼球、眼眶和邻近结构的损坏程度。

（2）如果存在任何眼内或眶内异物（FB），用于评估损伤的确切位置和程度。对于金属异物，禁止使用磁共振成像扫描，而CT扫描适用于此类病例（图13.1b，图13.2）。

（3）评估眼眶容量。

（4）怀疑/并存眼眶恶性肿瘤或眼内恶性肿瘤伴有眼眶/眼外扩散。

13.1.2 术前咨询

• 眼科医师在手术前应向患者详细介绍疾病情况和可用的治疗策略，因为这可能会导致永久性失明。

• 患者需要眼科医师的安慰和心理支持。

• 需要向患者解释现有的手术方法，包括每种方法的所有利弊、术后中央凹的性质，以及术后至少6周后才能安装眼球假体。

• 眼科医师应向每位患者详细解释手术适应证。

13.1.3 眼球摘除术

眼球摘除术是将整个眼球和视神经从眼眶中摘除，并分离其所有连接部分的手术。

13.1.3.1 适应证

（1）严重创伤，有交感性眼炎风险，视力恢复无望。

（2）美容畸形、失明和眼部不美观。

（3）其他适应证包括疼痛性失明、眼球痨、眼内肿瘤（肿瘤完整地留在眼内进行组织病理学检查）和小眼球并发眼眶囊肿。

图13.1 （a）爆炸伤，由右眼眶撞击的弹射玻璃颗粒对眼球、眼眶和附件区域造成广泛的直接损伤。（b）3D重建CT扫描显示大面积受影响的眶内异物并伴有相关眼眶壁骨折

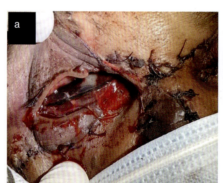

图13.2 （a、b）眼眶CT扫描显示右眼眶下颞部有一颗子弹，与枪伤后广泛的眼球损伤有关

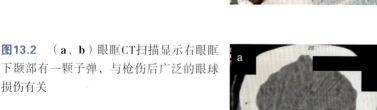
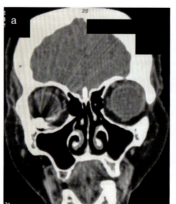
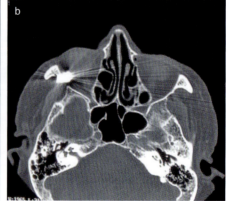

13.1.3.2 禁忌证

（1）全眼球炎。

（2）眼内炎，视力恢复无望。

13.1.3.3 外科手术

原则

通过切除眼外肌和横断视神经将整个眼球全部摘除。

方法

这里介绍两种手术技术：

（1）摘除眼球并放置简易球形植入物。

（2）摘除眼球并放置供体巩膜覆盖的多孔植入物以改善活动度。

摘除眼球并放置简易球形植入物

- 手术在局部麻醉下进行，成年患者可进行球周或球后阻滞。儿童和情绪不稳定的成人则需要进行全身麻醉。

- 使用自固定开睑器暴露整个上睑表面。

- 进行360°球结膜环状切开术（图13.3a）。Tenon囊在所有4个象限中均与巩膜直接分离（图13.3b）。在3点钟方位和9点钟方位做松弛切口。

- 将4条直肌依次收拢在肌肉钩上（图13.3c），并用双臂6-0 Vicryl缝线将其固定后与眼球分离（图13.3d）。

- 上斜肌腱直接与眼球分离。

- 用6-0 Vicryl缝线固定下斜肌，然后将其分离，重新连接到外直肌的下缘。这一点可能更为重要，因为下斜肌可以作为眶内植入物的"吊床"为中央凹提供更好的活动度。

- 分离眼外肌后，下一步是将视神经与眼球分离。横跨眼球的前方牵引有助于切断视神经。将带有视神经导板的Well眼球摘除勺从侧面插入，以识别并接合眼球后方的视神经。

- 将Well眼球摘除勺放置好后，用一把细长、弯曲的Metzenbaum剪刀横切视神经，然后摘除整个眼球（图13.3e）。

- 为达到充分止血的目的，应立即直接加压进行眼眶填塞5～10 min。

- 直径为20 mm的聚甲基丙烯酸甲酯（PMMA）眼眶植入物通常足以满足平均尺寸的成人眼眶。眼眶植入物通过切断视神经后留下的中央裂口插入后腱膜筋膜。

- 使用多条间断的6-0 Vicryl缝线缝合覆盖眼眶植入物的后腱膜筋膜。

- 使用预先放置的双臂6-0 Vicryl缝线（肌结膜技术），通过Tenon囊和结膜将4块直肌分别缝合到相邻的穹隆。这种肌结膜技术可增强眼球假体的运动能力。

- 用6-0 Vicryl缝线在中线缝合前Tenon囊后，用6-0 Vicryl连续缝合线松散地逼近结膜边缘（图13.3f）。

- 在结膜穹隆处涂抹广谱眼科抗生素软膏。

- 放置适当大小的透明丙烯酸保形器，并在眼眶上缠上压力绷带。

- 摘除眼球并放置供体巩膜覆盖的多孔植入物。

- 如前所述，这是一种标准的眼球摘除技术。

- 可使用无菌眼眶植入物尺寸器选择合适的眼眶植入物尺寸，但大多数情况下，18～20 mm的植入物都是比较合适的。用巩膜或筋膜包裹眼眶植入物会使植入物的总直径增加1～1.5 mm。

- 如果使用巩膜等包裹材料，则应将巩膜壳切割成适当的大小和形状，以牢固地包裹植入体。使用多条间断6-0 Vicryl缝线牢固缝合巩膜。

- 巩膜壳的圆形开口应位于角膜移除处的后方。

- 在距植入物最前端最顶点8～10 mm的巩膜上开出2～4 mm的矩形窗口，用于连接腔外肌肉。

- 用20号针头在每个角膜窗的位置和后圆角膜窗的位置手动钻孔，以促进纤维血管进一步向内生长到多孔羟基磷灰石植入物中。

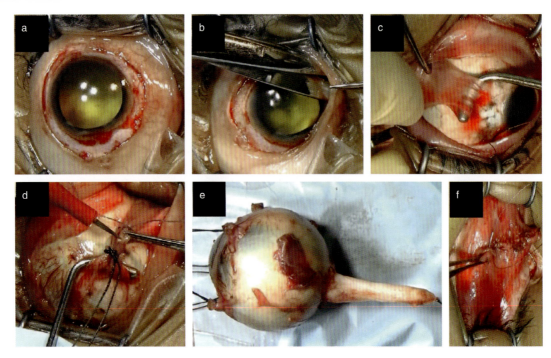

图13.3 （a～f）眼球摘除术

• 将包裹或未包裹的植入物放入中央凹后，将4条直肌缝合到相应矩形巩膜窗的前唇。

• 用多条间断6-0 Vicryl缝线缝合前Tenon囊。

• 用松弛的6-0 Vicryl连续缝线缝合结膜。

• 在结膜穹隆处涂抹广谱眼科抗生素软膏。

• 放置适当大小的透明丙烯酸保形器，并在眼眶上缠上压力绷带。

多孔植入物的独特特性允许纤维血管向内生长，并与眼球假体融为一体。因此，多孔植入物最适合希望获得最大假体活动度的患者，为此需要进行第二阶段的活动钉植入手术。在羟基磷灰石植入物中长出足够的纤维血管后，再通过手术植入钛质活动钉。

术后护理

• 术后加压包扎要保持3～4天。

• 眼球摘除后，可建议患者用冰块冷敷。

• 根据实际情况开具全身抗生素、止痛药，以及局部抗生素眼膏。

• 6周后，待中央凹完全愈合后，再植入眼球假体。

并发症

• 眼眶植入物外露或脱出。需要避免出现这种情况，必须仔细缝合Tenon囊，并恰当选择植入物的材料和大小。如果眼球和眼眶曾受过照射、严重外伤，以及有眼球和眼眶感染，则植入物脱出的风险会更大。

• 眼窝普遍存在容积不足的问题。

• 下眼睑松弛，假体支撑不良。

• 眼眶植入物移位。

• 上眼睑下垂。

• 慢性结膜炎伴黏液性分泌物。

• 带有活动钉的一体化眼眶植入物（如羟基磷灰石）的并发症发生率很高，包括在活动钉周围形成化脓性肉芽肿和慢性中央凹分泌物。

眼内容剜除术

眼内容剜除术要摘除整个眼内容物，但保留巩膜壳、眼外肌和视神经附件。

与眼球摘除术相比，眼内容剜除术更为简单，能更好地保留眼眶解剖结构和中央凹组织的自然活动能力。

适应证

（1）创伤后全眼球炎。

（2）创伤后眼内炎，视力无望恢复（图13.4）。

（3）前葡萄膜肿，造成美容畸形、失明和不美观。

（4）盲眼角膜溃疡完全脱落。

禁忌证

（1）眼部严重创伤，有共济失调性眼炎的风险。

（2）眼部严重畸形伴虹膜炎或巩膜挛缩症。

（3）患有或疑似有眼内恶性肿瘤。

13.1.3.4　外科手术

原则

眼内容物被全部取出，保留巩膜壳、眼外肌和视神经附件。

方法

- 手术在局部麻醉下进行，成年患者可进行球周或球后阻滞。儿童和情绪不稳定的成人则需要全身麻醉。

- 手术首先进行360°结膜周围切除术（图13.5a）。

- 在所有4个象限从巩膜下层钝性分离Tenon囊。

- 在角膜缘周围做全层切口，切除整个角膜（图13.5b）。

- 用镊子夹住巩膜，然后用循环透析用刮刀将虹膜根部和睫状体与巩膜分离。

- 用眼内容剜除勺将葡萄膜组织的剩余部分从巩膜壳分离出来，回到视神经周围的附件。

- 从巩膜壳中取出眼内容物（必要时可进行组织病理学/微生物学检查）。

- 用眼内容剜除刮匙小心地从巩膜壳上去除所有残余的葡萄膜组织。

- 可使用棉签蘸取70%的乙醇使残留的葡萄膜组织变性，并彻底清洁巩膜壳内部。

- 如有需要，可通过烧灼来控制渗血。

- 眼眶植入物尺寸测量仪用于准确选择适当直径的眼眶植入物（图13.5c）。

- 在空的巩膜壳内植入一个球形PMMA植入体。去

图13.4　（a）穿透性眼球损伤导致创伤后眼内炎，丧失视力，并伴有前额和上眼睑撕裂伤。（b）通过左眼摘除术和皮肤移植重建眼睑进行治疗

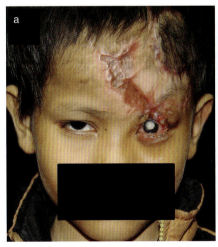
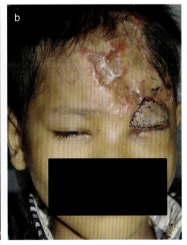

图13.5　（a～d）眼内容物剜除术

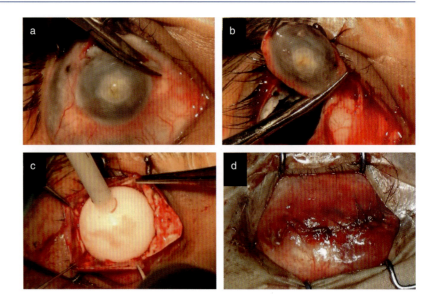

除角膜时，通常会植入一个14～16 mm的眼眶植入物。

- 用多针间断的6-0 Vicryl缝线牢固缝合巩膜边缘，并切割巩膜内侧和外侧边缘。
- 用6-0 Vicryl多针间断缝线缝合Tenon囊。
- 用6-0 Vicryl缝线轻轻缝合结膜（图13.5d）。
- 在结膜穹隆处涂抹广谱眼科抗生素软膏。
- 放置适当大小的透明丙烯酸保形器，并在眼眶缠上压力绷带。
- 如果需要放置较大的植入物，就需要在直肌之间向后行放射状松弛巩膜切开术。如果使用多孔植入物，则有必要进行此类巩膜切开术，以促进血管向内生长。

眼内容剜除巩膜切开技术

如前所述，使用传统的巩膜切开技术，在巩膜腔内无过度张力的情况下最大植入物直径为18 mm。如果希望植入尺寸更大的假体，就必须进行不同的巩膜切开术。

目前已经有多种巩膜切开术，其目的都是克服这一缺点。

（1）多次放射状巩膜切开术：1987年，Stephenson表示进行了多次放射状扩张性巩膜切开术以及后螺旋巩膜切开术。

（2）后巩膜切开术：1995年，Kostick和Linberg的研究描述了后巩膜切开术。

（3）视神经剥离术：1997年，Jordan和Anderson的研究描述了视神经剥离术和小放射状巩膜切开术。

（4）巩膜四分切开术：Huang D等的研究表明，该技术保留了视神经的完整性。

（5）巩膜内植入术：Long等将植入物置于巩膜后肌锥内。

（6）巩膜腔斜切术：2001年，Massry和Holds描述了将巩膜腔斜向分成两部分，并从视神经附着处释放皮瓣。

（7）四瓣技术：2007年，Sales-Sanz和Sanz-Lopez描述了从角膜缘到视神经进行4次完整的巩膜切开术并剥离了视神经（图13.6）的操作。

（8）巩膜楔形切除术：Georgescu等描述了一种治疗球部虹膜睫状体炎和小眼球的技术，即在鼻侧和颞侧切除5 mm厚的楔形巩膜，并做360°赤道巩膜切口，将巩膜分为前、后两半。

眶内植入假体的优点是可以植入更大的假体，并为后巩膜提供额外的屏障。

如果使用多孔植入物，则必须进行巩膜切开，以促进眼眶植入物内的血管向内生长。

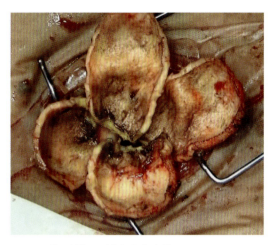

图13.6 巩膜四瓣切开剜除眼内容物

精神痛苦。为患者植入合适的义眼可以大大减轻这种痛苦。

自1884年Mules首次描述植入物起，人们就开始尝试不同材料、设计和形状的种植体：

移植物的形状通常为球形，直径为12～24mm。

术后护理

- 术后加压包扎要保持3～4天。
- 取出后，可建议患者用冰块冷敷。
- 根据实际情况开具全身抗生素、止痛药，以及局部抗生素眼膏。
- 6周后，待中央凹完全愈合后，再植入眼球假体。

并发症

- 术后感染，尤其是在出现全眼球炎或眼内炎时，使用广谱全身性抗生素通常可将感染风险降至最低，外科医师可推迟使用初级眼眶植入物。
- 眼眶植入物术后脱出。
- 术后巩膜壳收缩。
- 巩膜边缘伤口愈合不良。
- 术后疼痛在角膜残留的病例中较为常见。

13.2 眼眶植入物

眼眶植入物是一种医用假体，用于替代眼球，并能在眼球摘除或切除后进行一定程度的真实运动（图13.7）。

摘除或失去一只眼对任何人来说都是巨大的

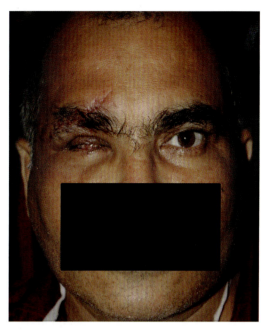

图13.7 眼睑创伤和眼球损伤，无视力潜能，通过眼内容剜除术切除眼睑和眼球

类型	定义	示例
单一型	植入物与眼眶结构或假体没有直接融合或有间接融合	PMMA、丙烯酸、硅胶植入物等
半复合型	植入物与眼眶结构间接（机械）融合，但不与假体融合	Allen植入物
复合型	植入物与眼眶结构和假体间接（机械）融合	Cutler植入物
生物复合型	植入物与眼眶结构直接（生物）融合，但可能与假体融合或不融合	羟基磷灰石、聚乙烯磷、氧化铝等
生物型	人体组织的自体移植物或同种异体移植物与眼眶结构直接（生物）融合，但不与假体融合	真皮脂肪移植（图13.8）、颞肌筋膜移植、松质骨移植、软骨移植等

植入前可以使用不同的材料对植入体进行包裹。植入体的包裹材料类型和优缺点各有不同，外科医师对此仍有争议。人们尝试了不同的包裹材料：

类型	示例	优点	缺点
有机（自体和异体）	（1）自体材料，如颞筋膜、腹直肌鞘、阔筋膜 （2）异体材料，如人供体巩膜（图13.9）、人类供体心包、阔筋膜、巩膜、牛心包和脱细胞真皮	（1）植入物与眼眶结构融合更好 （2）减少与植入物相关并发症（如暴露、挤压和迁移）的概率 （3）眼球假体活动度更好 （4）手术成功率增加	（1）有疾病传播的潜在风险 （2）自体材料需要有第二个手术部位 （3）手术时间延长 （4）患者发病率增加 （5）手术费用增加 （6）异体材料不易获取
全塑	未染色聚乳酸910网目	（1）植入物与眼眶结构融合更好 （2）减少与植入物相关并发症（如暴露、挤压和移位）的发生概率 （3）眼球假体活动度更好 （4）手术成功率增加 （5）无疾病传播风险 （6）自体材料无须有第二个手术部位 （7）不会增加患者并发症的发病率	（1）手术时间延长 （2）手术费用增加

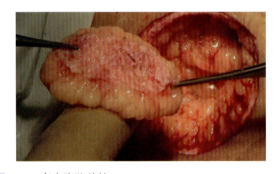

图13.8 真皮脂肪移植

并发症

（1）植入物外露和脱出。

（2）植入物移位。

（3）原发性或继发性感染。

（4）眼眶容积不足。

（5）永久性疼痛。

（6）结膜变薄/糜烂。

（7）结膜囊肿形成。

（8）异物反应。

图13.9 用人体捐献巩膜包裹的丙烯酸眼眶植入物

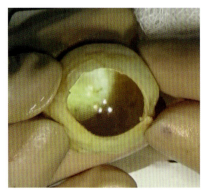 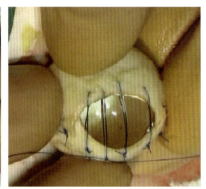

（9）结膜穹隆缺损。

（10）眼睑下垂。

（11）植入物腐蚀。

13.3 眼球假体

眼球假体是眼球摘除后的人工替代物。眼球假体不仅能带来良好的美容效果，还能改善患者的心理状态，增强自信心。

13.3.1 眼球假体的适用范围

（1）眼球摘除/切除。

（2）眼结核。

（3）眼球萎缩。

（4）角膜瘢痕，导致盲眼外观畸形。

（5）先天性无眼症/小眼症。

13.3.2 眼球假体的类型

（1）成型器/透明壳。

（2）巩膜壳。

（3）全层假体：

（a）常规假体。

（b）定制假体。

13.3.3 成型器或透明壳

眼球摘除或切除术后，会临时放置一个透明的丙烯酸塑料外壳（成型器），以保持结膜穹隆的形状，同时允许眼睑在外壳上眨眼而不会摩擦缝线。在结膜穹隆完全愈合之前，该外壳至少要保留6周（图13.10）。

13.3.4 巩膜壳

巩膜壳由薄而透明的硬塑料制成，中央有一个类似角膜的深色区域。巩膜壳可以安装在角膜完全不透明的萎缩程度最小的眼球上。中央的深色涂漆圆盘状区域可以隐藏不透明的角膜。

13.3.5 全层假体

全层眼球假体可以是常规的（现有假体）（图13.11a），也可以是专门定制的（图13.11b）。

13.3.6 常规假体

常规假体由丙烯酸材料制成，有标准尺寸和形状。时间有限或预算不充足的患者可以选择此类假体。

图13.10 透明亚克力塑料外壳

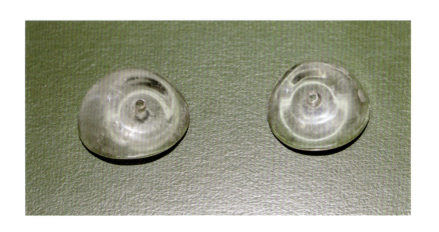

图13.11 全层假体。（**a**）现成（常规）假体。（**b**）定制假体

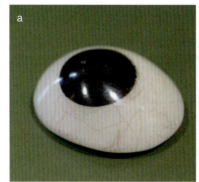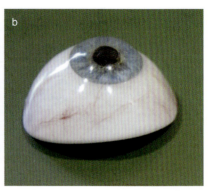

13.3.6.1　优点

（1）容易在市场上购得。

（2）具有标准尺寸和形状。

（3）时间有限时，可以给患者使用。

（4）价格低于定制假体。

13.3.6.2　缺点

（1）由低级材料制成。

（2）可能不适配。

（3）与另外一只眼不对称。

（4）与另外一只眼的色调不一致。

（5）假体活动范围较小。

（6）无法改装。

13.3.7　定制假体

定制假体由高级丙烯酸涂料制成，经过定制可与中央凹完美贴合，通过人工喷涂可与另一只眼球的颜色精确匹配。定制假体还具有最佳的外观和极佳的对称性。

13.3.7.1　优点

（1）根据患者中央凹的实际测量值定制。

（2）由高级材料制成。

（3）非常适配。

（4）患者对假体的适应性极强。

（5）与另一只眼完美对称。

（6）与另一只眼的色调一致。

（7）移位更加灵活。

（8）可以进行改装，以解决诸如上睑下垂、无须手术扩大中央凹等问题。

13.3.7.2　缺点

（1）市场上不易买到。

（2）有时间限制时无法给患者使用。

（3）价格高于常规假体。

13.3.8　制作方法

13.3.8.1　印模托盘选择

选择与中央凹完全吻合的丙烯酸印模托盘（图13.12）或适形器（图13.13a）。患者保持放松姿势，以形成组织的自然垂度。

13.3.8.2　印模

患者应直视前方，保持面部肌肉放松。将流动性很好的藻酸盐注入注射器，然后从入口处注入印模托盘，缓慢填充至眼窝，避免过度填充。当少量材料从内眦流出时，就表明眼窝已填充充分。

凝固后，将下眼睑向下拉并横向拉动，并以弧形路径轻轻地将印模从上眼睑取出。然后对印模进行清洗和消毒。取下的印模可以使眼球

图13.12 常规丙烯酸眼印模托盘

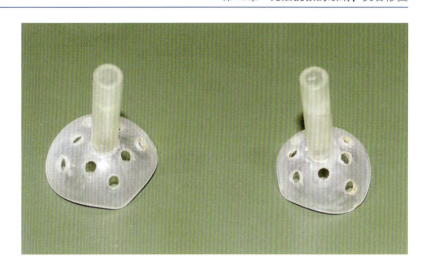

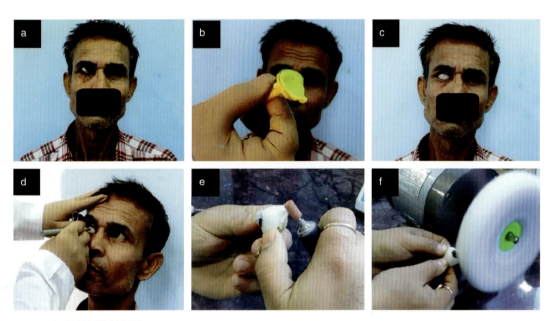

图13.13 （a~f）定制假体的制作

假体的体积和眼睑轮廓与真实眼球相匹配（图
13.13b）。

13.3.8.3 制作蜡模

硅酮油灰指数是由印模制成的。凝固后，将
其切开并注入液体蜡。蜡型硬化后，将其轻轻取
出，在冷水中冷却并抚平。然后在患者的眼窝中
试戴蜡模，以确定是否贴合、是否舒适、是否厚
重、蜡型的移动情况，以及眼睑在蜡型上的移动
情况（图13.13c）。必要时进行调整。通过站在患

者身后，眼睑后缩，让患者向下看来检查角膜突
出度。

13.3.8.4 绘制虹膜

用丙烯酸涂料在平整的丙烯酸圆盘上手工绘
制。眼科医师会让患者坐到面前来完成这一步
骤，以便与同侧眼睛的颜色准确匹配。义眼着色
最好在自然光下进行。首先应涂上底色，然后用
细笔分层涂上其他高亮度的颜色，类似车轮上的
辐条。在瞳孔中央涂上一个小黑点来表示瞳孔。

注意与患者另一只眼睛的匹配要真实、准确。

13.3.8.5　虹膜的丙烯酸圆顶

虹膜绘制完成后，会在绘制表面添加一个透明的丙烯酸圆顶，类似于角膜。这个圆顶有助于提升深度，放大虹膜的细节。丙烯酸帽被精确地切割成一系列角度，以便与假体的巩膜部分完美融合。

13.3.8.6　制作巩膜底壳

用牙科石膏将蜡型装入两部分组成的模具中。待蜡型凝固后，取出蜡型，用丙烯酸材料填充，以制作巩膜底壳。接着取出丙烯酸假体，修剪丙烯酸表面多余的部分。丙烯酸假体的虹膜几乎与天然眼球的虹膜平面持平。最后将边缘修圆，使丙烯酸假体表面平滑。

13.3.8.7　定位虹膜

在患者佩戴蜡型时，标记虹膜的位置和平面（图13.13d）。这一步可确保制作完成的假体上的虹膜位置与另一只眼完全吻合。

13.3.8.8　粘贴虹膜

用丙烯酸胶水将虹膜按照先前测量的准确平面和位置粘贴到巩膜底壳上，这一步影响着最终眼球假体的整体美观效果。

13.3.8.9　巩膜壳和静脉着色

巩膜颜色与邻近眼球的颜色相匹配，并通过复制血管进行静脉处理，使巩膜看起来更自然。

13.3.8.10　透明树脂涂层和精加工

在涂漆的眼球假体上再涂上一层透明树脂，这样可以凸显假体的深度和自然外观。修整假体的粗糙边缘（图13.13e）。最后，用抛光刀、浮石和磨光机对假体进行抛光处理，使其呈现自然光泽（图13.13f）。

13.3.9　患者如何护理眼球假体

教会患者如何安放和取出眼球假体。起初，患者可能会感到轻微的不适，但很快就会适应。向患者详细说明如何护理和保持清洁卫生。

（1）应尽量减少对眼球假体的操作。

（2）眼球假体可以每天取出1次，用肥皂和水进行适当清洗，晾干后再由患者自行安装。

（3）患者入睡时应佩戴假体。

（4）可在假体上滴上润滑眼药水，这能确保眼睑在假体上平滑移动，还能带走沉积在假体表面的碎屑。

（5）应避免频繁取出假体，因为这可能会导致流泪、分泌物增多、眼睑松弛、眼睑外翻，以及假体安装空间不足。

（6）建议每年对假体进行一次抛光，以保持假体表面光滑，边缘圆滑，防止眼睑与假体之间产生不必要的摩擦，也避免中央凹出现炎症反应，如眼睑肉芽肿和巨乳头性反应。

（7）理想情况下，假体应每5年更换1次，具体取决于眼窝的形态变化。

（8）患者应佩戴全框聚碳酸酯镜以保护另外一只眼免受伤害。同时，在镜片的掩盖下，眼球假体看上去也与正常眼无异（图13.14）。

感谢　眼科专家Jico Gogoi先生、Sri Sankaradeva Nethralaya、Guwahati。

图13.14 （a、b）取出眼球手术的术前及术后安装全层假体后的美容效果。（c、d）眼内容剜除手术术前及术后安装全层假体后的美容效果

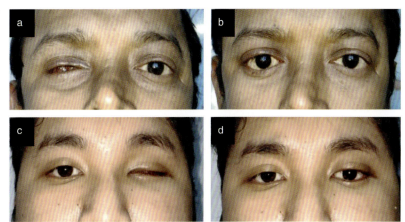

参考文献

[1] Morley MG, Nguyen JK, Heier JS, Shingleton BJ, Pasternak JF, Bower KS. Blast eye injuries: a review for first responders. Disaster Med Public Health Prep. 2010;4(2):154–160.

[2] Stephenson CM. Evisceration of the eye with expansion sclerotomies. Ophthalmic Plast Reconstr Surg. 1987;3(4):249–251.

[3] Kostick DA, Linberg JV. Evisceration with hydroxyapatite implant. Surgical technique and review of 31 case reports. Ophthalmology. 1995;102(10):1542–1548, discussion 1548–1549.

[4] Jordan DR, Anderson RL. The universal implant for evisceration surgery. Ophthalmic Plast Reconstr Surg. 1997;13(1):1–7.

[5] Huang D, Yu Y, Lu R, Yang H, Cai J. A modified evisceration technique with scleral quadrisection and porous polyethylene implantation. Am J Ophthalmol. 2009;147(5):924–948, 928.e1–3.

[6] Long JA, Tann TM 3rd, Girkin CA. Evisceration: a new technique of trans-scleral implant placement. Ophthalmic Plast Reconstr Surg. 2000;16(5):322–325.

[7] Massry GG, Holds JB. Evisceration with scleral modification. Ophthalmic Plast Reconstr Surg. 2001;17(1):42–47.

[8] Sales-Sanz M, Sanz-Lopez A. Four-petal evisceration: a new technique. Ophthalmic Plast Reconstr Surg. 2007;23(5):389–392.

[9] Georgescu D, Vagefi MR, Yang CC, McCann J, Anderson RL. Evisceration with equatorial sclerotomy for phthisis bulbi and microphthalmos. Ophthalmic Plast Reconstr Surg. 2010;26(3):165–167.

[10] Mules PH. Evisceration of the globe, with artificial vitreous. Trans Ophthalmol Soc. 1885;5:200–206.

[11] Bhattacharjee K, Barman MJ, Ghosh S. Orbital implants. Surgical ophthalmic oncology. Cham: Springer; 2019. p. 141–143.

[12] Jordan DR, Klapper SR. Wrapping hydroxyapatite implants. Ophthalmic Surg Lasers. 1999;30(5):403–407.

[13] Klapper SR, Jordan DR, Punja K, Brownstein S, Gilberg SM, Mawn LA, Grahovac SZ. Hydroxyapatite implant wrapping materials: analysis of fibrovascular ingrowth in an animal model. Ophthalmic Plast Reconstr Surg. 2000;16(4):278–285.

[14] Piškinienė R, Banevičius M. Complications of orbital endoimplantation in the eye clinic of the Lithuanian University of health sciences. Acta Med Litu. 2017;24(2):101–106.

[15] Raizada K, Rani D. Ocular prosthesis. Cont Lens Anterior Eye. 2007;30(3):152–162.

[16] Sethi T, Kheur M, Haylock C, Harianawala H. Fabrication of a custom ocular prosthesis. Middle East Afr J Ophthalmol. 2014;21(3):271–274.

眼眶和颌面部外伤

N. Girish Kumar, Sabari Girish Nair

第14章

14.1 引言

据世界卫生组织统计，2000年全球有580万人死于伤害。在美国的5～44岁年龄组中，伤害是死亡的主要原因。然而，伤害对社会的影响不能仅以死亡率来评估，还应该考虑到潜在寿命损失年（YPLL）和伤残调整生命年（DALY）。据估计，每发生一起与伤害相关的死亡事件，就有30人受重伤和300人受轻伤。非致命伤占所治疗疾病的1/5。此外，还有大量未报道的伤亡。

2012年，约有16.4万人死于战争和冲突，约占全球死亡人数的0.3%。2014年冲突造成的死亡人数增至20多万。这些估计数还不包括战争和冲突对疾病传播、营养不良和医疗服务崩溃的间接影响造成的死亡。武装暴力导致的伤害已成为全球性健康问题。在世界各地，每年约有30万人死于武装冲突中的枪支暴力。此外，每年还有20万人死于非冲突情况下的枪伤。他们占230万暴力死亡人数的1/4，其中42%是自杀，38%是他杀，只有26%与战争有关。与此同时，在战场上，90%的伤亡是由碎片造成的，只有15%～20%是由枪伤造成的。

当今世界，冲突的发生率和严重程度都在增加，几乎没有任何地方、区域或国家能够避免。这些袭击可能是个人事件，也可能是群体事件；可能是持刀刺杀，也可能是炸弹爆炸。在这种情况下，每一位医护人员都必须了解如何诊断此类事件造成的伤害、需要立即采取紧急措施以降低发病率和死亡率，以及最终的治疗成功和康复。

面部是人体的重要组成部分，负责自我识别、视觉、嗅觉、听觉、咀嚼、呼吸、语言和非语言交流，在攻击和事故中最容易受伤。面部缺陷对人的心理有毁灭性的影响（图14.1）。

大脑和脑神经与面部密切相关。冲突战争中防弹衣的使用使四肢、头部和面部受伤的概率增加。在Shapiro等的一项研究中，一级创伤中心收治的所有创伤患者中有10.5%为面部骨折。面部骨折患者的总死亡率为8.7%。尽管面部仅占人体总表面积的0.035%，但由于其暴露在外且位置突出，因此经常受到外伤，尤其是在冲突地区。防弹背心和头盔覆盖了大部分区域，使面部和四肢暴露在外。Rai等的一项研究表明，冲突局势中38%的患者受到多重伤害，导致多发性创伤。其中，14.2%的人头部和颈部受伤，13.3%的人胸部

N. G. Kumar (✉) · S. G. Nair (Deceased)
ECHS, Medical College, Trivandrum, India

S. Waikar (ed.), *Ocular Trauma in Armed Conflicts*, https://doi.org/10.1007/978–981–19–4021–7_14

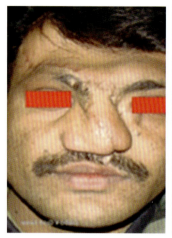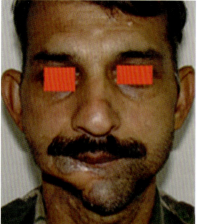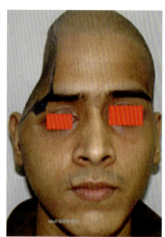

图14.1 创伤后面部缺陷

受伤，13.5%的人腹部受伤，59%的人四肢受伤（图14.2）。

由于这种情况会使现有设施不堪重负，因此对多系统损伤的大规模伤亡人员的分类必须由军事和文职医务人员共同承担。为此，所有医务人员都应做好准备，提供最佳护理，挽救生命，降低并发症的发病率。了解武器性质，以及战争和恐怖武器造成的生理性后果，对于及时和优化管理至关重要。首次手术是取得良好效果的最佳时机，任何二次手术的效果总是不尽如人意。为了使面部尽可能美观且最大化地恢复其功能，同时将发病率降到最低，必须多专业跨学科团队合作。

14.2 创伤类型

创伤的主要类型是钝性创伤和穿透性创伤。钝性创伤是由钝器攻击、道路交通事故或跌倒造成的。导致钝性创伤的外力是突然减速或钝器击打造成的，即受害者在运动中撞击另一物体，或物体在运动中撞击受害者。因此，受害者可能会有软组织损伤、骨损伤或两者兼有。软组织损伤可能是轻微擦伤，也可能是脱套损伤并伴有组织损失。它可能导致某些重要结构或器官受损。骨损伤种类多样，可能是无移位骨折，也可能是粉

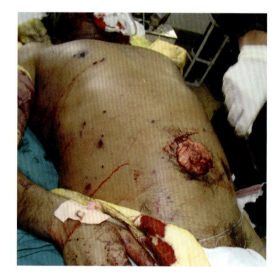

图14.2 相关损伤

碎性移位骨折并伴有骨骼缺损。

穿透性创伤可分为低速创伤、中速创伤和高速创伤。低速创伤包括刀伤、刺伤和低速子弹伤。在这些情况下，损伤仅限于致伤物造成的痕迹。在中速创伤中，弹丸（高速子弹和弹片）（图14.3）进入组织，形成永久性空腔和暂时性空腔。

永久性空腔是子弹弹道造成的局部坏死区域。暂时性空腔是子弹产生的冲击波造成的组织瞬时横向位移，其造成的损伤取决于组织的弹性。枪伤的入口伤口可表现为椭圆形或圆形，边缘呈打孔状（图14.4），也可能会出现挫伤环。穿过骨骼上软组织的入口伤口通常外观呈星状。出

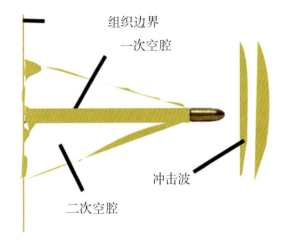

图14.3　子弹在体内造成的一次空腔和二次空腔示意图

组织的非同步运动，导致组织撕裂并可能破坏附件（图14.6）。爆炸伤中的另一组伤害是由爆炸释放的弹片造成的。这些材料可能是简易爆炸装置中的钢粒、汽车炸弹中的汽车零件或环境中的木材、钢铁或玻璃碎片。它们通常会造成穿透性创伤，还会携带大量污垢和污染物。第四种伤害是产生的热量引起的热损伤。这取决于受害者与爆炸点的距离。

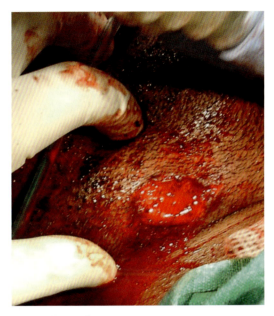

图14.4　子弹入口伤

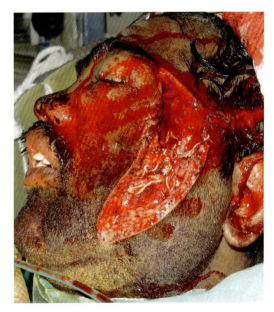

图14.5　同一子弹的出口伤

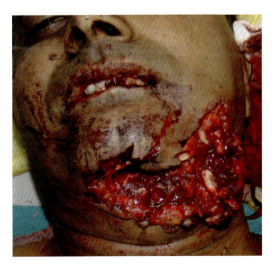

图14.6　面部爆炸伤，组织边缘不齐、骨质粉碎、软硬组织缺失

口伤口通常较大且不规则。边缘会出现外翻，皮瓣不规则（图14.5）。当子弹击中下颌骨时，冲击波也会传递到下颌骨，导致颈缘处的牙齿断裂。

　　爆炸伤是由炸弹和简易爆炸装置（IED）造成的。炸弹和简易爆炸装置会迅速释放出巨大能量，产生大量热量，出现爆炸冲击波并以超声速向外传播。冲击波与人体组织相互作用，产生应力波和剪切波。应力波产生高局部力，这些力会在组织界面得到增强和反射，从而增加受伤的可能性。肺、听觉系统和肠道等含有空气或液体的器官受这些应力波的影响最大。剪切波会引起组

14.3 介绍

颌面部外伤的表现因所受力类型、发生角度和部位而异。一般来说，颌面部外伤由于组织的血管供应较多而显得比较可怕，但是大多数情况下都不会危及生命。表现类型取决于外力性质、施力部位和受力组织类型。外力可能是穿透性的，也可能是钝性的。在尖锐物体造成的穿透性损伤中，损伤通常是局部的且轮廓清晰（图14.7），损伤程度一目了然。在钝性创伤中（图14.8），损伤程度并不明显，因此必须系统地寻找组织损伤，避免误诊。图14.8所示的病例中，尽管没有撕裂伤，但有涉及额骨、面中部和人中的泛

面损伤，这在三维CT重制图像中清晰可见。

14.3.1 颜面部临床划分

临床上，常将颜面部划分为上面部（上1/3）、中面部（中1/3）和下面部（下1/3）三部分（图14.9）。这3个区域各有特点，影响损伤类型。上1/3是从发际线到眉毛，由额骨形成。上1/3区域损伤的特点是额窦和眶顶受累，这决定了所需治疗的类型。从眉毛延伸到上唇的中1/3由薄薄的骨头组成，在受到冲击时会皱缩，因此可以吸收大量的力，从而保护眼睛和大脑，但垂直和水平支撑除外。这些损伤会导致视力障碍、脑脊

图14.7 穿透伤——临床图和放射影像

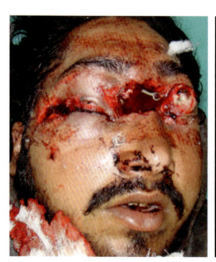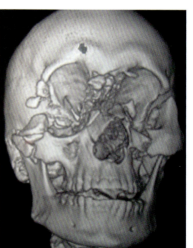

图14.8 钝性创伤——临床图和放射影像。3D-CT显示额骨骨折、上颌骨骨折和下颌骨骨折

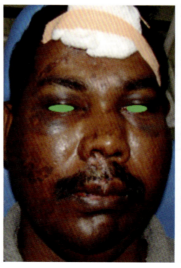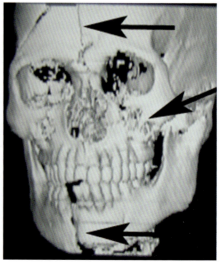

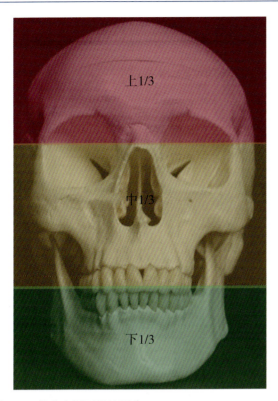

图14.9 临床上颜面部的划分

液渗漏，以及呼吸、咀嚼和语言障碍。从下唇延伸到下颌的下1/3区域是唯一的活动部分，一般在最薄弱的部位发生骨折，即角部、副联合区域和髁下区域。该区域的损伤也会影响呼吸、咀嚼和语言。

14.3.2 上1/3损伤

上1/3主要由额骨构成，额骨构成前颅底，非常坚固。额骨骨折所需的力为200g（重力），

因此任何上1/3的骨折都可能伴有头部损伤。此外，在额骨骨折患者中，20%可能有颈椎损伤，30%可能有其他危及生命的损伤。Garg等根据CT扫描结果，提出了一种与头部损伤严重程度相关的额骨骨折新分类。他们发现，额窦和眼眶延伸的垂直骨折以及穿透中颅窝或后颅窝的骨折与颅内损伤、视神经病变、残疾和死亡的相关性最强（$P<0.05$）。其表现包括轮廓凹陷、眶上缘阶梯畸形、皮下气肿，以及眶上和滑车上神经感觉异常。由于伴有软组织水肿，前额凹陷在急性期很容易被漏诊。在意识清醒的患者中，面部疼痛是常见症状。若有前额撕裂、挫伤或血肿，应怀疑为额窦损伤。在少数情况下，可通过裂口看到大脑。多达1/3的额窦骨折患者会出现脑脊液（CSF）、鼻出血或伤口内有脑脊液。从手术角度来看，额骨骨折可分为内侧骨折、外侧骨折和合并骨折。内侧骨折通常不涉及颅腔，影响额窦（图14.10）。在严重外伤的情况下，内侧和外侧都会受损，导致颅骨受累。外侧骨折可能会累及眶顶，需要特别考虑（图14.11）。当患者的头部从侧面受到撞击时，就会出现这类损伤。同样位于该区域的泪腺也可能受到影响。如果合并发生，创伤会非常严重，以至于双侧整个前额都受累，需要神经外科介入治疗（图14.12）。在枪伤病例中，如果累及额叶，通常可以透过伤口看到大脑。脑部其他区域的枪伤可能看不到，因为他们很少存活，临床特征见表14.1。

图14.10 额骨内侧骨折的临床图及CT影像

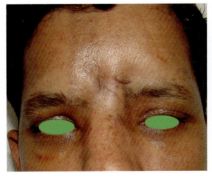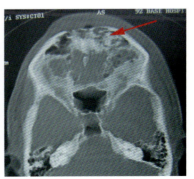

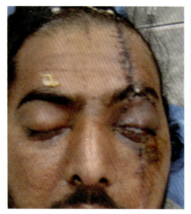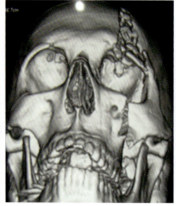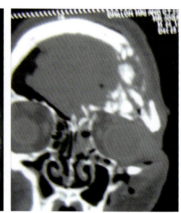

图14.11 额骨外侧骨折——临床图和放射影像

图14.12 涉及内侧和外侧的额骨骨折组合

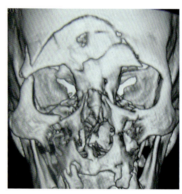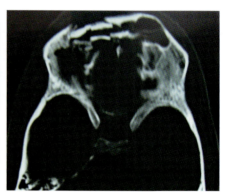

表14.1 面部创伤的临床体征和症状

症状/体征	上1/3受伤	中1/3受伤	下1/3受伤
症状	疼痛、麻木、昏厥、割伤、肿胀、出血、畸形	疼痛、麻木、割伤、肿胀、出血、变形、睁眼困难、视力丧失或减退、复视、闭口困难	疼痛、麻木、割伤、肿胀、出血、畸形、张口困难、闭口困难、偏差
体征	擦伤、挫伤、畸形、水肿、出血、意识丧失、血肿/瘀斑、感觉/运动障碍、皱褶、触痛、阶梯畸形	撕裂伤、挫伤、眶周瘀斑、结膜下瘀斑、出血、远视、眶骨畸形、眶周水肿、睁眼困难、眼球活动受限、眼部创伤、眼球内/外翻、眼睑外翻、复视、鼻衄、皮下气肿、视力下降、皮下气肿、耳鸣、耳聋、皱襞、触痛、阶梯畸形、运动/感觉神经缺失、张口/闭口困难、骨折碎片移动、面部拉长、盘面畸形、貉子眼、腭部血肿（Guerin征）、腭裂、咬合失调	疼痛、撕裂、挫伤、感觉障碍、水肿、出血、畸形、张口受限、张口时下颌偏斜、腱鞘炎/阶梯畸形、咬合失调、开放性咬合

14.3.3　中1/3损伤

面部的中1/3由骨骼复合体组成，包括成对的上颌骨、腭骨、颧骨、泪骨、下甲骨，以及不成对的犁骨和筛骨。该区域由非常薄的骨骼组成，由垂直和水平的骨骼支撑（图14.13）。这一区域的大多数骨折都被称为复杂骨折，因为它们涉及不止一块骨头。中1/3处最重要的结构是眼睛。它们受到由致密皮质骨构成的眼眶边缘的保护。另一方面，除了由颧骨眶面和蝶骨大翼组成的眶外侧壁外，眶壁通常很薄。眶上裂和眶下裂进一步削弱了眶壁。眶底壁和眶内壁是最常发生骨折的部位，有时即使没有眶缘骨折，也会导致爆裂性骨折。眶壁最薄弱的部位是眶下沟内侧的眶底区域，也是最常见的爆裂性骨折部位。上颌窦和筛窦气囊充当保护眼睛的气囊。尽管中1/3骨折的分类多种多样，但从实用和临床角度来看，中1/3骨折可分为鼻眶骨折、上颌骨骨折、颧骨骨折和眼眶骨折。很多时候，上述几种骨折可能同时存在。

14.3.4　鼻骨骨折

鼻骨骨折的类型多种多样，有最常见的单纯鼻骨骨折，也有涉及鼻骨、上颌骨额突、泪骨和筛骨的复杂骨折。这种类型的骨折累及眶内壁，导致内眦韧带和泪器断裂，筛板骨折导致脑脊液鼻漏、筛前动脉和筛后动脉严重鼻出血（图14.14）。这种骨折的主要临床特征包括鼻梁凹陷、鼻衄、脑脊液鼻漏、内眦距增宽、睑裂缩短、结膜下瘀斑和溢泪。

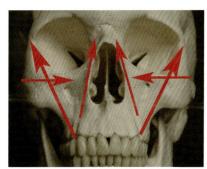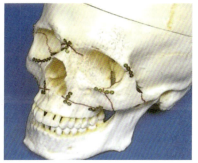

图14.13　中面部支撑（红色箭头）和稳定部位

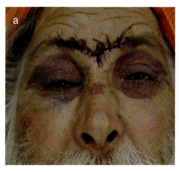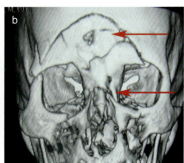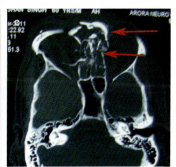

图14.14　鼻眶骨折——临床图和放射影像。（a）显示双侧眶周瘀斑。（b）3D-CT显示鼻骨骨折。（c）轴位CT扫描显示鼻骨骨折（箭头）和筛骨骨折（箭头）

14.3.5 上颌骨骨折

Le Fort系列骨折是累及上颌骨和牙槽以上的骨折，并延伸至鼻侧壁和翼板，根据受累程度分为Ⅰ～Ⅲ型。Le Fort Ⅰ型骨折仅涉及上颌骨的牙槽部分和腭骨，因此属于低位骨折，骨折线经梨状孔下缘、牙槽突基部，绕颧牙槽嵴和上颌结节向后至翼板下1/3处（图14.15）。在Le Fort Ⅰ型中，上颌骨通常是活动的，因此被称为浮动上颌骨。有时，水平腭突分裂导致口鼻瘘。大腭孔区域的血肿是Le Fort Ⅰ型骨折的病理特征。Le Fort Ⅱ型是一种锥形骨折，骨折线从鼻根部向两侧，经泪骨、眶下缘、颧上颌缝，绕上颌骨外侧壁向后至翼板中1/3处（图14.16），形成典型的盘状脸。在这种类型的骨折中，上颌骨通常会向下和向后移位，而且最常受到影响。因此，碎片可能无法移动，有时在复位过程中需要相当大的力才能使上颌骨移位。Le Fort Ⅲ型呈颅面分离状骨折，骨折线经鼻额缝，横跨眼眶，再经颧额缝向后下至翼板根部，形成颅面分离，造成翼板上1/3骨折（图14.17）。Le Fort Ⅲ型骨折中，整个脸部都会移动，导致脸部变长。虽然上颌骨骨折被归纳为这3种类型，但Patil等发现只有24%的上颌骨骨折遵循这一模式。在对上颌骨骨折的综述中，Phillips和Turco发现，Le Fort Ⅰ、Ⅱ和Ⅲ型骨折在面部创伤中的发病率分别为16%、19%和30%。他们

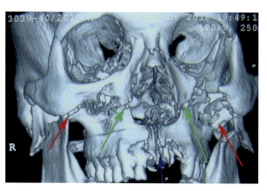

图14.15 3D-CT显示Le Fort-Ⅰ型骨折线。红色箭头标示颧骨支撑骨折，绿色箭头标示额颌支撑骨折，蓝色箭头标示腭中线裂口

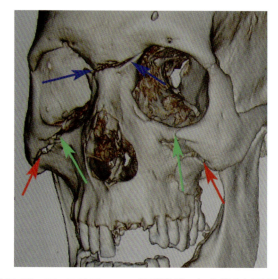

图14.16 3D-CT显示Le Fort Ⅱ型骨折。红色箭头标示颧骨支撑处，绿色箭头标示眶下缘，蓝色箭头标示鼻骨骨折处

图14.17 3D CT显示Le Fort Ⅲ型骨折的正面和侧面视图。红色箭头标示额颧缝处，蓝色箭头标示额颌缝处。右图中的绿色箭头标示面部骨骼沿颅底向下、向后移动

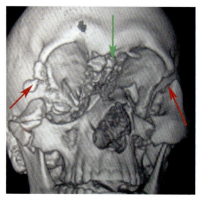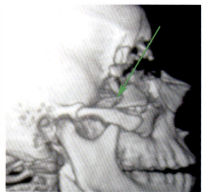

还发现，这些创伤病例大多是由于机动车事故造成的。

14.3.6 颧骨复合体骨折

外侧组包括颧骨复合体骨折，使用该术语也是因为此类骨折通常涉及不止一块骨头。这类骨折可能是单纯的颧弓骨折，也可能是颧骨复合体粉碎性骨折。有时颧骨会被向内推，因此在CT中可能看不到骨折线。当从颧骨体的侧面施力时，就会出现这种情况。如果从正面施力，通常会使颧骨向侧、向外和向下移位，从而导致眼球水平降低和眼球突出。图14.18展示了颧骨骨折的典型临床表现和放射学特征。任何结膜下出血且无明显后界限，均可诊断为颧骨复合体骨折。其他主要临床特征包括张口受限、颧骨凹陷，以及颧支撑、眶下和额颧（FZ）缝合区域压痛/阶梯畸形。如果颧骨明显向外和向下移位，还会出现眼球下垂。

14.3.7 眼眶爆裂性骨折

由于眶壁由颧骨、蝶骨大翼、上颌骨、筛骨、泪骨和额骨形成，眼眶骨折通常与上述中1/3骨折有一定重叠。然而，眼眶骨折有一种独特的类型，被称为"爆裂性骨折"。纯粹的爆裂性骨折是指眶壁骨折，不涉及眶缘（图14.19）。通常情况下，涉及眶底向上倾斜的薄层，导致眶内容物陷入上颌窦。这可能涉及眼眶脂肪或眼外肌。临床表现为眶下神经麻痹和眼球活动受限。重要的是要教育患者避免擤鼻涕，因为窦道中的空气会被挤入眼眶。这可能会引发眶隔综合征，从而导致失明。CT扫描可显示骨折的实际程度。当直径大于眼眶的物体撞击眼眶时，就会发生这种类型的骨折。眼球被向内推，对眼眶壁施加压力，导致眶壁塌陷。事实上，眼底和内侧壁之间并没有明显的分界线。眼底逐渐向内侧升高，成为内侧壁的一部分。内侧壁也是由薄骨形成的（图14.19）。如果眼外肌被这种骨折卡住，可能会导致眼球运动受限。通过观察眼球运动是否受限（通常是向上凝视时）可以确认这一点。为了排除神经损伤导致的眼球运动受限，还需要进行眼转向测试。有时，即使没有肌肉卡压，外伤导致的眼眶脂肪萎缩也会引起眼球内陷，这在以后会显现出来。有些患者会出现复视，走路时头转向一侧或闭上一只眼睛。尽管这主要涉及眼

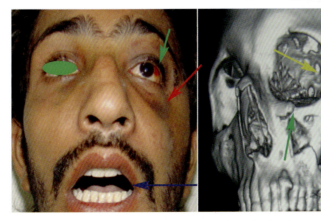

图14.18　颧骨复合体骨折的临床图和放射影像。左图中绿色箭头标示结膜下出血，红色箭头标示颧骨凹陷，蓝色箭头标示张口受限。右图蓝色、红色、紫色、绿色和黄色箭头分别标示额颧缝、颧弓、颧骨支柱、眶下缘和蝶颧缝处的骨折

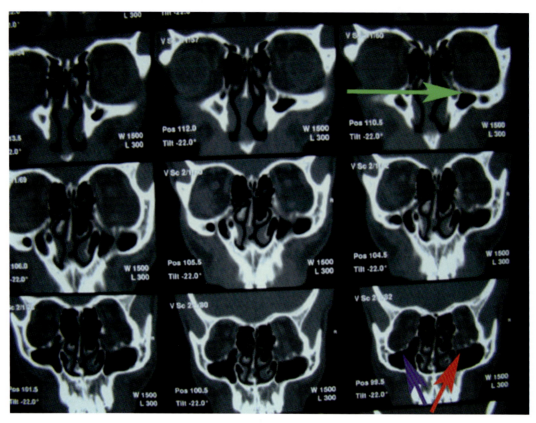

图14.19 冠状CT扫描显示眼眶"爆裂"性骨折。绿色箭头标示完整的眼眶边缘，红色箭头标示眼眶内容物通过底部骨折挤压到上颌窦，蓝色箭头标示对侧横截面眼眶底部的正常形状

底，但在某些情况下也会涉及内侧壁，很少涉及外侧壁（图14.20）。偶尔也会发生"吹入式"骨折，这是由于额骨骨折时眼眶顶骨折所致。眶顶由非常薄的骨头组成，在额骨损伤时很容易发生骨折。在所有面部骨折中，纯粹爆裂性骨折占4%～16%，而涉及眼眶边缘的骨折占所有面部骨折的30%～55%。

眼球通过洛克伍德悬韧带固定在水平轴上，该韧带内侧附着于泪骨后方，外侧附着于颧骨额突内侧的惠特纳尔结节，该结节位于前颧骨缝下1 cm、眶外侧缘后方3～4 mm处。睑裂的形状和位置取决于眦腱的附着情况。眼内眦腱附着于泪腺的前后两侧嵴。眼外眦肌腱也附着在惠特纳尔结节上。这种排列的任何失调都会导致远视和视神经发育不良。如果内眦附着处脱落，则导致远视（图14.21）。如果颧骨复合体向下和向外移位，则导致该侧眼球位降低（图14.21）。

14.3.8 下1/3损伤

下颌骨是面部外骨骼中唯一可活动的骨骼，在大多数个体中都非常突出，因此在颌面外伤中通常被涉及。由于下颌骨呈"U"形，50%以上的病例会出现多处骨折。最常见的骨折部位取决于创伤类型。常见的骨折部位有干骺端旁、角、软骨下和颌骨体（图14.22）。轻度至中度撞击通常会导致下颌副联合骨折（图14.23）。车祸和跌倒容易导致髁下骨折和副联合骨折（图14.24）。袭击更常导致角骨折（图14.25）。最常见的相关损伤包括头部损伤（39%）、头颈部裂伤（30%）、中面部骨折（28%）、眼部损伤（16%）、鼻骨骨折（12%）和颈椎骨折（11%）。常见的临床特征包括疼痛、肿胀、出血、阶梯畸形、压痛、张闭口腔困难、下颌张开时偏斜、咬合不正和神经缺陷。舌侧血肿是下颌骨骨折的特有症状。可通过

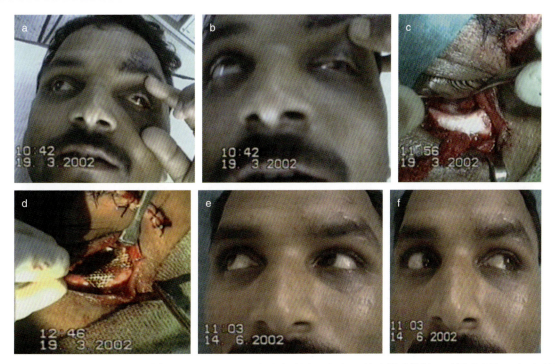

图14.20　眶外壁爆裂性骨折的罕见病例。（a、b）左眼球活动受限。（c）眶外壁爆裂骨折，不累及边缘。（d）钛网重建缺损。（e、f）修复全眼球运动

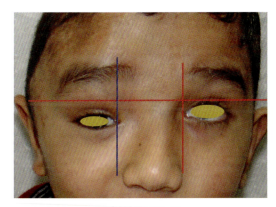

图14.21　眼眶发育不全，右眼球和内眦距增宽

舌片咬合试验有效检测下颌骨骨折。临床特征见表14.1。

在929例孤立性面部骨折中，最常见的骨折类型是鼻骨骨折（164例），其次是眶底骨折（150例）、ZMC骨折（76例）、上颌窦骨折（75例）、下颌横突骨折（48例）和鼻眶筛骨折（46例）。在眼眶骨折患者中，高达29%的患者伴有眼部损伤。

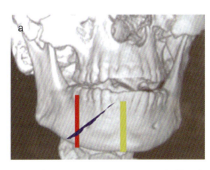
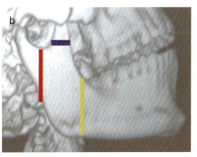

图14.22　下颌骨骨折的常见部位。（a）3D-CT显示本体骨折（红色）、副联合骨折（蓝色）和联合骨折（黄色）。（b）3D-CT侧视图显示髁下骨折（红色）、冠状面骨折（蓝色）和角骨折（黄色）

图**14.23** （**a**、**b**）下颌骨右侧副联合骨折

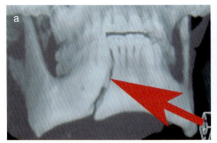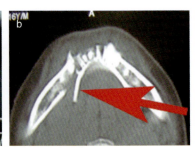

图**14.24** 3D-CT显示下颌骨联合骨折和髁下骨折。（**a**）正视图和（**b**）侧视图。红色箭头标示侧向移位的髁下骨折，黄色箭头标示联合髁骨折的扭转移位

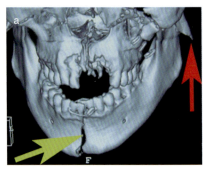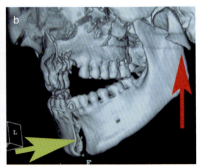

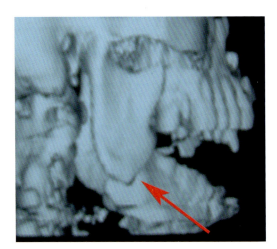

图**14.25** 3D-CT显示下颌骨骨折角度

在机动车事故（MVA）导致的高速损伤中，面部的3个区域都可能受累，因此被称为全面部创伤。这主要是由于钝性外伤造成的（图14.8）。可能有也可能没有裂伤或明显的损伤。上1/3、中1/3和下1/3存在骨折。

同样，枪弹伤（GSW）也有特征表现，但具体的临床情况无法预测。如果是低速子弹，子弹可能会进入体内，在击中骨头后可能会偏转并倒下，不会造成明显损伤。有时，子弹会被骨头或

牙齿挡偏，然后在体内发生不可预测的移动。例如，在某个病例中，子弹从正面射入右侧脸颊，击中下颌骨，到达右侧颈后三角区的皮下，但并未对血管造成重大损伤。随后，子弹被顺利地从右侧取出。一般来说，动脉会因动脉壁的弹性而发生偏转。对于高速枪伤，通常会有一个小的入口伤口和一个大的出口伤口（图14.4、图14.5）。沿途硬组织和软组织都会受到广泛破坏，导致骨骼粉碎，有时还会造成软组织缺失。相比之下，爆炸伤通常表现为巨大的入口伤口，存在多块骨碎片，组织中有残留异物（图14.6），通常也会出现大量的软硬组织损失。组织创伤的实际程度远远超出可见范围，因为爆炸伤会导致相当大的微创伤，造成邻近组织缺血性坏死，这将在后面介绍。

14.4 治疗

颌面部外伤可单独发生，也可与其他部位的损伤同时发生。它会产生局部和全身反应。局部反应表现为炎症，导致疼痛、触痛、肿胀和功能

减退。全身反应包括生物和心理应激反应。生物反应主要受内源性儿茶酚胺释放的影响，而心理反应则是否认、震惊、恐惧和脆弱感增加。在对患者进行治疗之前，应将这些因素考虑在内。

在创伤"黄金时间"所进行的处理决定了最终的结果。当气道受损时，可能需要几分钟的处理，而对于骨盆骨折等出血不稳定的患者，则可能需要几小时。在所有与创伤相关的住院死亡病例中，约有60%发生在这一重要的时间段，而其中的35%是因评估和复苏不充分而导致的本可避免的死亡。2016年美国国家科学院的一份报告评估，平民创伤可预防死亡率（PDR）为20%，即每年约30 000人死亡。为了促进在全球范围内更好地实施作用有效、价格实惠和可持续的创伤系统，世界卫生组织（WHO）和国际创伤外科和重症监护协会（IATSIC）合作制定了《基本创伤护理指南》。该指南提出，世界上每一名创伤患者，都应能获得核心的基本创伤护理服务。为了确保能够提供这些服务，还进一步说明了全球各医疗机构应具备的最低人力资源、物质资源和行政机制。该指南和相关院前创伤救护系统自发布以来极大地促进了许多国家创伤救护系统的改进。

失控出血是最初48h内死亡的最常见原因。随着院前护理和高效转运的进步，现在有更多的重伤患者能够被送往医院。创伤中心的发展提高了此类患者的生存率，他们之后需接受面部重建手术。理想情况下，颅面团队应配备麻醉师、神经外科医师、眼科医师、颌面外科医师、耳鼻喉科医师和放射科医师。如有需要，还可包括一名整形外科医师和儿科外科医师。在处理严重受伤患者方面取得的进展使得对骨折患者进行早期和明确的先期治疗成为可能。此类病例的处理可以从3个方面考虑：初步检查和复苏、二次检查和最终管理。

14.4.1 初级治疗和复苏

严重颌面部外伤的初级处理应遵循高级创伤生命支持（ATLS）的建议方案，以降低死亡率和发病率。初级治疗的目标是迅速识别并处理对生命、肢体和视力产生威胁的因素，防止现有损伤加重，并将功能恢复到正常水平。训练有素的跨学科多专科团队在实现这一目标方面的作用至关重要。在冲突情况下，这些患者存在多处穿透伤，伴有严重的组织破坏。处理时相当耗时，容易导致死亡。如今，"损伤控制手术"已成为这类患者的选择，其中包括缩短开腹手术时间，快速精确控制出血，必要时使用临时填塞物进行污染处理，然后进行生理复苏。一旦患者病情稳定，就可以对所有损伤进行最终修复，包括腹部闭合。

需要牢记的重要一点是，颌面部创伤虽然看起来严重，但很少会引起失血性休克。在这种情况下，应寻找胸部或腹部是否有隐匿性出血，甚至四肢是否有闭合性损伤。颌面部外伤导致死亡的原因为气道阻塞。在许多受伤严重的病例中，即使是GSW或爆炸伤，患者意识清醒，并且为了保持呼吸道通畅，他们更倾向于坐位以保持前倾姿势。清醒光纤插管是此类患者最理想的插管方法，但是由于面部受伤会导致大量出血，因此可能无法采用这种方法。

面部软组织血管丰富，两侧都会出血。此外，某些动脉如筛前动脉、筛后动脉和上颌内动脉不易控制。在这种情况下，填塞鼻腔和咽部可控制出血，填塞方法有很多种。最初，使用纱布进行前后填塞是唯一选择，但既困难又费时。现在有各种各样的材料可供选择。使用最广泛、最容易操作的是鼻衄导管，可实现前后鼻腔填塞（图14.26）。清洁鼻腔异物和血凝块后，将润滑后的鼻衄导管经鼻插入，使后气囊伸入鼻咽部。后部充气罩囊充入4～8 mL空气。轻轻拉出导管，直到导管与后鼻腔吻合，形成后部密封。接着，给前部充气罩囊充入10～25 mL空气，并将导管粘在鼻子上。然后尽早插入口腔导管。患者病情稳定后，可将口腔导管改为鼻腔导管，以便通过上颌骨间固定实现咬合。对于下颌骨骨折，可通过暂时稳定骨折来控制骨折碎片的出血。

美国麻醉医师协会（ASA）制定了《困难气道处理实践指南》。若因出血过多导致视力困难，应尝试直接喉镜下口腔气管插管。一旦患者病情稳定，可转为鼻气管插管或颏下插管。紧急情况下控制气道的其他方法包括使用喉罩和食管气管双腔导管（图14.27）。目前，还在研究使用介入放射学来通过栓塞止住此类深度出血。如果预计术后需要长时间插管，则可在患者病情稳定后实施计划性气管切开术。Beogo等的研究中发现，22.4%的Le Fort骨折患者和43.5%的Le Fort Ⅲ型骨折患者需要进行气管切开术。

一旦患者的情况稳定下来，就会进行二次检查。对患者进行彻底检查，记录所有明显或其他部位的损伤。很有可能遗漏损伤或不了解损伤的重要性，尤其是对反应迟钝或病情不稳定的患者。应尽早进行详细的眼科检查，因为眼睑水肿可能导致无法进行眼科检查。面部检查应从上1/3处开始，然后是中1/3处，最后是下1/3处。检查软组织以发现任何不对称、肿胀、出血、挫伤、撕裂和撕脱。应注意耳鼻有无出血。应检查听力和视力。检查下颌运动是否受限/偏离。受限可能是由于角骨折、髁下骨折或Le Fort Ⅱ骨折造成的。单侧髁下骨折会导致下颌偏向同一侧。双侧髁下骨折和上颌骨Le Fort Ⅱ型骨折患者可出现张口咬合困难或无法完全闭合（图14.28、图14.29）。触诊所有骨边缘，观察有无压痛、阶梯畸形和褶皱。软组织中出现吱吱声，表明鼻旁窦受累。在这一阶段还要检查感觉神经和运动神经是否受损，并

图14.26　通过填料处理出血。（a）将Foley导管用作鼻饲包。（b）Epi-Max导管，带前端袖带（红色箭头）和后端袖带（绿色箭头）

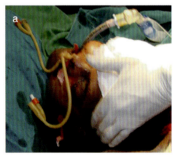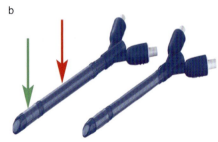

图14.27　外伤中插管困难的气道。（a）喉罩。（b）组合管

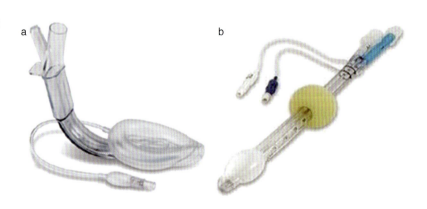

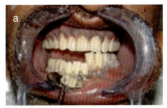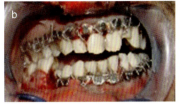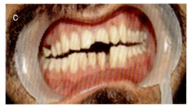

图14.28 下颌骨骨折的临床表现。（**a**）副干骺端和下颌角骨折时出现的阶梯畸形。（**b**）阶梯畸形见于下颌骨副髁和下颌角骨折。（**c**）双侧软骨下骨折时出现的前方开放性咬合

图14.29 上颌骨Le Fort Ⅰ型骨折的临床表现。（**a**）上颌骨碎片垂直移位导致的阶梯状畸形。（**b**）腭裂导致的水平移位

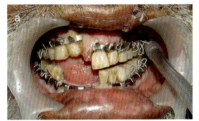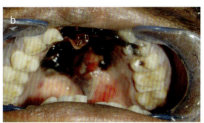

清楚地记录下来，因为手术治疗后它们的状态可能会发生变化。口内检查应显示是否存在阶梯畸形、咬合失调、单侧或双侧开放性咬合、软组织损伤/血肿和牙齿折断（图14.28~图14.30）。应注意是否有牙齿缺失。在插管过程中，上颌的任何活动都可能导致前牙意外脱落。如果前牙脱落，应注意牙间隙内的移动。评估上颌骨活动度的方法是将头部牢牢靠在头枕上，抓住上牙和肺泡，轻柔但有目的地向各个方向移动。如果是下颌骨，则在张开嘴的同时将下颌骨向下压。如果下颌骨有任何骨折，都会引起疼痛。如果是骨髁骨折，张开下颌时骨折碎片会被牵拉。当患者感觉到骨髁处疼痛时，也可以通过轻轻向内推动两个角来检查。腭裂可导致口鼻瘘。

14.4.2 成像

目前，颌面部创伤的主要成像方式是CT扫描。以前，颅骨的PNS观察是中1/3和上1/3骨折的基本影像学检查。由于涉及多块骨头及其重叠，中1/3和上1/3骨折的二维影像学检查导致许多骨折被漏诊。此外，传统的二维影像学检查无法评估

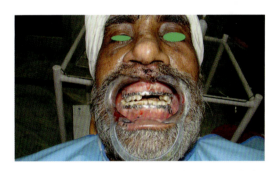

图14.30 上颌骨Le Fort Ⅱ型骨折临床表现为面部拉长、前方开放性咬合、上颌骨向下和向后移位

骨折的严重程度，以及颅腔和眼眶的受累程度。如今，面骨的冠状切面足以让外科医师了解中1/3骨折的实际范围（图14.19）。对于额骨骨折，了解骨折的前后受累情况非常重要。该区域的轴切面将清楚地显示额窦的前壁和后壁受累情况，这是计划所需手术类型的重要信息（图14.10、图14.12）。同一区域的良好冠状切面可清晰显示眶顶受累情况（图14.31）。对于涉及眼眶的骨折，CT扫描对于评估重建程度同样不可或缺。事实上，在观察冠状切片后，可以很容易地预测眶底重建的要求，因为冠状切片可以清楚地显示眶底缺损的前后和横向宽度。这将清楚地显示眶底骨折中软组织的卡压情况。对于上颌骨骨折，冠状

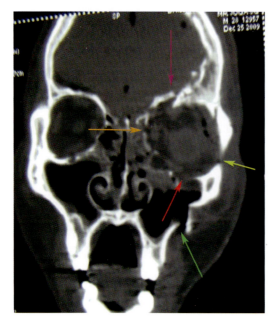

图14.31 冠状切面CT显示眼眶四壁均受累

切片也能清楚地显示骨折的类型以及上颌窦和眶底的受累情况，这对于制订手术治疗计划非常重要。通过轴切面可以清楚地了解翼板在骨折中的受累情况以及横腭骨折的类型。尽管正畸断层扫描能较好地显示单纯下颌骨骨折情况，但对于涉及髁突区的骨折，CT扫描必不可少。CT扫描能清楚地显示骨折类型，这对决定骨折的治疗和明确处理难度非常重要。如今，随着三维建模技术的普及和针对患者的植入物的制造，CT扫描可以发挥更大的作用。随着介入放射学在控制上颌内动脉等深部组织出血方面的应用日益广泛，CT扫描的作用也越来越大。在特定病例中可能需要进行磁共振成像，以探查神经损伤和眼部损伤的可能性。

14.4.3 确定性治疗

面部具有多种重要功能，如营养、呼吸、视觉、味觉和交流。12条颅神经中有11条供应面部，由此可见这些功能的重要性。面部靠近头颈部的重要结构也非常关键。面部在很大程度上影响着一个人的性格，任何毁容都会导致相当大的

社会心理问题。越早开始明确治疗，效果就越好。这是因为随着时间的推移，骨骼末端会逐渐变圆，导致日后难以恢复。这一点对中1/3骨折尤为重要，因为大部分区域的骨碎片较薄，如果丢失，就很难重新调整结构。在严重创伤中出现多处碎裂的情况下，中1/3的三维修复是一项巨大的挑战。软组织会逐渐收缩，很难恢复组织，导致术后开裂。初次修复是取得良好效果的最佳时机。初次修复质量稍有下降都会导致继发性畸形，而这种畸形在后期很难矫正。

确定性治疗的目标是通过以下方式建立形态和功能：

- 实现咬合并稳定后，对骨折碎片进行解剖复位。
- 保持面部的宽度、突出度和高度。
- 保护面部重要结构，如面部神经、腮腺管、泪管、眼球和颅神经。
- 尽早恢复功能。

14.4.4 软组织修复

软组织伤口可能是清洁伤口、挫伤伤口或刺伤伤口，也可能是这3种伤口的任意组合。伤口处理的第一步是伤口清创。首先要对伤口进行探查，必要时切开伤口，用稀释的洗必泰和刷子彻底清创，清除所有污垢和异物，避免有文身遮盖。接着，用生理盐水大量冲洗伤口后使用抗生素。需要注意的是，玻璃微粒可能不易察觉，必须仔细寻找。然后适当切除坏死组织。由于面部血管丰富，因此切除范围仅限于伤口边缘松弛、坏死的皮肤或黏膜。任何部位都不应干燥。在两次手术之间放置湿纱布可防止软组织瓣干燥。只要条件允许，就必须进行初次闭合，即使是对于枪伤和爆炸伤也是如此。而身体其他部位的创伤由于伤口过大，最好保持开放状态。

如果组织严重缺损，又没有条件采集皮瓣覆

盖缺损处时，可将皮肤与黏膜缝合，以限制伤口收缩。在清创过程中应注意保护腮腺管和面神经等重要结构，尤其是涉及面颊的损伤。一旦软组织的清创工作完成，就必须先将硬组织恢复原状，然后再进行缝合。面部区域一般不需要放置引流管。但如果伤口范围较大且组织出现创伤，则可以放置抽吸引流管。一般来说，适当地松解切口就可以实现初步闭合。首先将清洗后的伤口松散地拼接起来，以便评估组织缺失。在面部，通过松解切口可推进约5 cm。如果推进导致张力过大，可使用局部或区域皮瓣来实现闭合。最好不要让骨头暴露在外。舌黏膜在术后容易脱落。为了避免发生这种情况，可以尝试降低骨水平以减少张力。对于严重损伤，建议从容易识别的部位开始，如嘴角、眉毛、眼睑、朱红色缘和眼角，以达到美观效果（图14.32）。如有必要，应注射破伤风类毒素。

14.4.5 硬组织

硬组织处理的原则是广泛暴露所有骨折、松动、复位和稳定。硬组织损伤的治疗包括骨折碎片的移动、复位和稳定。在牙齿承载区域，骨折稳定前必须确保咬合。

14.4.6 接触面部骨骼的方法

有多种暴露面部骨骼的方法。尽量不在面部做切口，以免毁容和伤及面神经分支。但存在撕裂伤（图14.33），并且可以通过撕裂伤或极小的延伸充分暴露骨折处时，则不受此限。然而，在鼻眼眶区域，即使存在撕裂伤，也最好从冠状切口切入，以获得足够的组织推进，从而在无张力的情况下进行闭合，同时避免在面部最突出的部位留下难看的瘢痕。选择接触面部骨骼的方法在很大程度上取决于需要暴露的部位、骨折类型

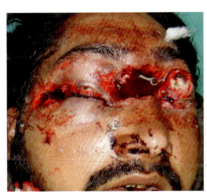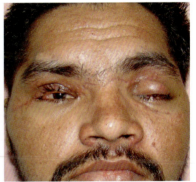

图14.32 患者术前和术后照片，显示通过直接一次闭合恢复了形态

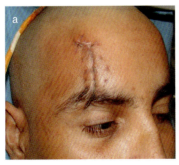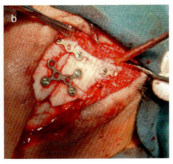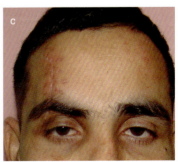

图14.33 从现有裂口进入。（a）现有裂口。（b）术中暴露。（c）术后外观

（碎裂程度和稳定性），以及外科医师的培训、技能和舒适程度。尽可能使用口腔内切口。处理上1/3骨折的最佳方法是冠状切口或半冠状切口，这种切口可提供充分的暴露，不会留下明显的瘢痕，将面神经损伤的风险降至最低，并有助于处理复杂的骨折（图14.34）。在中1/3骨折中，鼻眶复合体骨折和上颌骨Le Forte Ⅲ型骨折再次从冠状切口接近，效果最好。对于上颌骨，Le Forte Ⅱ型骨折口腔内切口以及眶下区域切口可获得最佳效果。眶下区的切口可以经结膜、睑状体下、睑板中或眶下。每种切口都有各自的优缺点。在优秀的外科医师手中，所有这些切口都能取得良好的效果。对于颧骨复合体骨折和上颌骨Le Forte Ⅰ型骨折，口内前庭切口可提供广泛的暴露，以便骨折的松动、复位和稳定。如果是颧骨复合体骨折，则可能需要在眉外侧、眶下区或半冠状切口进行额外切口，具体取决于骨折程度和骨折还原后的稳定性。因此，计划采用一点、两点、三点和四点来固定。对于涉及角、体和副联合的下颌骨骨折，口内前庭切口即可。对于髁下骨折，Hind下颌后切口是最佳切口。

14.4.7　上1/3骨折

一旦所有骨折碎片通过合适的切口暴露出

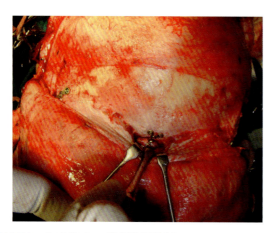

图14.34　上1/3和中1/3骨折的冠状切口

来，下一步就是对所有骨折进行移动。在上1/3骨折中，碎片很难移动。额骨骨折中的骨折碎片可能需要钻孔来移动。在某些不涉及后枕骨台的情况下，可以在凹陷的骨折处使用钛板来进行伪装手术，而不需要移动前枕骨台进行复位。涉及额窦的额骨骨折的主要考虑因素是，如何处理额窦以预防感染。理想的做法是将额窦阻塞，以防止鼻腔感染。如果骨块太小并且没有附着，最好将其移除并用钛网/板替换。

14.4.8　中1/3骨折

中1/3由多块非常薄的骨头和几块坚固的垂直和水平支撑组成。水平支撑包括眶上缘、颧弓、眶下缘和梨状缘。垂直支撑是颧额上颌支撑和额上颌支撑。因此，在还原过程中，这些区域最好能重新组装并固定。

颧骨缝处的骨折通常是脱位，而不是真正的骨折。但在一些直接撞击的病例中，也会出现该区域的碎裂。类似地，在鼻眶骨折中，通常是内眦肌腱与一块骨头一起脱落，可以重新固定。在颧骨复合体骨折中，如果额颧缝处没有脱位，颧骨支撑处的单点固定可提供稳定性。否则，在颧骨托和前颧骨缝处进行两点固定即可（图14.35）。然而，当骨折严重时，建议在颧骨托、颧骨前缝和眶下缘固定骨折（图14.36）。如果颧弓也被粉碎，可能需要通过半冠状切口进行四点固定（图14.37）。在极少数情况下，直接撞击眶外侧缘会导致眶外侧壁孤立性骨折，这种情况很难处理，因为此时眶内通常会出现塌陷（图14.38）。减压需要相当大的力量，如果不加以控制，会导致碎片撕脱。

关于眼眶爆裂性骨折的治疗存在争议。一些人主张，如果症状没有改善，应晚期进行介入治疗，而另一些人则主张早期（少于2周）进行介入治疗，理由是晚期进行介入治疗会影响效果。立

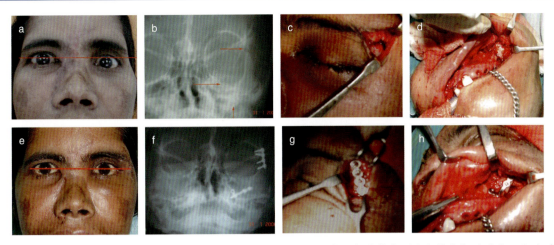

图14.35 颧骨复合体骨折的两点固定。（a）术前照片，显示左眼球因颧骨复合体向下和向外移位而下垂。（b）术前PNS视图X线片，显示前颧骨连接不良，颧骨托和眶下缘向下移位。（c）术中照片，显示前颧骨和颧骨下缘接合处向下移位。（d）术中照片，显示颧弓向下移位。（d）术中照片，显示颧弓向下移位。（e）术后照片，显示眼球恢复水平。（f）术后X线PNS颅骨视图，显示两点固定。（g）术中照片，显示FZ缝线处的复位和稳定。（h）术中照片，显示托架的复位和稳定情况

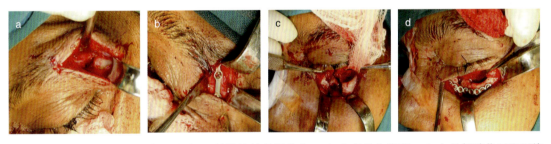

图14.36 颧骨复合体骨折的三点固定。（a）FZ缝线处的骨折移位。（b）复位和稳定。（c）骨折移位至眶下缘。（d）复位和稳定

图14.37 四点固定。（a）颧弓凹陷性骨折。（b）复位并稳定的骨折

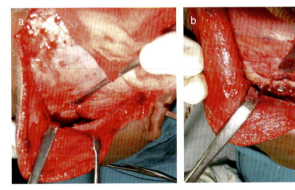

即进行手术干预的指征包括：复视、CT显示肌肉或眶周组织卡压，并伴有非解痉性眼球反射（心动过缓、心脏传导阻滞、恶心、呕吐或晕厥）；"白眼爆裂性骨折"；年轻患者（18岁以下），有眼周外伤史，轻微瘀斑或水肿（白眼），眼球外运动明显垂直受限，CT检查显示眶底骨折伴肌肉或肌周软组织卡压，早期内眼内翻/眼球下垂导致面部不对称。

布鲁科利等研究发现，通过立即干预和早期手术修复眼眶爆裂性骨折，可降低复视、眼球内

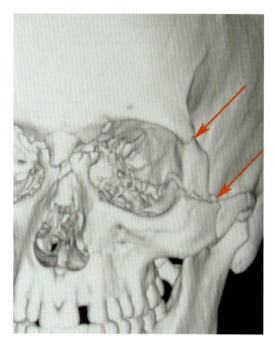

图14.38 眼眶外侧壁孤立性骨折

常见的手术入路是膈膜前经结膜入路（32.0%），其次是睫状下入路（27.9%）和膈膜后经结膜入路（26.2%）。最常见的眼眶重建植入物是钛（65.4%），其次是Medpore板（43.7%），以及钛复合材料（26.4%）（图14.39）。

关于眶底骨折，眶底缺损超过2 cm的重建需要使用自体移植物或异体骨移植。常用的自体移植物有颅骨移植物、下颌联合移植物（图14.40）和髂骨移植物。已成功使用的异体材料有钛网和多孔聚乙烯片。目前，可以根据CT扫描结果，使用计算机辅助设计/计算机辅助制造（CAD/CAM）技术，按照患者的具体要求制造特定的植入体。由于眶底的解剖结构与颅骨的解剖结构一致，因此效果更好。在CAD/CAM中，可以通过镜像重现精确的缺损。

在Le Fort骨折中，骨折松动后，在复位其他骨折之前实现咬合。这是通过使用钢丝和弹力带对上、下颌骨进行近似固定来实现的（图14.41）。在复合骨折中需要注意的另一点是，骨折复位应从内向外开始。如果不将所有的骨折都活动开，可能就无法实现正确的复位。在严重粉碎的情况

陷和眶下神经功能障碍的发生率。创伤后2周内接受手术的患者发生术后并发症的风险较低，这项研究支持在有需要时对眼眶爆裂性骨折进行早期手术治疗。早期手术可以最大限度地减少脱垂组织的进行性纤维化和挛缩以及脂肪萎缩，并获得最佳效果。其他研究者也报道了相似的数据。最

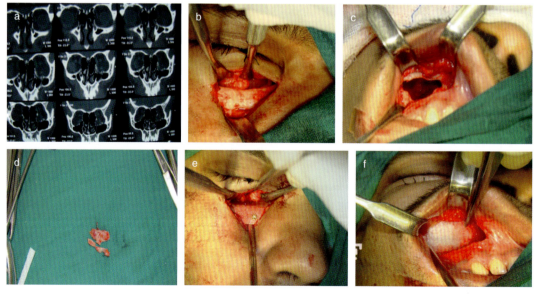

图14.39 眼眶爆裂性骨折。（**a**）冠状切面CT显示右眼眶爆裂性骨折。（**b**）术中照片显示骨折处夹住了眼眶组织。（**c**）组织无法脱离骨折部位，以免造成进一步创伤。采用Caldwell Luc方法以去除干扰复位的骨刺。（**d**）去除干扰复位的骨碎片。（**e**）用Medpore板重建眶底。（**f**）用Medpore板闭合Caldwell切口

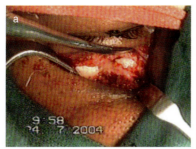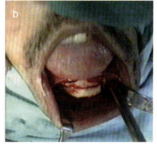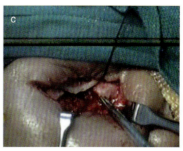

图14.40　用下颌骨联合移植物重建眼眶底。（a）眼眶底缺损。（b）采集的下颌骨联合移植物。（c）用移植物重建眼眶底

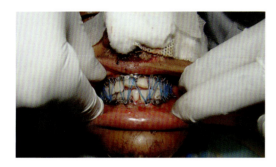

图14.41　使用牙弓杆进行颌间固定以实现咬合

下，最好去除小骨碎片，防止术后坏死和感染。骨移植或钛板都可以用来弥补缝隙。一旦骨碎片减少，就用微型钢板和螺钉将其固定。在眶下缘，甚至也可以使用微型钢板和螺钉。在少数情况下，尤其是伴有下颌骨骨折时，可能需要进行开放性手术，建议对腭进行切开复位和固定，以确保牙槽弓宽度的恢复。否则，修复后的下颌骨也会变宽，导致畸形和功能问题。Phillips发现，60%的Le Fort骨折需要切开复位内固定（ORIF），而30%需要保守治疗，10%不需要治疗。大多数Le Fort Ⅰ型骨折采用口内前庭切口进行治疗，而

Le Fort Ⅱ型和Ⅲ型骨折则需要额外的眶下（经结膜/睑状体下）切口，以及侧眉/冠状切口（图14.42）。最近，引入了微创技术来治疗孤立性颧骨复合体骨折和眼眶骨折，但微创技术不适用于严重的颌面部损伤。Le Fort Ⅰ型、Ⅱ型和Ⅲ型骨折的死亡率分别为0、4.5%和8.7%。Le Fort骨折与显著的发病率相关，包括视力问题（47%）、复视（21%）、溢泪（37%）、呼吸困难（31%）和咀嚼困难（40%）。89.1%的患者在功能和美观上的修复结果良好，而10.9%的患者出现长期感染、暂时性颞下颌关节僵硬或面部畸形。

14.4.9　下1/3骨折

与上1/3和中1/3骨折相比，下1/3骨折因严重的肌肉牵拉使骨折碎片移位而变得复杂。下颌骨最常见的骨折是副联合骨折、体骨折、角骨折和髁下骨折。在大多数情况下，骨折的类型不止一种，这取决于所受力的性质。这些多发性骨折

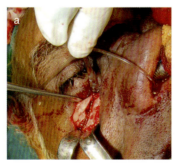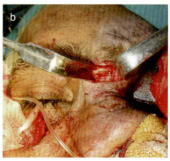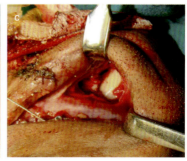

图14.42　上颌骨骨折入路方法。（a）眶下切口。（b）"W"切口。（c）前庭切口

可能是单侧的，也可能是双侧的。常见的多发性骨折有副联合和角/髁下、双侧髁下和双侧体部骨折。一旦骨折碎片被移动，就通过颌间固定实现咬合。然后从齿状部分开始还原并稳定骨折片（图14.43）。如Champy等所述，使用微型钢板和螺钉可实现稳定。在骨质严重缺失的情况下，可使用重建钢板。

14.4.10 泛面骨折

在泛面骨折中，由于没有稳定的基底，治疗变得更加困难。这种情况类似于拼图游戏。应观察，首先寻找最容易对准的部分。如果不移动所有骨折碎片，就不可能从解剖学角度复位这类骨折。方法可以是由内而外或由外而内。在临床中，首先要暴露并移动所有骨折。如果下颌骨和上颌骨都有骨折，则先解剖固定下颌骨。然后，在下颌骨的基础上固定上颌骨。如果额骨完整或稳定，则将颧骨与额骨对齐并固定。之后，像拼图一样将其余部分排列起来。

14.4.11 爆炸伤害和GSW创伤

处理枪伤和爆炸伤需要更多的经验和技巧。在GSW创伤中，应仔细探查子弹的弹道，以全面了解伤情。入口伤口和出口伤口可能不在一条直线上。通常情况下，GSW创伤更容易处理，以实现外形和功能的合理恢复。在大多数情况下，重要的血管往往不会受到伤害。爆炸伤（图14.44）会带来一系列不同的问题，包括硬组织和软组织的损失、多种异物对伤口的污染，以及最后的污染效应。异物可能是泥土、木头和金属碎片，甚至是玻璃微粒。邻近组织的活力无法立即得到保证。它们会因冲击波而受到挫伤，这些组织的活力受损在1周左右后才能显现出来。在英美两国，对于软硬组织严重缺损的爆炸伤，会使用杰克逊外固定架来防止骨折部位感染。在印度，采用接骨板和螺钉直接固定已取得良好效果（图14.44、图14.45）。

14.5 康复

颌面部损伤继发畸形患者的康复非常具有挑战性。最佳的初级治疗是避免此类畸形的最佳方法。这是因为在愈合过程中会发生明显的软组织收缩，这会增加缺损并使组织纤维化，从而导致难以推进皮瓣以闭合缺损。此外，由于瘢痕形成，软组织的血管供应受到损害，增加术后裂开的发生率。最难矫正的是涉及眼眶的畸形。眼睑内翻需要近1个月才能稳定下来并显露出来。由于眼球缺损的三维性质，几乎不可能评估实现矫正所需的体积替换。为了避免出现这种情况，每当CT扫描显示存在缺陷时，无论是否存在体征和症状，始终建议对眼眶底部进行探查。对于严重

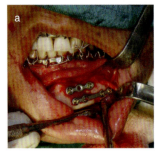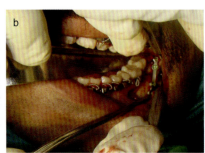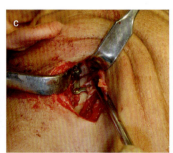

图14.43 下颌骨入路。（**a**）前庭切口治疗副联合骨折。（**b**）前庭切口治疗成角骨折。（**c**）Hind方法治疗髁下骨折

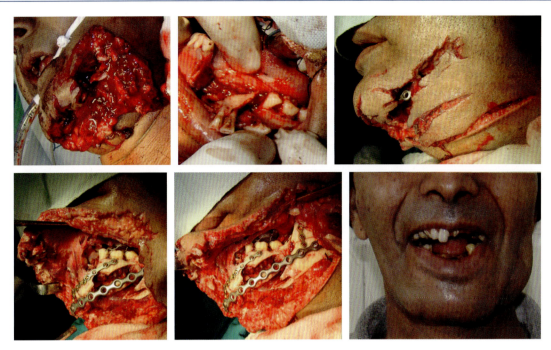

图14.44 下颌骨爆炸伤

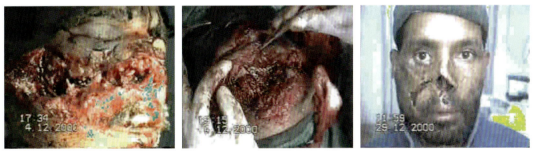

图14.45 上颌骨爆炸伤

的骨质碎裂,虚拟手术规划和根据患者具体情况制作种植体将获得最佳效果。对于下颌骨的爆炸伤,联合区域骨质流失严重,最好尽早放置牙科固定修复体来代替缺失的牙齿(图14.46)。否则,由于肌肉的牵拉,即使是安装在重建板上的螺钉也可能脱出,导致牙弓塌陷。此外,还需要用骨移植物来替代弥补桥接间隙的重建板。如果缺损小于8cm,则可以进行髂嵴骨移植。如果缺损大于8cm,游离腓骨移植是最佳选择,可以将牙种植体放置在该骨移植物上以恢复咀嚼功能。

14.6 结论

颌面部创伤是一种越来越常见的现象,会导致严重的发病率、潜在寿命损失和残疾风险。由跨学科多专业团队进行的最佳初级治疗将最大限度地降低死亡率和并发症发病率,并尽早恢复功能。该区域的任何毁容都会造成非常严重的社会心理后果。继发性畸形的矫正非常具有挑战性,会导致矫正效果大打折扣。随着材料、技术和工艺的不断进步,如果由专业团队一次性修复,就有可能恢复最佳功能和美观。

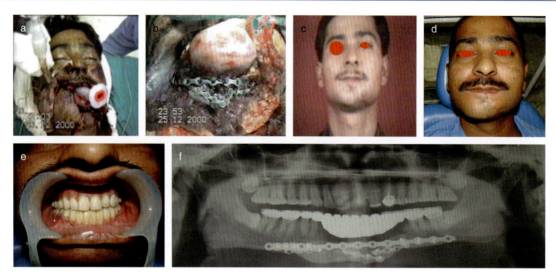

图14.46 GSW创伤的康复。（**a**）术前。（**b**）术中显示用钛镍板和螺钉固定多块骨片。（**c**）术后3个月的照片。（**d**）术后16年照片。（**e**）术后立即安装固定假体，帮助固定下颌骨。（**f**）OPG，术后16年，显示多块骨碎片被钛小钢板固定，骨愈合良好

参考文献

[1] Peden M, Mcgee J, Krug E, editors. Injury: a leading cause of the global burden of diseaes–2000. Geneva: World Health Organization; 2002.

[2] Krug E, Etienne G. Injury—a leading cause of the global burden of disease. Geneva: World Health Organization; 1999.

[3] WHO. Health in 2015: from MDGs to SDGs.

[4] Cukier W. Firearms/small arms: finding common ground. Can Foreign Policy. 1998;6:73–87.

[5] Krug EE, editor. World report on violence and health, vol. 360. Geneva: World Health Organization; 2002. p. 1083.

[6] Reza A, Mercy JA, Krug EE. Epidemiology of violent deaths in the world. Inj Prev. 2001;7:104–111.

[7] World Health Organization (WHO). Small arms and global health. Paper prepared for SALW talks. Geneva: WHO; 2001.

[8] Shapiro A, Johnson R, Miller S, McCarthy MC. Facial fractures in a level I trauma Centre: the importance of protective devices and alcohol abuse. Injury. 2001;32:353–356.

[9] Rai KM, Kale R, Mohanty SK, Chakrabarty A, Waghray MR, Kumar R, Prasad D, Lahiri AK. Treatment of casualties in a forward hospital of Indian Army: nine years experience. Med J Armed Forces India. 2004;60:20–24.

[10] Pappachan B, Alexander M. Biomechanics of craniomaxillofacial trauma. J Maxillofac Oral Surg. 2012;11(2):224–230.

[11] Bentley RP. Craniofacial trauma including management of frontal sinus and nasoethmoidal injuries. In: Langdon JD, Arnold H, et al., editors. Operative oral & maxillofacial surgery. London: CRC; 2017. p. 513.

[12] Garg RK, Afifi AM, Gassner J, et al. A novel classification of frontal bone fractures: the prognostic significance of vertical fracture trajectory and skull base extension. J Plast Reconstr Aesthet Surg. 2015;68(5):645–653.

[13] Patil RS, Kale TP, Kotrashetti SM, Baliga SD, Prabhu N, Issrani R. Assessment of changing patterns of le fort fracture lines using computed tomography scan: an observational study. Acta Odontol Scand. 2014;72(8):984–988.

[14] Phillips JB, Turco LM. Le fort fractures: a collective review. Bull Emerg Trauma. 2017;5(4):221–230.

[15] Boyette JR, Pemberton JD, Bonilla–Velez J. Management of orbital fractures: challenges and solutions. Clin Ophthalmol. 2015;17(9):2127–2137.

[16] Kim HS, Jeong EC. Orbital floor fracture. Arch Craniofac Surg. 2016;17(3):111–118.

[17] Yuen HW, Hohman MH, Mazzoni T. Mandible fracture. [updated 2019 Oct 30]. In: StatPearls [internet]. Treasure Island, FL: StatPearls Publishing; 2020.

[18] Erdmann D, Follmar KE, Debruijn M, et al. A retrospective analysis of facial fracture etiologies. Ann Plast Surg. 2008;60(4):398–403.

[19] Kreidl KO, Kim DY, Mansour SE. Prevalence of significant intraocular sequelae in blunt orbital trauma. Am J Emerg Med. 2003;21(7):525–528.

[20] Jeroukhimov I, Cockburn M, Cohn S. Facial trauma: overview of trauma care. In: Thaller SR, WS MD, editors. Facial trauma. New York: Marcel Dekker; 2004. p. 1–17.

[21] National Academies of Sciences [NAS]. A national trauma care system: integrating military and civilian trauma systems to achieve zero preventable deaths after injury. 2016. http://www.nationalacademies.org/hmd/Reports/2016/A–National–TraumaCare–System–Integrating–Military–and–Civilian–Trauma–Systems. aspx.

[22] WHO. Guidelines for trauma quality improvement programmes 2009.

[23] Practice Guidelines for Management of Difficult Airway. An updated report by the American Society of Anesthesiologists Task Force on Management of Difficult Airway.

Anesthesiology. 2013;118(2):1-20.

[24] Beogo R, Bouletreau P, Konsem T, Traore I, Coulibaly AT, Ouedraogo D. Wire internal fixation: an obsolete, yet valuable method for surgical management of facial fractures. Pan Afr Med J. 2014;17:219.

[25] Vignesh U, Mehrotra D, Dichen Anand A, Howlader D. Three dimensional reconstruction of late post traumatic orbital wall defects by customized implants using CAD-CAM 3D stereolithographic models. A case report. J Oral Biol Craniofac Res. 2017;7:212-218.

[26] Parthasarathy J. 3D modeling, custom implants and its future perspectives in craniofacial surgery. Ann Maxillofac Surg. 2014;4(1):9-18.

[27] Ellis E III, Zide MF. Surgical approaches to the facial skeleton. 3rd ed. Philadelphia: Wolters Kluwer; 2018.

[28] Matteini C, Renzi G, Becelli R, et al. Surgical timing in orbital fracture treatment: experience with 108 consecutive cases. J Craniofac Surg. 2004;15:145-150.

[29] Putterman AM, Stevens T, Urist MJ. Nonsurgical management of blow-out fractures of the orbital floor. Am J Ophthalmol. 1974;77:232-239.

[30] Burnstine MA. Clinical recommendation for repair of isolated orbital floor fracture. Opthalmology. 2002;109:1207-1213.

[31] Brucoli M, Arcuri F, Cavenaghi R, Benech A. Analysis of complications after surgical repair of orbital fractures. J Cariofac Surg. 2011;22(4):1387-1390.

[32] Hossal BM, Beatty RL. Diplopia and enophthalmos after surgical repair of blow-out fracture. Orbit. 2002;21:27-33.

[33] Jin HR, Lee HS, Yeon JY, Suh MW. Residual diplopia after repair of pure blow-out fracture: the importance of extraocular muscle injury. Am J Rhinol. 2007;21:276-280.

[34] Christensen BJ, Zaid W. Inaugural survey on practice patterns of orbital floor fractures for American Oral and maxillofacial surgeons. J Oral Maxillofac Surg. 2016;74(1):105-122.

[35] Girotto JA, MacKenzie E, Fowler C, Redett R, Robertson B, Manson PN. Long term physical impairment and functional outcomes after complex facial fractures. Plast Reconstr Surg. 2001;108(2):312-327.

[36] Jarupoonphol V. Surgical treatment of Le Fort fractures in Ban Pong hospital: two decades of experience. J Med Assoc Thail. 2001;84(11):1541-1549.

[37] Champy M, Lodde JP, Schmitt R, Jaeger JH, Muster D. Mandibular osteosynthesis by miniature screwed plates via buccal approach. J Maxillofac Surg. 1978;6(1):14-21.

[38] Gokel T. Improvised explosive devices and the oral and maxillofacial surgeon. Oral Maxillofac Surg Clin North Am. 2005;17:281-287.

[39] Gibbons AJ, Breeze A. The face of war: the initial management of modern battlefield ballistic facial injuries. J Mili Veteran Health. 2011;19(2):15-18.

[40] Girish Kumar N, Vijaya N, Jha AK. Blast injuries of mandible: a protocol. J Maxillofac Oral Surg. 2012;11(2):191-194.

第15章

鼻泪管引流系统损伤

Apjit Kaur, Ankita

15.1 引言

眶周和面部的钝性和穿透性创伤经常涉及泪液引流通道。据研究显示，意外创伤和自然创伤都会导致软组织和骨骼解剖结构的改变，从而造成泪液引流异常。溢泪和泪囊炎是常见的表现。随着放射学的发展，可以对此类病例进行定位、分类和规划治疗。由于部分病例伴有面部创伤，因此综合治疗的必要性不容忽视。

15.2 泪液引流途径解剖图

了解内眼角区域的解剖结构，包括泪道周围的软组织和骨骼，对于诊断和止确处埋该区域的损伤至关重要。

15.2.1 骨骼学

眼眶内壁由上颌骨额突、泪骨、筛骨板和蝶骨体组成。眼眶前内侧壁藏有泪囊，位于泪腺窝中。泪腺窝由前面的上颌骨和后面的泪骨组成，以前泪嵴和后泪嵴为界。前泪嵴是圆形的，并且从上颌骨突出，而后泪嵴是尖锐的并且从泪骨突出。上颌泪缝垂直位于泪窝，与鼻侧壁的上颌线相对应，大致将泪腺窝一分为二。其在泪窝中的位置取决于单块骨头的大小。泪腺窝长约12 mm，前后4～6 mm，宽2～3 mm。窝底部最宽，逐渐变细，形成凹陷，通向鼻子侧壁的骨性鼻泪管。鼻泪管的外侧以上颌骨为界，内侧以泪骨和下鼻甲为界。鼻泪管向下、向后和侧向进入骨管，并在鼻侧壁通向下鼻道。骨管长约12 mm。导管上端直径为4～6 mm。下端位于前鼻孔外侧缘后方25～30 mm或下鼻甲头插入后方35 mm。

15.2.2 软组织解剖学

泪道将泪液从结膜穹隆排入下鼻道。泪点位于泪乳头上，泪乳头是眼睑边缘内侧端的隆起。

A. Kaur (✉)
Department of Ophthalmology, Oculoplasty and
Orbit Unit, King George Medical University,
Lucknow, India

Ankita
Department of Ophthalmology, Sanjay Gandhi
PGIMS, Lucknow, India

泪点位于上下眼睑内侧端，距内眦分别为5 mm和6 mm。每个眼睑的小管垂直移动2 mm（下眼睑向下，上眼睑向上），然后继续水平延伸8 mm，紧邻眼睑边缘。泪小管或者连接形成总泪小管，或者可以单独进入位于泪囊垂直中点上方的泪囊侧壁。内眦肌腱（MCT）勾画出泪囊底部，泪囊底部位于其上方3~5 mm处，泪囊主体在其下方延伸约10 mm。泪囊继续向下进入鼻泪管。鼻侧壁导管的膜状部分长约5 mm。

了解眼睛内侧大部分的软组织解剖结构也同样重要。MCT为眼睑内侧大部分提供纤维强度。睑板前和眼隔前眼轮匝肌的浅表头增强了MCT。睑板前纤维的浅表头位于泪小管的前面。睑板前纤维的深头（构成霍纳斯肌）插入后泪嵴和泪膜。隔前纤维的深头也插入囊的深筋膜中。

15.3 泪腺系统损伤

15.3.1 病因

泪道损伤通常是由于身体攻击或交通事故导致鼻梁上部受到高能量撞击而造成的外伤（图15.1、图15.2）。狗和熊等动物咬伤造成的撕裂伤也并不罕见（图15.3）。狗咬伤多导致穿透伤，而拳击则是钝器伤。这既可能包括软组织损伤，也可能伴有眼眶骨折。眼眶骨折可分为简单/孤立性骨折和复杂性骨折。复杂的眼眶骨折与眶面骨折相关。鼻眶-乙状体（NOE）、Le Fort Ⅱ型

和Le Fort Ⅲ型骨折常与泪液引流道损伤有关（图15.4）。

面部和鼻部外科手术会导致鼻泪管损伤。涉及眼眶内侧壁反射的中面部手术，如Le Fort Ⅲ型截骨术，可能会损伤鼻泪管。用于治疗慢性和急性复杂性鼻窦炎的功能性内镜鼻窦手术（FESS）也会因该区域的解剖倾向而导致泪管损伤。靠近钩突附着处的泪骨可能较薄。此外，泪腺细胞的脓肿化可能会延伸到泪腺窝的泪腺甚至上颌骨，使骨骼变薄，从而容易造成手术创伤。

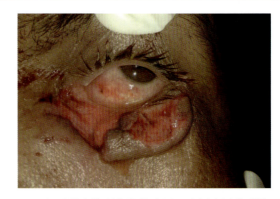

图15.1 左下眼睑撕裂伤的临床图：内侧全层撕裂伤，涉及下眼管，睫毛线下方水平部分厚度撕裂伤

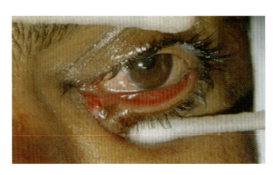

图15.2 左下腔管损伤的临床表现

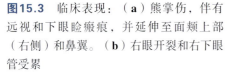
图15.3 临床表现：（a）熊掌伤，伴有远视和下眼睑瘢痕，并延伸至面颊上部（右侧）和鼻翼。（b）右眼开裂和右下眼管受累

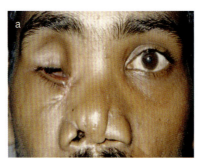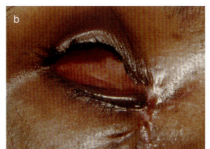

图15.4 （a）患者的临床表现：车祸后右眼失明、右上睑轻度下垂、鞍鼻畸形、面部多处缝合裂伤。（b）患者的三维重建CT图像显示右侧眼眶顶部、内侧壁和底部骨折，上颌骨、颧骨和鼻骨骨折

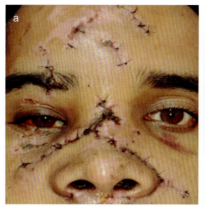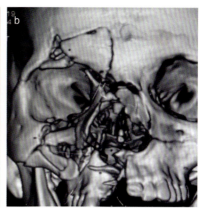

15.3.2 损伤机制

泪道的解剖位置使其容易受到软组织和骨骼损伤。泪道阻塞可发生在从泪点到鼻泪管的任何位置。手术分类系统可用于划分损伤的位置和程度，以及规划管理系统。前囊阻塞指的是涉及泪点、泪小管和/或总泪小管的损伤；泪囊阻塞是指仅限于泪囊的损伤；鼻泪管后阻塞可能是由于鼻泪管损伤所致。由于眼睑内侧最末端缺乏睑板支撑，泪小管部分很容易受伤。穿透性创伤会直接造成泪小管损伤，而钝性创伤则会造成该区域的拉伸和后续损伤。男性（儿童和青壮年）的创伤更为常见，下小管常受累。鼻泪管的远端受到骨性结构的保护，几乎不会受到外伤的影响。

其中涉及多种机制，可分为软组织创伤和骨骼创伤。软组织可能出现瘢痕和纤维化，骨骼可能移位或阻塞其他外圆骨节。大多数症状是软组织逐渐纤维化的结果，不会在创伤后立即出现。除了泪道阻塞外，眼睑内翻、外翻和泪点狭窄等多种眼睑畸形也可导致溢泪。

15.4 临床表现

泪道系统损伤的主要症状是眼睛流泪。内眦距过宽，以及泪小管和泪点的移位，表明深层组织受累，如内眦肌腱（图15.4、图15.5）。创伤后早期伴有水肿、血肿和短暂的泪道狭窄。鼻泪管持续积水，并伴有局部囊肿，积水在受压时通过泪点排出，说明鼻泪管阻塞。如果泪囊肿胀在受压时无法排出，则可能与泪道阻塞或泪囊囊肿有关。伴有眼球突出的颅骨轮廓异常是由相关眼眶骨折引起的（图15.6）。受伤前的主诉取决于受伤的部位。泪点狭窄和未修复的管状外伤可能仅表现为溢泪，而泪囊和鼻泪管创伤则可能表现为急性或慢性泪囊炎、远眦等症状，如果伴有Le Fort或NOE骨折，甚至会导致面部功能受损和外观畸形（图15.7、图15.8）。

15.5 诊断

15.5.1 临床评估

紧急创伤处理包括确保患者的气道、呼吸和血液循环。严重的面部损伤往往与胸部、腹部或神经损伤有关。每个创伤病例都需要了解详细的病史和体格检查，以区分分泌过多和溢泪。病史方面，应重点询问创伤的性质、持续时间、方式，以及可能导致后果的相关风险因素。

在急于进行泪区评估之前，应对眼球和眼睑进行彻底的裂隙灯评估。在近期受到创伤的病例中，软组织水肿和瘀斑可能会掩盖潜在的骨骼创伤。应进一步检查泪腺内侧区域的撕裂伤，以了

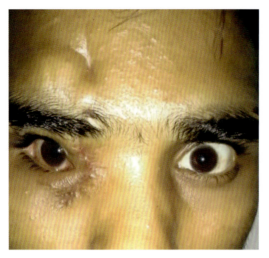

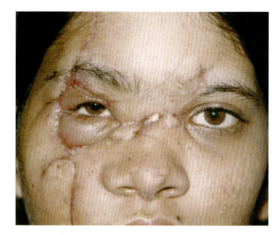

图15.6 临床图显示创伤后内眦距增宽、内眦畸形（右眼）、颧骨肥大（右眼）和鼻梁畸形

图15.5 临床图显示创伤后内眦距增宽（右侧）及下睑内侧、内眦内侧、上睑延伸至额部、左上睑后缩、鞍鼻畸形

图15.7 外伤后泪囊炎伴内眦距增宽（右眼）。（a）急性期临床表现。（b）慢性期临床表现。（c）CT – DCG矢状位图像显示泪囊远端阻塞。（d）术后1个月随访图像显示效果良好

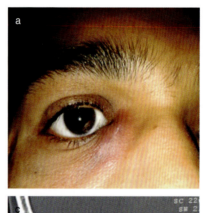
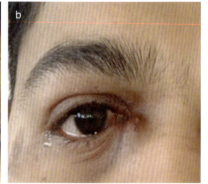
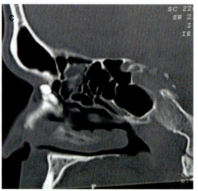
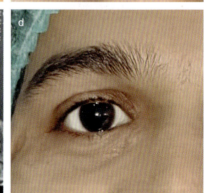

解损伤程度和是否存在组织缺失。可使用棉签触诊和检查组织。在横切泪小管中，近端识别至关重要。"Calameri环"征表明横切泪小管的近端上皮呈卷曲状。

泪囊被内眦腱的前肢和后肢包裹，在内眦损伤时危及其完整性。"牵引试验"用于检查内眦肌腱破坏情况。方法是在上睑缘或下睑缘外侧固定后，将眼睑向内侧附件牵拉。肌腱完好的病例，眼睑边缘应绷紧。如果水肿导致无法观察，内侧眼睑位置的任何不对称都应被视为MCT断裂

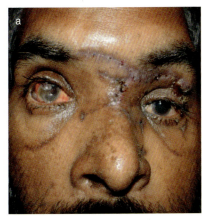
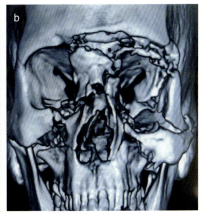

图15.8 （a）1例交通事故致眼外伤内眦距增宽（右眼），额部、鼻部、左上眼睑多处缝合裂伤伴鞍鼻畸形患者的临床照片。（b）同一患者面部多处骨折的三维重建CT图像（Le Fort Ⅱ型和NOE Ⅲ型伴双侧眶顶骨折）

的迹象。外伤性远眦的病例在触诊时有时可能会出现皱褶，提示伴有内侧眶壁骨折。

皮肤撕裂处的脂肪突出表明有眼眶穿透。在这种情况下，还应注意并处理并发的眼球损伤。外伤后面部畸形、眼眶和鼻眶移位或肥大，以及伴有外伤性远眦的病例，应怀疑骨性脱位和移位。外伤后的鞍鼻畸形表明囊区失去了骨质支撑。眶内壁骨折由于内眦腱断裂而导致泪道损伤，由于筛窦受损而导致肺气肿，并且由于筛窦动脉受损而导致血管受损，这也可能导致视力受损。

对于延迟发病的病例，应评估由于慢性炎症、感染和瘢痕引起的变化证据。泪点非并列、眼睑错位、眼周瘢痕和分泌窦是泪道引流完整性破坏的指标。如果出现急性炎症和水肿，则禁忌进行泪道系统冲洗。在中面部创伤的情况下，冲洗液可能会从泪道系统的破损处流出，从而产生错误的结果。在这种情况下，治疗性探查可以更好地了解通路的通畅情况。泪液半月板高度和荧光染料消失试验也会产生高假阳性结果。琼斯染料测试Ⅰ和Ⅱ可以帮助评估阻塞的部位和程度。

15.5.2 成像的作用

放射学评估在前囊创伤的评估中作用有限。泪囊和后囊损伤的程度和性质可通过CT和MRI等放射学检查来确定。NOE骨折需要通过CT扫描进行评估，其轴向和冠状切面间距为1.5 mm。高分辨率成像可避免遗漏可能影响未来预后的细微病

图15.9 CT-DCG冠状切面图像。（a）左侧上、下管腔和泪囊充满染料。（b）泪囊中的染料聚集

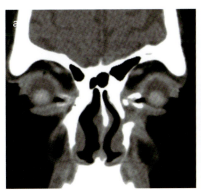
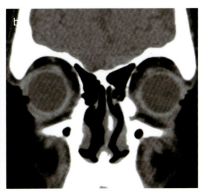

变。可利用CT或局部钆磁共振成像（MRI）以及泪囊造影术（DCG）对管腔外引流系统的结构完整性进行详细描述（图15.9）。这有助于确定已放置的骨碎片和/或可能使用的骨板/骨膜的相对位置。后者可显示移植物/骨膜对泪腺系统的影响。三维重建CT图像为相关面部创伤提供了出色的图像分辨率（图15.4b、图15.8b）。放射核素扫描可突出显示泪囊的生理功能，但由于成本高昂且无法获得，因此不太实用。鼻内镜检查可提供有关并发鼻腔病理的信息。较新的连续视角内镜有助于进行复杂的泪道外科手术，也有助于处理鼻腔病变病例。立体定向导航在泪道异常中的作用（通常称为图像引导泪道定位）有助于了解创伤后病例中泪道和泪道周围解剖异常的确切位置。

15.6 治疗

在处理泪道创伤之前，应先处理所有眼部和视神经损伤，因为骨性操作可能会加重原有损伤。裂伤和骨创伤修复可分为初次修复和二次修复。初次修复在24～48 h完成则为早期修复，在2天至2周内完成则为延迟修复。2周后的修复被称为二次修复。虽然对大多数泪道损伤都建议早期修复，但延迟修复也存在优点，因为创伤后水肿较轻。组织瘀斑和水肿有时会掩盖潜在的骨性毁损，也会给软组织结构的识别带来困难。计划内或计划外的二次修复都各有利弊。

早期单阶段修复通过精确缩小裂口并植骨（如需要）可获得最佳效果。局部麻醉阻滞是首选，但同时处理面部大面积损伤需要全身麻醉。儿童和老年患者的手术也需要全身麻醉。

15.6.1 泪小管损伤

单个功能性泪小管足以排出基底泪液分泌。此外，在正常环境条件下，上泪小管阻塞很少会产生溢泪。因此，对患者而言，应保留下泪小管，而对眼科医师而言，应保留上泪小管。所有睫状体前裂伤都应在受伤后24～48 h先行修复。

切开的泪小管末端的再吻合术至关重要。通过向同侧完整的泪小管注入空气、生理盐水、黏弹性物质或染料（荧光素或锥虫蓝），并观察其从横断端的出口，可以识别撕裂的泪小管的近端。一些学者还主张使用局部拟交感神经药物使周围组织褪色，从对侧泪点探查泪道，随后推动近端，并使用23G光导纤维管照射未损伤的管腔。或者，也可以以类似的方式使用尾纤探针。放置支架是为了保持小管系统的正确对准和通畅。根据材料和设计的不同，有多种类型的支架可供选择，常用的合成支架有Minimonoka（单管状）和Crawford（双管状）支架，其他类型的支架有Mono-Crawford、Ritleng和Goldberg bicanalicular支架等。单管支架从泪点通过并仅穿过切开的管腔。另一端可以留在鼻囊内，也可伸入鼻腔。双管支架可插入两个管腔，并以类似的方式固定。缝合泪小管壁后进行眼睑修复。术后2～6个月取出硅胶支架（图15.10）。如果无法定位横断的泪小管末端，则可采用泪小管自由放任法进行眼睑裂伤修复。

传统上，单管支架适用于单管撕裂，双管支架适用于上管和下管。但据研究显示，通过对受伤的小管进行单独的单小管插管，双小管撕裂在功能和美观方面都有更好的效果。与远端撕裂相比，近端泪小管撕裂更容易产生溢泪。泪泵在管腔近端作用较强，其损伤可能是造成这种情况的原因之一。内侧泪囊肌腱包裹泪道的矢量需要重新建立。一种常用的技术是将双臂缝线穿过舟骨前跗骨前肌纤维，然后穿过内侧骨膜，在缝线外侧穿过皮肤后打结。

在延迟修复的病例中，通常近端由于表面的反差，末端会更加明显，但总体效果不佳。原因可能是泪小管突起周围的肉芽组织，以及相关的

图15.10 患者临床图显示：（**a**）右下睑全层裂伤累及下泪小管。（**b**）同一患者行眼睑及泪小管修复及支架植入术后（Minimonoka支架）。（**c**）支架已安装到位，患者术后1周。（**d**）放置支架后1个月的随访图

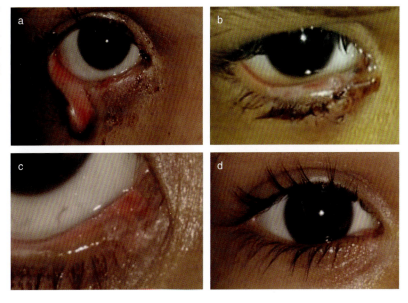

眼睑和眼眶畸形。

泪管囊鼻腔吻合术适用于泪总管阻塞的病例。用支架吻合通泪小管和泪囊，以保持通畅。

15.6.2 泪囊和泪小管创伤

创伤后泪囊炎源于NLD的阻塞。炎症后软组织的狭窄和骨性部分的错位会导致阻塞。早期泪囊黏膜壁的肿胀会导致泪囊管腔阻塞。鼻泪管损伤导致的外伤性慢性泪囊炎几乎发生在外伤后4周左右。所有急性泪囊炎病例都应接受抗生素治疗，并至少在4周后进行泪囊切除术（DCR）。应在水肿消退后再次进行评估，最好是在创伤后1~3个月。FDDT提示NLD阻滞，但CT-DCG可提供有关NLD阻滞的详细信息。

由于解剖结构的紊乱，创伤后泪囊炎手术变得极具挑战性。与内镜手术相比，体外泪囊鼻腔造口术更为可取（图15.7）。为保留泪泵功能，皮肤切口应较大，组织损伤应最小。由于外伤后的炎症和撞击，骨切除可能比较困难。建议采用较大的截骨尺寸（>15mm）。延迟二次修复（距离初次修复和随后的DCR 5~6个月）可降低囊的易

碎性。在截骨部位应用丝裂霉素-C，最好在骨膜周围应用，效果更佳。泪囊切除术的作用仅限于多次外部DCR手术失败和广泛的鼻内脓肿。

对于泪囊有广泛瘢痕或泪骨移位的病例，泪囊鼻腔造口术可能无济于事。在这种情况下，通常采用结膜泪囊鼻腔造口术（Conjunctivodacryocystorhinostomy，CDCR）。将琼斯管或类似的旁路支架从泪腺直接放入鼻黏膜侧壁、琼斯管或类似的旁路支架。

创伤后出现泪囊异常表现的情况有很多。研究发现，由于解剖学上的接近性，内侧壁骨折也会导致泪囊积气。泪囊外伤在内镜经鼻DCR术后并不少见。泪囊中的先天性异物和外伤后眼眶异物模仿泪囊脓肿也有记录（图15.11）。

15.6.3 并发面部创伤

颜面部骨折，尤其是NOE骨折，常并发骶骨及骶后损伤。NOE区域复杂的解剖结构常存在许多解剖变异。放射学检查有助于评估鼻泪管系统骨折的各种复杂性。已确认的骨折有泪腺窝骨折、泪腺前嵴或后嵴撕脱、泪腺窝骨碎片、鼻泪

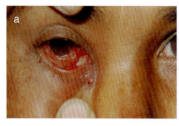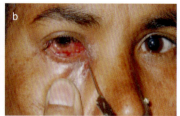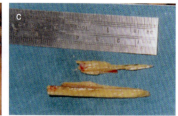

图15.11 下眼眶异物伪装成泪囊脓肿和皮肤瘘管的临床图。（**a**）下眼睑牵拉显示下内侧结膜下脓肿和皮肤瘘管。（**b**）探针。（**c**）从结膜下间隙取出的木质异物

管骨折、鼻泪管骨碎片或骨折鼻泪管牵引、鼻颌托移位、中面部移位和骨膜剥离等（图15.8）。

如果鼻腔外伤导致的泪囊炎在4～6周后或骨折复位术后仍不能自行缓解，则通常采用外用DCR治疗。多项研究建议在颌面部手术期间（外伤、肿瘤或泪道引流系统的任何慢性感染）尽早修复（2周内）并预防性插管鼻泪管同侧系统。虽然在这种情况下插管可能比较困难、存在风险，而且会对引流路径造成创伤，但也不能排除晚期干预的可能性。术中导航在眼眶和眶面部创伤治疗中的作用也正在显现。它可确保骨折碎片的精确复位，从而获得良好的术后效果。

15.6.4 二次修复

泪小管损伤的二次修复非常困难，因为瘢痕和纤维化很密集，而且无法确定正常的解剖细节。修复包括切除所有瘢痕组织，并尽可能使用探针和染料确定泪道。所有伴有骨性骨折和脱位的损伤都需要首先处理。在泪小管创伤中，用支架重新吻合撕裂的泪道末端较为困难，但也能作为一种方法。泪囊和泪小管损伤可以通过外泪囊炎和双泪管狭窄来处理（图15.12、图15.13）。

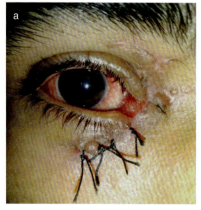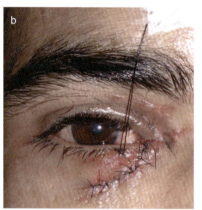

图15.12 （**a**）右下眼睑眼睑裂伤的缝合：眼睑凹陷，眼管末端不对称，下睑皮肤皱褶，上眼睑内侧有瘢痕，内侧强直。（**b**）眼睑裂伤的第二下睑裂伤的二次修复：睑缘贴合良好，用Minimonoka支架修复了下睑管，改善了下睑皮肤皱褶。然而，内侧眼轮匝肌无法松解

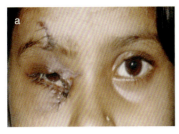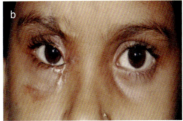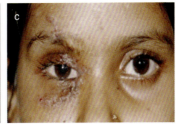

图15.13 （**a**）右前额、上眼睑和下眼睑眼睑裂伤的缝合：下眼睑凹陷、泪小管未修复、下眼睑皮肤皱褶、内眦距增宽、机械性上睑下垂和内侧睑强直。（**b**）下眼睑裂伤二次修复示意图：上下眼睑边缘贴合良好，下眼睑管和内眦距增宽均已修复。（**c**）同一患者内侧睑强直松解后的照片

15.7 并发症和后遗症

　　泪小管置硅胶管耐受性良好。然而，有出现泪点和泪小管并发症的报道，如干酪布线，这时就需要移除支架。化脓性肉芽肿可在泪点附近形成，可在基底部用烧灼法清除（图15.14）。插管可因眼表慢性刺激引起角结膜炎，因此应立即拔除。脱出和挤压的导管如果不能通过任何途径定位，应将其取出。

　　据报道，DCR术后持续溢泪是由于眼睑松弛或泪道泵衰竭引起的，可分别通过眼睑紧缩术和泪道支架植入术进行治疗。

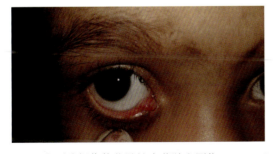

图15.14 右下腔损伤伴化脓性肉芽肿和原位Minimonoka支架患者的临床照片

参考文献

[1] Della RDA, Ahmad S, Preechawi P, Schaefer SD, Della RRC. Nasolacrimal system injuries. Berlin: Springer; 2007. p. 91–103.

[2] Bolger MWE, Parsons CDS, Mair MEA, Kuhn FA. Lacrimal drainage system injury in functional endoscopic sinus surgery. Arch Otolaryngol Head Neck Surg. 1992;118:1179–1184.

[3] Linberg JV, Moore CA. Symptoms of canalicular obstruction. Ophthalmology. 1988;95:1077–1079. https://doi.org/10.1016/S0161–6420(88)33057–5.

[4] Lelli GJ. Trauma lacrimal sac and nasolacrimal duct. In: Encyclopedia of ophthalmology. Cham: Springer; 2017. p. 1–4.

[5] Tripathy K, Sharma YR, Chawla R, Basu K, Vohra R. Triads in ophthalmology: a comprehensive review. Semin Ophthalmol. 2015;00(00):1–14. https://doi.org/10.3109/08820538.2015.1045150.

[6] Burkat CN, Lucarelli MJ. The lacrimal system. Cham: Springer; 2015. p. 1–14.

[7] Cohen NA, Antunes MB, Morgenstern KE. Prevention and management of lacrimal duct injury. Otolaryngol Clin N Am. 2010;43:781–788.

[8] Machiele R, Czyz CN. Anatomy, head and neck, eye lacrimal gland. Treasure Island, FL: StatPearls; 2020. p. 1–4. http://www.ncbi.nlm.nih.gov/pubmed/30422509.

[9] Paulsen F. Anatomy and physiology of the nasolacrimal ducts. Ophthalmologe. 2008;105:1–13.

[10] Balaji SM. Management of nasolacrimal duct injuries in mid–facial advancement. Ann Maxillofac Surg. 2015;5(1):93–95.

[11] Anthony CM. Eyelid laceration. San Francisco: American Academy of Ophthamology; 2014. p. 1–7.

[12] Gruss JS, Hurwitz JJ, Nik NA, Kassel EE. The pattern and incidence of nasolacrimal injury in naso– orbital–ethmoid fractures : the role of delayed assessment and dacryocystorhinostomy. Br J Plast Surg. 1985;38:116–121.

[13] Phillips BJ. Le fort fractures: a collective review. Bull Emerg Trauma. 2017;5(4):221–230.

[14] Esmaeelinejad M. Maxillofacial fractures: from diagnosis to treatment. In: Trauma surgery. London: InTech; 2018. p. 53–71.

[15] Udhay P, Bhattacharjee K, Ananthanarayanan P, Sundar G. Computer—assisted navigation in orbitofacial surgery principle of intraoperative navigation. Indian J Ophthalmol. 2019;67(7):995–1003.

[16] Sh E, Shahnaseri S, Soltani P, Reza M, Motamedi K. Management of naso—orbito—ethmoid fractures : a 10—year review. Trauma Mon. 2017;22(3):e29230.

[17] Drnovšek-Olup B, Beltram M. Trauma of the lacrimal drainage system: retrospective study of 32 patients. Croat Med J. 2004;45(3):292–294.

[18] Passos E, De JF, Cristina A, Santos G. Endoscopic dacryocystorhinostomy : our experience and literature review. Rev Bras Oftalmol. 2013;724:1–7.

[19] Singh M, Gautam N, Ahir N, Kaur M. Is the distance from punctum a factor in the anatomical and functional success of canalicular laceration repairs ? Indian J Ophthalmol. 2017;65(11):1114–1119.

[20] Burkat CN, Stewart K, Stewart K. Canalicular obstruction. San Francisco: American Academy of Opthamology; 2020. p. 1–7.

[21] Varghese CM, Varghese AM, Syed KA, Paul RR. Dacryocystectomy: an uncommon indication—a case report. Int J Pediatr Otorhinolaryngol. 2014;78(1):139–141. https://doi.org/10.1016/j. ijporl.2013.10.046.

[22] Mukherjee B, Dhobekar M. Traumatic nasolacrimal duct obstruction: clinical profile, management, and outcome. Eur J Ophthalmol. 2013;23(5):615–622.

[23] Ali MJ, Naik MN. Image–guided Dacryolocalization (IGDL) in traumatic secondary acquired lacrimal drainage obstructions (SALDO). Ophthal Plast Reconstr Surg. 2015;31(5):406–409.

[24] Mukherjee B, Dhobekar M. Management of lacrimal system trauma. In: Emergencies of the orbit and adnexa. Cham: Springer; 2017. p. 77–87.

[25] Roth FS, Koshy JC, Goldberg JS, Soparkar CNS. Pearls of orbital trauma management. Semin Plast Surg. 2010;24:398–409.

[26] Udhay P, Noronha OV, Mohan RE. Helical computed tomographic dacryocystography and its role in the diagnosis and management of lacrimal drainage system blocks and medial canthal masses. Indian J Ophthalmol. 2008;56(1):31–37.

[27] Sweeney A, Sweeney A, Burkat CN, Yen MT, Yen MT. Secondary acquired nasolacrimal duct obstruction. San Francisco: American Academy of Ophthalmology; 2020. p. 1–11.

[28] Ali MJ, Singh S, Naik MN. The usefulness of continuously variable view rigid endoscope in lacrimal surgeries: first intraoperative experience. Ophthal Plast Reconstr Surg. 2016;32(6):477–480.

[29] Nair AG, Singh S, Kamal S, Ali MJ. The importance of endoscopy in lacrimal surgery. Expert Rev Ophthalmol. 2018;13(5):257–265. https://doi.org/10.1080/17469899.2018.1520635.

[30] Ali MJ, Singh S, Naik MN, Kaliki S, Dave TV. Interactive navigation–guided ophthalmic plas–tic surgery: navigation enabling of telescopes and their use in endoscopic lacrimal surgeries. Clin Ophthalmol. 2016;10:2319–2324.

[31] Chu Y, Wu S, Tsai Y, Liao Y, Chu H. Early versus late canalicular laceration repair outcomes. Am J Ophthalmol. 2017;182:155–159. https://doi. org/10.1016/j.ajo.2017.08.006.

[32] Murchison AP, Bilyk JR. A practical approach to canalicular lacerations. Rev Ophthalmol. 2017;2017:1–7.

[33] Cho SH, Hyun DW, Kang HJ, Ha MS. A simple new method for identifying the proximal cut end in lower Canalicular laceration. Korean J Ophthalmol. 2008;22(2):73–76.

[34] Reifler DM. Management of canalicular laceration. Surv Ophthalmol. 1991;36(2):113–132.

[35] Ejstrup R, Wiencke AK, Toft PB. Outcome after repair of concurrent upper and lower Canalicular lacerations. Orbit. 2014;33(3):169–172.

[36] Bai F, Tao H, Zhang Y, Wang P, Han C, Huang Y, et al. Old canalicular laceration repair: a retrospective study of the curative effects and prognostic factors. Int J Ophthalmol. 2017;10(6):902–907.

[37] Ali S, Rizvi R, Sharma SC. Management of traumatic dacryocystitis and failed dacryocystorhinostomy using silicone lacrimal intubation set. Indian J Otolaryngol Head Neck Surg. 2011;63(3):264–268.

[38] Nair AG, Ali MJ. Mitomycin-C in dacryocystor–hinostomy: from experimentation to implementation and the road ahead: a review. Indian J Ophthalmol. 2015;63(4):335–339.

[39] Kamal S, Ali MJ, Naik MN. Circumostial injection of mitomycin C (COS–MMC) in external and endoscopic dacryocystorhinostomy: efficacy, safety profile, and outcomes. Ophthal Plast Reconstr Surg. 2014;30(2):187–190.

[40] Yuksel N, Akcay E, Kilicarslan A, Ozen U, Ozturk F. A surprise in the lacrimal sac. Middle East Afr J Ophthalmol. 2016;23:268–270.

[41] Zhou L, Li SY, Cui JP, Zhang ZY, Guan LN. Analysis of missed diagnosis of orbital foreign bodies. Exp Ther Med. 2017;13(4):1275–1278.

[42] Garg RK, Hartman MJ, Lucarelli ÞMJ, Leverson G, Afifi AM, Gentry LR, et al. Nasolacrimal system fractures a description of radiologic findings and associated outcomes. Ann Plast Surg. 2015;75(4):407–413.

[43] Balaji SM, Balaji P. Epiphora drainage by DCR—long—term results. Indian J Dent Res. 2019;30(3):337–341.

[44] Oppenheimer AJ, Monson LA, Buchman SR. Pediatric orbital fractures. Craniomaxillofac Trauma Reconstr. 2013;1(1):9–20.

[45] Spinelli HM, Shapiro MD, Wei LL, Elahi E, Hirmand H. The role of lacrimal intubation in the management of facial trauma and tumor resection. Plast Reconstr Surg. 2005;115(7):1871–1876.

[46] Shams PN, Chen PG, Wormald PJ, Sa FCS, Sloan B, Wilcsek G, et al. Management of functional epiphora in patients with an anatomically patent dacryocystorhinostomy. JAMA Ophthalmol. 2014;5000(9):1127–1132.

头部创伤神经眼科

第16章

Kumudini Sharma, Ved Prakash Maurya

16.1 引言

神经眼科的症状和体征可能是创伤性脑损伤（TBI）的表现特征。TBI是由外力或作战爆炸对头部的冲击造成的。在爆炸过程中，爆炸波和加速力会损伤大脑、眼睛和眼眶。在儿童和青年人中，坠落、机动车事故和体育活动是TBI的最常见原因。60%～70%的脑震荡后综合征病例可能有视觉症状。TBI的神经-眼部表现可能是由于结构性改变（硬膜下出血、硬膜外出血、蛛网膜下腔出血或实质出血）引起的，也可能是由于在创伤过程中脑部特定区域受伤所致。

常见的TBI是由于大脑在固定的颅骨内急剧加速和减速而造成的脑震荡，导致大脑皮质（额叶和枕叶）或下表面结构损伤（视神经、视乳头、颅神经和脑干）损伤。在大脑中，38%的白质携带视觉信息；因此，在轻度、中度和重度TBI中，视觉异常很常见。

在子弹造成的颅面损伤中，子弹进入颅内，造成硬脑膜基底缺损，形成脑脊液瘘。近10%的军事颅脑损伤会损伤硬膜窦并导致硬膜下出血。颅内动脉枪伤可能导致出血（蛛网膜下腔出血、脑室内出血）或创伤性动脉瘤。枪伤是头部和大脑常见的穿透性损伤。

脑震荡等不太严重的TBI患者可能会出现长期的视觉症状，这些患者会向眼科医师求诊。神经眼科症状可能包括视力模糊、复视、阅读困难、眼痛和视野缺损。对所有症状都应进行全面的神经眼科检查，包括视神经功能、视野检查、调节、立体视觉和核上眼运动评估、眼运动神经。核上运动障碍主要见于轻度TBI，而视神经和眼部运动神经麻痹则见于中、重度TBI。

根据CT、格拉斯哥昏迷量表评分、意识丧失持续时间、刺激时的睁眼反应，可将TBI分为轻度、中度和重度。各种类型的TBI如下：

（1）脑震荡。

（2）挫伤（图16.1）。

（3）弥漫性轴突损伤。

K. Sharma (✉)
Department of Ophthalmology, Hind Institute of
Medical Sciences, Lucknow, India

V. P. Maurya
Department of Neurosurgery, Sanjay Gandhi
Postgraduate Institute of Medical Sciences,
Lucknow, India

（4）外伤性颅内出血——蛛网膜下腔出血（图
　　16.2）。

（5）血肿形成——硬膜外（图16.3）、硬膜下
　　（图16.4）、脑内。

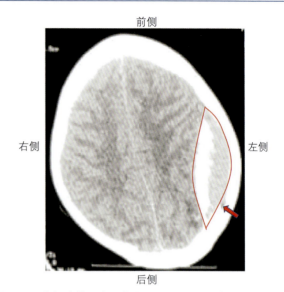

图16.3 头部计算机断层扫描（CT）显示左侧顶骨区域有双凸、轴外、高密度病变（急性血肿）（为便于理解，血肿用红色勾勒）。红色箭头标示顶骨骨折线。考虑：左顶骨硬膜外血肿（EDH）

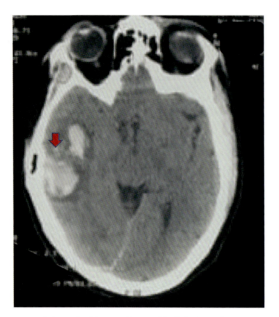

图16.1 头部CT扫描显示右颞叶轴内高密度病变。病变导致周围区域密度过高（水肿），并压迫邻近近结构。考虑：右颞挫伤

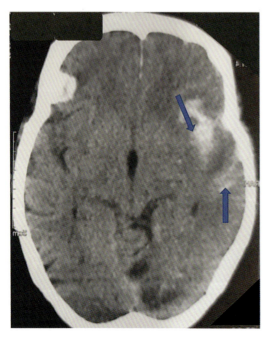

图16.2 头部CT扫描显示左侧额叶和颞叶区域与颅裂沟相对应的高密度。高密度与相应裂隙蛛网膜下腔的形态一致。考虑：创伤后蛛网膜下腔出血（SAH）

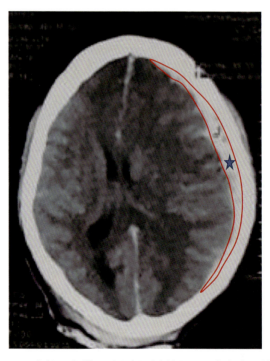

图16.4 头部CT扫描显示左侧顶叶前凸凹、高密度、轴外病变（急性血肿）（为便于理解，血肿用红色勾勒）。星号标示血肿的位置，中线移位形式的肿块效应。考虑：左前顶叶急性硬膜下血肿（SDH）伴中线移位

16.2 头部创伤的神经眼科特征可能予以考虑

（1）视觉感觉通路损伤。

（a）视神经损伤。

（b）视乳头水肿。

（c）视交叉损伤。

（d）视束损伤和辐射。

（e）外伤性皮层视力丧失。

（2）运动视觉通路损伤。

16.3 视神经损伤/创伤性视神经损伤（TON）

外伤性视神经损伤（TON）：直接或间接外伤可能会损坏视神经。对视神经的损伤可能是简单的挫伤，也可能是血肿，甚至是视神经完全撕脱。视神经直接损伤是由穿透性物体造成的，而间接损伤则是由外力的透射波造成的。研究发现，在头部受伤的病例中，0.5%～0.8%为间接视神经损伤。视神经的任何部分均可受累，但最常见的是视神经小管内部分损伤。第二种常见的视神经损伤部位是其颅内部分，因为视神经管颅端有镰状硬脑膜皱襞。对视神经的间接损伤会导致视神经受压于镰状硬脑膜皱襞（图16.5）。

TON主要见于遭受机动车或自行车事故或枪伤的年轻男性。在战伤中，子弹可以通过眼球进入颅内，对眼球造成不可逆的损伤。它们可能会损伤视神经、海绵窦和颈内动脉。通过测试敏锐度、色觉、瞳孔反应、视野和视觉诱发电位来做出诊断。眼底最初正常，但外伤后3～6周出现视神经萎缩。进行眼眶CT扫描以排除血肿或骨碎片压迫视神经。CT扫描中出现上述发现需要进行手术干预。

TON的治疗尚存在争议；有时会给予大剂量

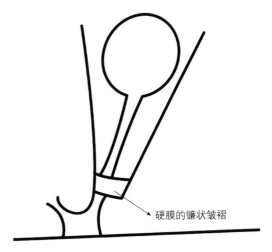

图16.5 视神经管内部分，视神经从管内流出时硬膜的镰状皱褶

皮质类固醇，但疗效并不明显。实验和临床研究并未发现高剂量类固醇对TON有益。国际ON创伤研究纳入了133名患者，并将他们分为3组：未接受治疗的患者、使用类固醇的患者、接受手术的患者。笔者没有发现类固醇或手术对治疗有益。对所有关于创伤性视神经病变的研究进行回顾，发现手术、类固醇或两者结合治疗比不治疗更有效，但这一结果在统计学上并不显著。如果神经影像学显示视神经存在血肿或骨碎片撞击视神经，则需要进行手术。

16.4 视乳头水肿

当上矢状窦（SSS）/横窦血栓形成或出现慢性硬膜下血肿时就会发生视乳头水肿。颅内静脉窦血栓会影响脑脊液（CSF）的吸收，并导致颅内压（ICP）升高。患者表现为头痛和第六神经麻痹。需要进行神经影像学检查（CT/MRI和静脉造影）才能做出诊断。对静脉窦血栓形成的治疗包括应用抗凝剂、降低ICP药物。

有时，血栓溶解后会导致静脉窦狭窄，几个月后可能出现头痛和视乳头水肿，被诊断为良性静脉内高压。磁共振静脉成像（MRV）有助于诊断静脉窦狭窄，并应测量静脉窦近端和远端的静脉压力。如果压力梯度超过10 mmHg，则应进行血管成形术或支架植入术。如果压力梯度小于10 mmHg，则应给予降ICP药物，如地亚莫司、甘油等。

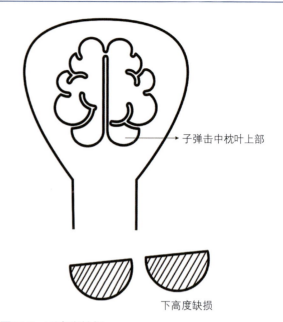

子弹击中枕叶上部

下高度缺损

图16.6 下高度缺损

16.5 视神经损伤

与ON损伤相比，交叉损伤较为少见，常见于眉中部或面部钝伤并伴有类似颅骨骨折。

临床上会出现：

- 双颞侧偏盲。
- 脑脊液鼻漏。
- 尿崩症。
- 视力丧失是不可逆的，而尿崩症和脑脊液鼻漏则需要治疗。

视束、放射线和枕叶也可能出现创伤性损伤。

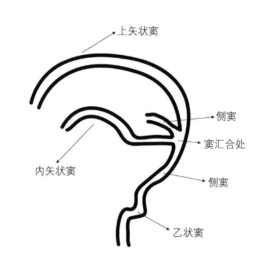

上矢状窦

侧窦

窦汇合处

内矢状窦

侧窦

乙状窦

图16.7 硬脑膜窦的环状结构

16.6 皮质视力丧失

研究发现，0.4%～0.6%的患者在头部外伤后出现皮质视力丧失。双侧视力丧失，眼底和瞳孔反应正常。轻度近距离头部损伤可能会导致双眼暂时视力丧失，并伴有烦躁和精神错乱。在枕叶外伤中，当子弹在枕叶上部从一侧穿过到另一侧时，会导致双眼下高度缺损（图16.6）。

如果子弹穿过双枕叶的下部并错过硬脑膜窦汇合处，那么患者的双眼就会出现上高度缺损，这种情况非常少见，因为穿透性子弹通常会击中硬脑膜窦口。随后患者因颅内大量出血而死亡（图16.7）。视运动性眼球震颤、镜检、视觉诱发反应和神经影像学检查有助于诊断皮质视力丧失。

16.7 运动视觉通路损伤

该损伤主要包括：

（1）第三、四、六脑神经损伤。

（2）脑干损伤：

- 核间性眼肌麻痹。
- 中脑背侧综合征。
- 偏斜。

（3）核上运动障碍。

16.8　动眼神经麻痹

多见于中、重度TBI，在轻度TBI中并不常见。如果在轻度头部创伤后出现这种情况，则通常提示已有结构性病变。

第三神经麻痹

（1）与严重的头部损伤有关。

（2）损伤部位：

- 中脑出口处或神经根撕脱处。

- 第三神经蛛网膜下腔部分。

- 在SOF（眼眶上裂）处：

外伤性蝶骨上水肿或出血导致的蝶骨疝可压迫蝶骨边缘的第三神经，或压迫大脑后动脉（PCA）。患者最初表现为单侧瞳孔扩大，感觉改变——Hutchinson瞳孔。随后会出现完全性第三神经麻痹（图16.8）。

- SOF（眶上裂）：由于外伤性幕上水肿或出血导致的钩回疝致使穿过小脑幕边缘或大脑后动脉（PCA）的第三神经受压。患者最初表现为单侧瞳孔散大伴感觉中枢——Hutchinson瞳孔改变。随后，出现完全性第三神经麻痹（图16.8）。

对26例外伤性第三神经麻痹患者的回顾性研究显示，14个月后，上睑下垂恢复率为95%，EOM麻痹恢复率为83%，瞳孔反应恢复率为50%。麻痹消退后可能会出现异常再生。

临床表现为上睑下垂、瞳孔散大、患侧眼球外展。

治疗包括观察6个月至1年。第三神经麻痹的手术难度较大，因为许多肌肉都会受到影响。可能需要多次手术才能使眼球对准原位。完全性第三神经麻痹无法通过手术有效矫正。如果受累眼是唯一能看见的眼，则应将LR拔出并缝合至外侧眶周。通过将一块内侧眼周肌与内侧直肌缝合，将眼睛固定在主要位置。如果存在部分消退，则

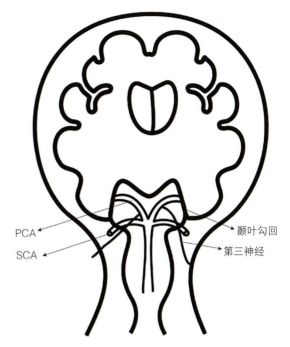

图16.8　第三神经穿过大脑后动脉（PCA）和小脑上动脉（SCA），可能受到脊髓空洞疝的压迫

必须注意可用的肌肉，并制订相应的手术计划，使眼睛对准原位并向下注视。外侧直肌的最大限度后缩和内侧直肌的切除/缝合可纠正水平偏斜。外伤性第三神经麻痹的单侧病例比双侧病例更容易自然恢复。近年来，尝试将外直肌向内直肌鼻腔移位，取得了良好效果。

16.9　第四神经麻痹

（1）这是头部受到轻微撞击时最容易受影响的神经。

（2）最细，走向最长，沿着硬质触角的游离边缘延伸，因此更容易在头部外伤时受损。有时创伤会暴露出已经存在的先天性第四神经麻痹（图16.9）。患者过往影像学检查和垂直融合振幅有助于确诊为先天性第四神经麻痹。

（3）从大脑背侧出现，该部位受损会导致双侧第四神经麻痹。

（4）临床上，患者主诉：

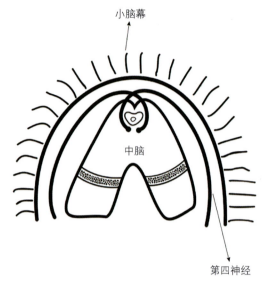

图16.9　第四神经从中脑背表面引出，交叉后绕中脑前方走行，此处沿小脑幕游离缘走行

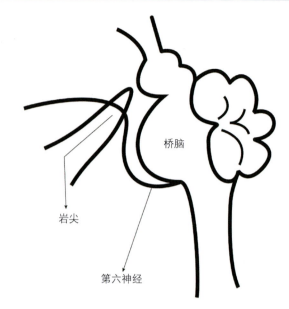

图16.10　第六神经沿斜坡上升后经过岩骨尖

- 垂直复视。
- Bielschowsky头位倾斜试验阳性。

（5）如果外展超过5°，则应怀疑双侧第四神经麻痹。

（6）应等待6个月至1年才能自行缓解。

（7）如果6个月至1年后仍未缓解，则根据Knapp的分类进行治疗。同侧IO的回缩/切除术是第四神经麻痹的常见治疗方法。

（8）如果术后图像仍然扭转，则进行Harada-Ito手术。

16.10　第六神经麻痹

（1）常见于头部损伤，尤其是颅底骨折。硬脑膜入口点和岩尖部是该神经损伤的常见部位（图16.10）。

（2）临床上，患者主诉出现水平复视。

（3）检查时，患侧眼睛会出现内斜视，外展受限。

16.11　治疗

（1）建议等待6个月至1年，部分/完全恢复多见于单侧病例。

（2）双侧病例或发病时眼球无法移动过中线的患者会出现无法恢复的情况。

（3）如果恢复时，眼球上移至中线，则进行内侧直肌最大限度后退和外侧直肌切除/折叠术。

（4）如果恢复时，眼球不能上移至中线/外展时移动幅度很小，则需要进行垂直肌转位手术，同时进行内直肌（MR）后退术。

颅底骨折患者可能会同时出现第六神经和第七神经麻痹。

当眶顶或海绵窦区域受伤时，会出现多发性颅神经麻痹。

16.12　眶尖损伤

第三神经、第四神经和第六神经以及第五神经（三叉神经）的眼部分支和视神经均受累。

16.13　海绵窦损伤

第三神经、第四神经和第六神经、第五神经的眼支和上颌支以及交感神经纤维都会受累；视神经可能幸免。海绵窦创伤可能导致颈动脉海绵窦瘘（CCF）高流量瘘。临床表现为冰冻眼球、搏动性突眼、结膜血管动脉化并伴有搏动声。CT/MRI显示眼上静脉（SOV）扩大。CCF可能会立即出现症状，也可能在创伤数天或数周后出现症状。CCF的治疗方法是选择性栓塞和可拆卸球囊闭塞。

16.14 面神经麻痹

当颅底骨折时会出现面神经损伤。临床上出现眼球突出伴暴露性角膜炎。当第七神经核和膝状神经节之间的面神经受伤时，由于位于该部分神经的副交感神经纤维损伤泪腺，导致泪腺功能受损（图16.11）。该神经的异常再生可能会导致面肌痉挛和鳄鱼撕裂。当唾液腺的副交感神经纤维被错误引导至泪腺时，就会产生鳄鱼泪（图16.11）。鳄鱼泪的治疗取决于流泪的严重程度，包括泪腺睑叶次全切除术或在泪腺注射肉毒毒素。

16.15 辐辏，以及适应性失调和痉挛

大多数头部外伤后的患者都有辐辏或适应困难，常见于轻度头部外伤。通过将物体移向患者

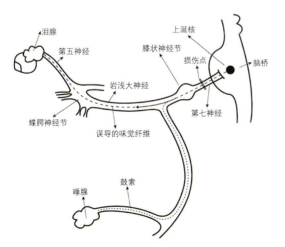

图16.11 第七神经受到创伤后，原本用于颌下腺的副交感神经纤维被误导至泪腺

的鼻子来评估辐辏的近点。患者出现视力模糊或单眼向外运动的距离会被记录下来。正常的辐辏近点为10 cm。辐辏融合振幅是用一个底边向外的棱镜杆测量的。记录患者无法再融合物体图像的棱镜。正常的辐辏振幅为近距离38°斜度，远距离14°斜度。辐辏和近反射中心位于中脑喙部，该区域在头部外伤时容易受伤。辐辏不足时，患者的近距离视力模糊，年轻患者可能需要加戴镜片才能阅读。在轻度TBI病例中，可能会出现适应性不足或从一个物体到另一个物体的焦点转换缓慢。47%～64%的轻度TBI患者会出现会聚功能障碍。

16.15.1 辐辏不足

临床上，辐辏不足患者会出现以下症状：

• 头痛、视力模糊或嗜睡、注意力不集中、阅读时出现重影。

• 近点会聚点较远。

• 辐辏融合振幅减小。

• 近指外隐斜。

• 辐辏不足的治疗方法包括在眼镜上进行"出棱镜"练习或"入棱镜"练习。

16.15.2 发散不足

患者看近处时会有正视眼，看远处时则会伴有内斜视。观察远处物体时会出现复视。要做出诊断，内收眼球的速度应正常。头部外伤后很少出现发散功能不全。

16.15.3 适应和会聚痉挛

近反射性辐辏痉挛、屈光不正、瞳孔缩小、头痛和视力模糊是这种疾病的主要表现。患者双眼辐辏，双侧外展受限。应使用环戊丙酸滴眼液（1% BD）缓解患者的症状，并全日使用双焦点。

应缓慢减少环戊丙酸滴眼液的用量和双焦点的使用，直到患者在不佩戴矫正眼镜的情况下对近物有正常的辐辏反应。

16.16 脑干损伤

脑干受伤发生在后脑受到严重撞击时。脑干损伤的神经眼科表现为核间眼肌麻痹、背中脑综合征、偏斜和凝视麻痹。这些神经眼科表现在头部损伤中较少见。

16.16.1 眼球震颤（INO）

当内侧纵束（MLF）中断时，就会出现这种情况。病灶侧会出现内收功能障碍，并伴有外展眼震颤。偏斜是一种眼球的垂直失衡，常见于脑干外伤。

16.16.2 中脑背侧综合征

- 上视麻痹。
- 瞳孔反应的光近分离。
- 眼球震颤收敛回缩，眼睑回缩。
- 头部损伤中脑下移后发生。

16.17 TBI的核上障碍

轻度TBI患者可能会出现眼跳、追视和前庭眼反射障碍。眼球的核上运动由额叶、顶叶和枕叶控制。眼球运动的产生和执行涉及多种认知过程。因此，眼动测试已被用于评估TBI患者的高度认知功能——注意力集中度和记忆力。

16.18 眼跳运动

自发性眼跳由额叶眼场产生，而反射性眼跳则由顶叶眼场控制。脑桥核、小脑、基底神经节和上丘也在眼球扫视运动中发挥作用。脑震荡后综合征中记录了反扫视、记忆引导扫视和自控扫视，并发现这些功能均受到损害。Kraus等发现，在识别脑震荡后综合征患者持续的神经异常方面，眼球运动比神经心理学测试更敏感。对于反眼跳、记忆引导眼跳、自定进度和间隙眼跳的测试，请参见Ventura等撰写的*The Neuro-ophthalmology of head trauma*。

16.19 追踪眼球运动

追踪眼球运动的测试方法是要求患者追随从右向左缓慢移动（每秒30°）的物体，反之亦然。这种运动产生于顶叶–枕叶–颞叶（POT）区，并受额叶眼场、桥脑核和小脑控制。

16.20 前庭–眼球反射（VOR）

VOR测试方法是用检查者的双手快速将患者的头部从一侧推向另一侧，同时要求患者目光固定在检查者的鼻子上。因迷宫器受损而导致VOR受损的患者（在瓣状骨折时）无法在检查员快速移动头部时将目光保持固定在检查员的鼻子上。外周性前庭性眼球震颤通常是水平的或水平旋转的，由视觉固定压迫，持续时间短。如果在双眼前方使用+10D镜片，或在遮盖另一只眼的情况下对一只眼进行眼科检查，可使前庭震颤更加明显。中枢源性前庭性眼球震颤为垂直或旋转性，在视觉固定时增加，持续时间长，有时伴有小脑性眼球运动障碍症状。核上运动可通过视频眼球造影术记录下来。核上眼球运动功能障碍可在床边进行临床检测。

TBI中的血管损伤可导致创伤后假性动脉瘤或颈动脉/椎动脉夹层动脉瘤。颈内动脉的创伤性夹层表现为疼痛的霍纳综合征。头部受伤可能会加剧已有的偏头痛，或出现新发偏头痛；一些爆炸伤患者有畏光症，需要佩戴深色眼镜。

16.21 结论

神经眼部创伤通常发生在战斗受伤时，而且大多与系统性神经损伤有关。神经科医师和眼科医师必须密切合作，才能对这些病例进行正确评估。视神经损伤与视觉不良有关。对感觉和运动视觉系统的检测对于评估损伤和决定视觉治疗非常重要。在战争爆炸伤（脑震荡）中，视觉系统检查可提供有关注意力、记忆力集中等高级认知功能的信息。

致谢 衷心感谢医学插图画家Amit Mohan先生绘制了图16.5～图16.11。

利益冲突 作者无利益冲突。

参考文献

[1] Ventura RE, Balcer L, Galetta SL. The neuro-ophthalmology of head trauma. Lancet Neurol. 2014;13:1006–1016.

[2] Felleman DJ, Van Essen DC. Distributed hierarchical processing in the primate cerebral cortex. Cereb Cortex. 1991;1:1–47.

[3] Steinsapir KD. Treatment of traumatic optic neuropathy with high dose corticosteroid. J Neuroophthalmol. 2006;26:65–67.

[4] Levin LA, Beck RW, Joseph MP, Seiff S, Kraker R. The treatment of traumatic optic neuropathy, the international optic nerve trauma study. Ophthalmology. 1999;106:1268–1277.

[5] Chaon BC, Lee MS. Is there treatment for traumatic optic neuropathy? Curr Opin Ophthalmol. 2015;6:445–449.

[6] Volpe NJ, Levin LA. How should patients with indirect traumatic optic neuropathy be treated？J Neuroophthalmol. 2011;31:169–174.

[7] Yu-Wai-Man P, Griffith PG. Surgery for traumatic optic neuropathy. Cochrane Database Syst Rev. 2011;6:CD006032.

[8] Rodriguez A, Jose LA, Paez HJ. Post traumatic transient cortical blindness. Int Ophthalmol. 1993;17:277–283.

[9] Kulkarni AR, Aggarwal SP, Kulkarni RR, Deshpande MD, Walimbe PB, Labhsetwar AS. Ocular manifestations of head injury: a clinical study. Eye (Lond). 2005;19:1257–1263.

[10] Zhang Y, Chen K, Liu B, Chen L. Incomplete oculomotor nerve palsy in the subarachnoid space caused by traumatic brain injury. Neurosciences. 2012;17:159–160.

[11] Lin C, Dong Y, Lvl YM, Hau I. Clinical features and functional recovery of traumatic isolated Oculomotar nerve palsy in mild head injury with sphenoid fracture. J Neurosurg. 2013;118:364–369.

[12] Saxena R, Sharma M, Singh D, Dhiman R, Sharma P. Medial transposition of split lateral rectus augmented with fixation sutures in case of complete third nerve palsy. Br J Ophthalmol. 2016;100:585–587.

[13] Capo Aponte JE, Urosevich TG, Temme LA, Tarbett AK, Sanghera NK. Visual dysfunctions and symptoms during the sub-acute stage of blast- induced mild traumatic brain injury. Mil Med. 2012;177:804–813.

[14] Liu GT, Volpe NJ, Galetta S. Neuro-ophthamology: diagnosis and management. 2nd ed. Philadelphia, PA: Elsevier; 2010. p. 514–551.

[15] Krau MF, Little DM, Donnell AJ, Reilly JL, Simonian N, Sweeney JA. Oculomotor function in chronic traumatic brain injury. Cogn Behav Neurol. 2007;20:170–178.

军事创伤中眼睑损伤的重建

V. Langer

第17章

17.1 引言

军事冲突中的眼部损伤与平民创伤有很大不同。高能爆炸的爆炸伤的发生率为83%，而平民的这一比例为3%。与平民创伤相比，军事创伤对眼睛造成的伤害要大得多。此外，在大多数情况下，军事环境中的眼部损伤与严重的多发性创伤有关。这种情况在平民中似乎较为少见。在军事创伤中，眼睑的多发性创伤屡见不鲜。事实上，治疗这些损伤是一项艰巨的挑战，尤其是在多发性创伤的情况下。如果伴有危及生命的损伤，且时间紧迫，那么在这种情况下，为了挽救生命，往往不得不牺牲严重受损的眼睛。因此，如果必须保住重要的眼球，这些损伤最好在具有多学科方法和多个手术团队的三级转诊中心进行治疗。

眼睑对保护眼球至关重要。眼睑是眼睛抵御外伤和强光的屏障，有助于维持泪角膜。通过眨眼的过程，眼睑还能帮助将泪液泵入鼻泪管系统。管理眼睑的重建，重要的是了解眼睑的基本解剖特征，这样才能尽可能地恢复眼睑的正常状态，使眼睑区

域乃至面部的功能和美观得以充分发挥。

17.2 解剖学

眼睑由皮肤、肌肉、神经和血管组成。正常眼睛呈椭圆形，水平睑裂最宽处为28~30 mm，垂直睑裂最宽处为10~11 mm。直视时，上睑的最高点位于瞳孔的内侧，下睑的最低点位于瞳孔的外侧。外侧眦角比内侧眦角高约2 mm。

眼睑可分为两个解剖层：前层（皮肤和眶肌）和后层（睑板和结膜）。沿着每个睑缘的中间横向可见一条灰线，标志着这两个薄层的交界处。灰线正后方是皮肤黏膜交界处，即睑板腺开口处。睑缘的后缘比前缘更锋利，前缘呈圆形（图17.1）。

17.2.1 皮肤

眼睑的皮肤是全身最薄的，因为真皮薄弱，附件结构或皮脂腺很少。

V. Langer (✉)

Plastic and Reconstructive surgery, Ex Army Medical
Corps India, Delhi, India

图17.1 眼睑解剖

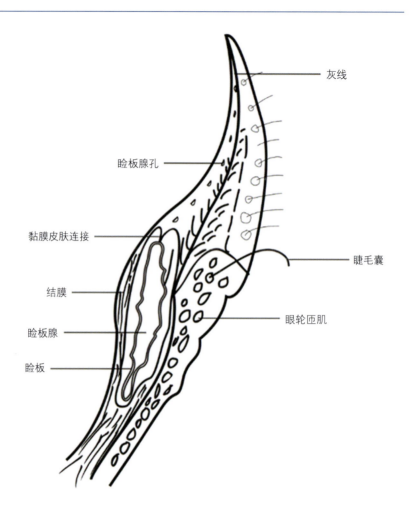

灰线

睑板腺孔

黏膜皮肤连接

睫毛囊

结膜

眼轮匝肌

睑板腺

睑板

17.2.2 眼轮匝肌

眼轮匝肌是眼睑的主要牵引器，分为眼眶肌（帮助眼睑自主闭合）和眼睑肌（帮助眼睑非自主闭合）。眼眶部分起自内眦腱并横向插入颧骨。眼睑部分进一步细分为睑板前肌和隔膜前肌。睑板前轮匝肌黏附于睑板的前表面，并在内侧附着于前泪嵴和后泪嵴。它围绕泪囊并参与泪液泵机制。眶隔前轮匝肌位于眶隔顶部，起源于内眦腱前肢和后泪嵴。在侧面，两者凝结形成插入惠特纳尔结节的外眦肌腱。

17.2.3 睑板

睑板由致密的纤维组织组成，形成眼睑的细胞骨架。长28～29 mm，厚1 mm。上睑跗骨高10 mm，下睑跗骨高3.5～5 mm，内侧和外侧变窄。它们通过内侧和外侧的眼眶腱连接到眼眶边缘。

17.2.4 内眦腱和外眦腱

内眦腱有前肢和后肢。前肢从前上方插入泪前嵴，而后肢连同睑板前轮匝肌深头插入后泪峰。外眦腱还具有插入眶缘的前部成分，较深的成分横向深入眶隔，插入眶外缘的内侧。

17.2.5　上睑提肌

上睑提肌用于抬高上眼睑。上睑提肌源于眶顶的Zinn环，沿着眶顶水平移动，最后垂直插入睑板前表面的肌腱膜，其中有少数纤维插入皮肤，形成睑皱襞。睑囊筋膜类似于下睑的上睑提肌腱膜，起源于环绕下斜肌的下直肌。

17.2.6　血液和淋巴供应

上眼睑由睑内动脉上支（眼动脉的分支）和睑外动脉上支（泪腺动脉的分支）吻合供应。它有两个血管弓，边缘的一个位于前睑板表面，距离睑缘2～3 mm；外围的一个位于Müller肌的前表面，略高于上睑板缘。下眼睑由眼下动脉、眼动脉和泪动脉下支的分支供血。下眼睑还接受上颌动脉的分支。

上睑的大部分和下睑的外侧半部会排入耳前淋巴结，而上睑的内侧部分和下睑的内侧半部则会沿着淋巴管排入下颌下淋巴结，淋巴管沿着内眦血管和面部血管走行。

17.3　眼睑缺陷的评估

正确的术前评估对于精细的眼睑重建至关重要。因此，在手术前，我们需要了解以下内容：
（1）缺损是否为全层缺损，累及眼睑边缘或仅存在前板层缺损。
（2）缺损的大小——板层损失量。

（3）位置——内侧、外侧或外侧中央。
（4）内眼角或外眼角受累。
（5）泪道引流系统受累。
（6）患者年龄——眼睑松弛。
（7）对侧眼睑的状况。
（8）周围组织的活动性。

17.4　眼睑重建的一般注意事项

"当眼球仍然存在时，重建眼睑甚至部分眼睑至少需要满足3个要素：外层皮肤，内层黏膜，以及介于之间的半刚性骨架。"传奇人物穆斯塔德这样写道。

睑板重建的目的是提供足够的闭合、保留泪膜、保持视野通畅，以及重建美观且正常的眼睛。两个板层都需要替换，前方是皮肤肌肉层，后方是软骨框架和光滑的黏膜衬里。皮肤肌肉层，然后用游离移植/皮瓣替代另一个薄片。皮瓣有助于提供血管供应。不过，也有人尝试用单个厚皮瓣重建整个下眼睑。上睑提肌、眼轮匝肌和下牵引肌必须修复或努力重建。应使黏膜睑缘稳定，并与眼球良好贴合。如果切口位于或平行于皮肤皱褶（皮肤松弛张力线或RSTL），瘢痕就会被隐藏起来。弧形瘢痕比直线瘢痕更好隐藏。大多数涉及上眼睑的皮肤切口都采用上睑皱襞切口。目标应使两眼对称，以获得更好的外观效果。要避免伤口边缘重叠，伤口边缘要外翻（图17.2），防止瘢痕凹陷。这可以通过缝合环来实现，深层的缝合环要比浅层的宽。缝合时应在皮肤上打结，以避免刺激角膜（图17.3）。手术结束时，可进行牵引缝合，以关闭眼睑，并在愈合阶段稳定移植物/角膜瓣。

图17.2 （a~d）缝合睑缘

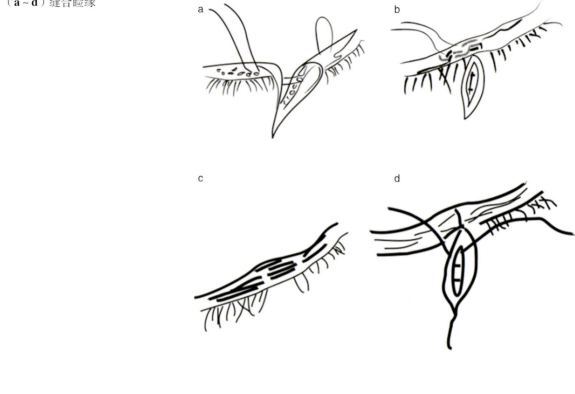

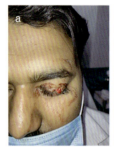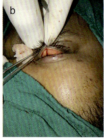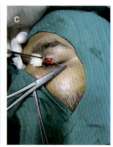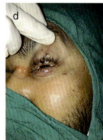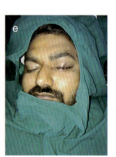

图17.3 （a~e）缝合眼睑撕裂伤口

17.5 涉及边缘的全层眼睑缺损的眼睑重建术

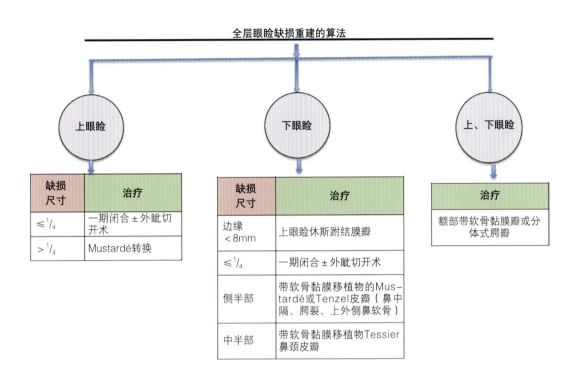

全层眼睑缺损重建的算法

缺损尺寸	治疗
≤ 1/4	一期闭合±外眦切开术
> 1/4	Mustardé转换

缺损尺寸	治疗
边缘 < 8mm	上眼睑休斯跗结膜瓣
≤ 1/4	一期闭合±外眦切开术
侧半部	带软骨黏膜移植物的Mus-tardé或Tenzel皮瓣（鼻中隔、腭裂、上外侧鼻软骨）
中半部	带软骨黏膜移植物Tessier鼻颈皮瓣

治疗
额部带软骨黏膜瓣或分体式腭瓣

17.6 小缺损（不超过眼睑长度的25%~50%）

小的缺损（不超过眼睑长度的1/3）可以通过直接近似法重建，因为眼睑具有固有的伸展能力。缺损的治疗是五角楔形切除并直接缝合。首先将缺损转化为一个五边形，垂直两边覆盖睑板的高度，两臂在穹隆处相接，就像一个倒"V"形。

为了逼近跗骨，最好使用"远—远—近—近—近—远—远"模式的埋线垂直褥式缝合技术，该技术最初由Burroughs等提出。缝线从切口边缘3 mm处穿过，深度为3 mm，然后从切口边缘1 mm处返回，深度为1 mm，以完成垂直褥式缝合。缝合时使用6-0 Vicryl缝线。然后用另一条简单的间断性6-0 Vicryl缝线对齐睫毛线，这对获得

良好的外观效果至关重要。然后，用6-0不可吸收线间断缝合皮肤。

如果存在一定的张力（缺损大小为33%~50%），可进行外侧切开术和相应睑外侧肌腱上级襞切开术。这种修复技术最重要的一点是睫毛线的对齐和睑缘伤口边缘的外翻，以防止出现缺口。

17.7 中等缺损（眼睑长度的50%~75%）

Tenzel半圆推进术最初是由RR Tenzel于1975年提出的。切口从外眦开始，向上部和颞部弯曲，形成半圆形切口。随后进行外侧角切开术和下角膜松解术，解剖肌肉皮瓣并向内侧推进，使用Burroughs等提出的埋入式垂直垫技术覆盖眼睑缺

损（图17.4）。对于下眼睑缺损，垂直范围不应越过眉毛，且皮瓣应位于眶缘或眉毛所界定的弧线内。将眼轮匝肌缝合到Whitnall结节的骨膜上，形成外眦角。剥离外侧穹隆的结膜并推进至边缘。应注意避免损伤泪道。这种重建法的缺点是侧眼睑没有纤毛。

McGregor皮瓣

这是在Tenzel皮瓣末端进行Z形成形术，从垂直的颞部吸收更多组织，为眼睑提供水平组织。这种延伸被称为McGregor皮瓣，并可用于上眼睑和下眼睑的重建。

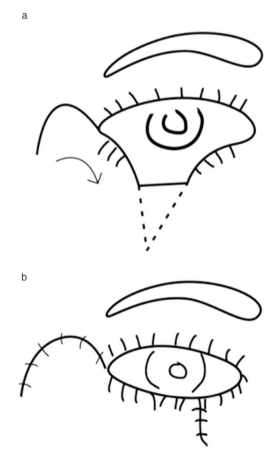

图17.4 （**a**、**b**）Tenzel半圆皮瓣

17.8 大面积缺陷（＞75%眼睑长度）

17.8.1 上眼睑

上眼睑缺损达眼睑长度2/3时，可采用反向Tenzel半圆推进皮瓣。对于较大的缺损，通常采用睑板分离术（Cutler-Beard）、滑动跗结膜推进皮瓣或反向休斯皮瓣。

17.8.2 Cutler-Beard桥皮瓣

Cutler-Beard桥皮瓣由NL Cutler和C Beard于1955年首次提出（图17.5）。这是一种两阶段的下眼睑全层推进皮瓣，在睑板下1~2 mm处进行全层（切口—肌结膜）切口。这样既保留了跗骨，又避开了下缘弧，保持了皮瓣的血管性。皮瓣的两个垂直肢体向下指向结膜穹隆。然后将皮瓣推

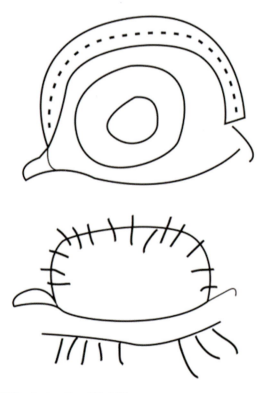

图17.5 Cutler-Beard桥皮瓣

进到完整的下眼睑巩膜桥下。使用6-0 Vicryl以间断的方式将互补结构相互缝合。少数研究者还描述了将鼻骨/鼻软骨移植物缝合到剩余的跗骨上以提供刚度的方法。然后使用不可吸收缝线缝合皮肤。必须注意下端的折角。

6~8周后，分割基底，将上眼睑结膜向睑缘前方推进2 mm，以防止角膜侵蚀。在睑缘下方1~2 mm处切开皮肤，以补偿回缩。淋巴水肿会导致伤口愈合较慢。由于神经支配，下眼睑外翻较为常见。在许多患者中还会存在上眼睑内翻的问题。眼睑皮肤和眼毛新的眼睑会摩擦角膜，因为上睑提肌对新的后睑板的牵拉往往人于对新的前睑板的牵拉。由于存在弱视风险，因此不适用于单眼患者或婴儿。此外，新的眼睑边缘没有睫毛。

17.8.3　Mustarde眼睑转换皮瓣

这种皮瓣将全层的下睑和睫毛一起转移到上睑缺损处（图17.6）。高度取决于缺损的高度。皮瓣和泪点之间至少留有2 mm的组织。从与基底相对的一端开始切割皮瓣，注意不要损伤基底的血管供应。从缺损的外侧端标记出睑板长度的1/4。这就形成了铰链。在铰链的内侧标记皮瓣。大小应为缺损大小减去睑长的1/4。除了在铰链处，将皮瓣全层切开，在距离眼睑边缘4 mm处停止。

2~3周后可以分割瓣蒂。对暴露的边缘进行修整，使皮瓣的蒂端与上睑准确闭合，上睑照常分层闭合。

因此，当以上两种方法都不可取时，从邻近区域滑动跗结膜瓣/从另一睑游离跗结膜移植物是替代前部皮瓣的不错选择。用旋转皮瓣（Fricke皮瓣、Gla-Bellar皮瓣或前额中线皮瓣）或全层皮瓣移植来制作前部皮瓣。这避免了两阶段手术的需要和分睑手术的局限性，同时还能达到美观的效果并恢复功能。

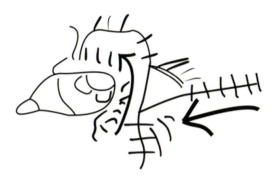

图17.6　Mustarde上眼睑转换修复术

17.8.4　眉间皮瓣

眉间皮瓣由McCord和Wesley首次提出，首先在眼眉之间的前额中央区域做一个倒"V"形切口，将部分切口缝合为"Y"形，然后将皮瓣的其余部分旋转到邻近的内侧眼轮匝肌缺损处（图17.7），这是V-Y和菱形皮瓣的组合。这不是一个轴向皮瓣，因此长度不可能与正中额部皮瓣一样长。切开松弛的睑板组织并将其下移。将皮瓣旋转90°~120°就位。术后效果良好，因为皮瓣的厚度、颜色和质地都非常吻合，且皮瓣是单一阶段的。然而，这种皮瓣会导致内侧眦部深度不自然、鼻梁臃肿，并使眼眉靠拢。因此这种皮瓣最适用于修复内侧眼轮匝肌区域的小缺损。

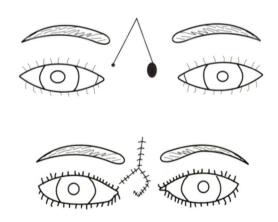

图17.7　眉间皮瓣修复内眦缺损

17.9 下眼睑

下眼睑大面积缺损需要考虑的因素与上眼睑不同。在这种情况下，可以使用休斯皮瓣或游离黏膜软骨瓣（鼻中隔或上腭）形成前睑板，使用肌皮推进皮瓣（如Mustarde颊旋转转位皮瓣、前额外侧或正中皮瓣、Tripier皮瓣或Fricke皮瓣）形成前睑板。

17.9.1 休斯跗结膜瓣

Wendell Hughes于1937年首次描述了一种跗结膜瓣，这种跗结膜瓣是基于Dupuy-Dutemps较早描述的一种手术方法，Dupuy-Dutemps还描述了泪囊鼻孔成形术瓣。这也是一种分两步进行的眼睑分离手术。无论下眼睑缺损的位置如何，皮瓣都是从睑板垂直方向尺寸最大的上睑中央部位隆起（图17.8）。前缘修复下眼睑后薄层的皮瓣的切口在眼睑边缘上方4 mm处，留出一条睑板作为结构

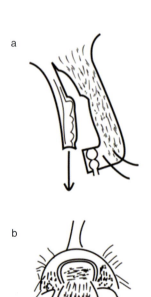

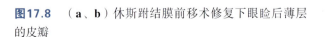
图17.8 （a、b）休斯跗结膜前移术修复下眼睑后薄层的皮瓣

支撑。皮瓣的垂直肢体垂直于前缘，切口向穹隆上方延伸。然后将皮瓣推过睑孔，用6-0 Vicryl缝线将边缘缝合到剩余的下睑跗肌或眦肌腱膜上，用8-0 Vicryl缝线将前缘缝合到结膜上。这是一种分两期进行的眼睑分离手术，存在与卡特勒胡须瓣类似的问题。可能会导致上眼睑回缩；因此，在进行下眼睑缺损手术之前，必须小心剥离跗结膜瓣上的提上睑肌复合体。有些患者的结膜会在新睑缘的边缘稍稍愈合，这可能会因结膜干燥而产生红斑。不过，与Cutler-Beard皮瓣相比，效果更好，因为下睑的睫毛通常不太引人注目。

17.9.2 Mustarde脸颊旋转瓣

这是一种非常有用的皮瓣，可用于重建下睑较大的垂直缺损的前板层。皮瓣标记在缺损的外侧，延伸至外侧眼轮匝肌区域。然后向上弯曲，在耳前向下延伸（图17.9）。

一些快速窍门包括保持在面颊皮下平面（解剖皮瓣时"脂肪向上，脂肪向下"），以及使用大面积的下拉，使面颊在最小张力下旋转。在有些患者手术中，在切口下端做一个小的后切口或切口有助于轻松缝合。缺损的内侧端应垂直。这有助于减少折角。皮瓣内侧端应固定在眼眶内侧壁上。侧面也必须固定在外侧壁上。使用6-0非吸收缝线缝合皮肤。这种重建方式的缺点是下睑回缩、折角、大面积剥离和可能形成血肿，以及牺牲下睑的眼轮匝肌。必须在第二阶段手术时重建泪道引流。此外，耳前发际线也会变形。

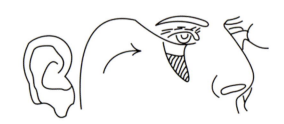
图17.9 Mustarde脸颊旋转皮瓣治疗大面积垂直下眼睑缺损

17.9.3　Fricke皮瓣

这是一种前额外侧皮瓣，用于治疗包括外侧眼角在内的大面积缺损。Jochim Fricke于1829年首先使用。沿着眉毛的曲线将皮瓣切开至内侧端（图17.10）。上方的侧向皮瓣将眉毛抬起，然后一次性插入缺损处。供区直接闭合。现在可以使用反向休斯蒂结膜瓣或游离黏膜移植瓣构建后壁。2周后，分割皮瓣。

缺点是皮肤过厚会妨碍上睑的适当外展。此外，与对侧相比，供体部位会导致眉毛升高。

17.9.4　前额正中皮瓣

根据所需的宽度，从前额中央掀起皮瓣。皮瓣顶端的剥离平面较浅，但随着剥离的进行会逐渐加深，最好能将额骨近基部1.5～2 cm处的骨膜包括在内。将皮瓣旋转120°～180°至覆盖缺损的位置。为缝合前额伤口，必须进行大面积的剥离。皮瓣供区最多可有3 cm的缺损，主要用于缝合。第二阶段手术在术后6周进行。切除皮瓣基部的多余组织。

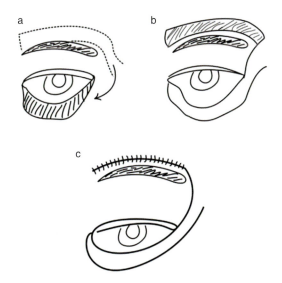

图17.10　（a～c）用于下眼睑的Fricke皮瓣

17.9.5　Tripier皮瓣

1889年，Tripier首次描述了使用来自上睑的双蒂皮瓣（带有外侧和内侧蒂）神经支配肌皮瓣重建下睑缺损的方法。它就像一个水桶柄，只有在皮肤松弛的情况下才能使用。它主要用于重建狭窄缺损和睑缘。

17.10　前睑板缺损的眼睑重建术

17.10.1　有或没有破坏的一期闭合

在有多余皮肤的眼周区域，如眼睑、上睑皮肤褶皱和颞部可以进行一期闭合。下眼睑和内眦赘皮通常较少。如有需要，必须对缺损周围的组织进行修整，以减少伤口的张力。在重建下睑时，应通过闭合伤口将眼睑的垂直牵引力减至最小，以留下垂直瘢痕，避免眼睑外翻或眼睑后缩。应避开面神经额支的危险区域，即颧弓上方和眉外侧超过1 cm的区域，或在放大镜下保护面神经。

17.10.2　自由放任

指通过次要意图进行治疗。Fox和Beard最先使用该方法，适用于相对较小的内眼角缺损。因为该区域是凹陷的，因此愈合良好。眼睑的浅表缺损或浅表前板层缺损用这种方法愈合良好。对于不适合进行外科手术患者，可以尝试这种方法。

17.10.3　皮肤移植

植皮可以是全层植皮（表皮和真皮，不含皮下脂肪），也可以是部分厚植皮（整个表皮和部分真皮）。全层植皮的外观效果更好，因此是眼周区域，尤其是下眼睑重建的首选。然而，当移植区域较广且附近区域也需要重建时，应选择分层植皮，这在军事创伤中很常见。此外，上眼睑需要薄而轻的组织来进行表面修复。因此，这里首选薄的分层皮肤移植进行重建。全层皮肤移植的供皮部位包括上眼睑皮肤、耳后皮肤、耳前皮肤、锁骨上或上臂皮肤。取自对侧眼睑的移植物具有最佳的吻合度；然而，最实用的供皮部位是耳后皮肤。

用于跗骨前缺损的移植物不必过长。不过，如果用于内侧头盖骨位置或隔前位置，则移植物的大小应分别增大10%和30%，以防止移植物继发挛缩（F）。采集后，必须进行全层皮肤移植物脱脂，以去除所有脂肪。用4-0号丝线将移植物缝合在受体部位，并将尾部留长。然后将丝线的尾部绑在Xeroform石蜡纱布上，作为加压敷料（支撑物）放置5～7天，以便充分吸收，这就是绑扎敷料。皮肤移植的取皮阶段为浆液浸泡（24～48h）、内视（第3～5天），供体和受体毛细血管对齐，以及血管再造，即通过毛细血管的"接吻"实现移植的血管再造。

17.10.4　皮瓣

眼周肌皮瓣由皮肤和眼轮匝肌构成。与游离皮瓣相比，肌皮瓣有许多优点。皮瓣能提供可用的局部组织，以便更好地匹配眼轮匝肌和眼轮匝肌。颜色和质地接近正常神经支配，血管组织覆盖裸骨和软骨，功能更佳。

用于眼周区域的各种皮瓣可分为5种类型：
- 滑动皮瓣：围绕一个椭圆形进行挖补，以关闭缺损（图17.11）。
- 推进皮瓣：将周围皮肤转化为三面皮瓣，将其剥离并沿自身长轴推进以关闭缺损（图17.12和图17.13），可以是单侧或双侧推进皮瓣（H成形术）。
- 旋转皮瓣：这种皮瓣常用于眼周区域，将邻近

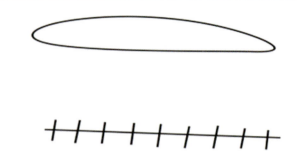

图17.11　滑动皮瓣

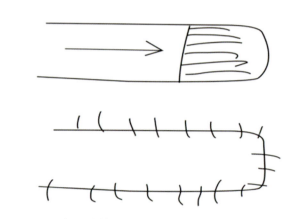

图17.12　推进皮瓣（1）

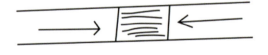

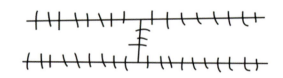

图17.13　推进皮瓣（2）

的皮肤隆起并旋转以填充缺损（图17.14）。
- 转位皮瓣：在这些皮瓣中，邻近的皮肤被抬起插入缺损处，但皮瓣供体部位应较小，以便在皮瓣无张力的情况下闭合（图17.15）。

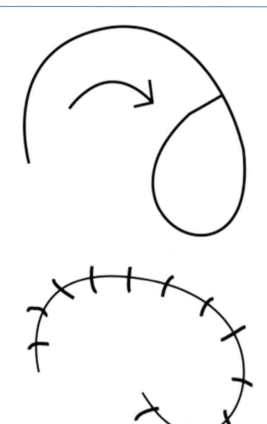

图17.14　旋转皮瓣

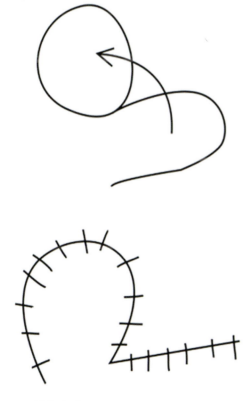

图17.15　转位皮瓣

特殊转位皮瓣

（1）Limberg皮瓣：最早由Alexander Limberg于1946年提出，是眼周发挥作用最大的皮瓣之一。用一个等距平行四边形创建一个菱形缺损，然后利用短对角线，绘制一个菱形的三角形皮瓣，将其移位到缺损处（图17.16）。

（2）双叶皮瓣：双叶皮瓣由Esser于1918年提出，用于鼻尖缺损的重建。这种皮瓣被广泛用于鼻、面颊、前额的圆形缺损和内侧眼轮匝肌缺损。它由两个相邻的转位皮瓣组成，位于一个共同的基底上，其中第一个较大的皮瓣

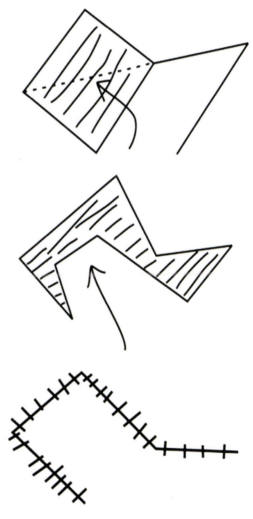

图17.16　Limberg皮瓣

填补原始缺损，第二个较小的皮瓣填补第一个皮瓣留下的缺损。两个皮瓣之间的角度可在30°～120°之间变化（图17.17）。

17.10.5 眼外侧缺损

可以通过将残余的睑板固定在从眼眶外侧壁上掀起的建议宽度为4 mm的骨膜瓣上，重建外侧眦角。也可以使用颞深筋膜或掌长肌腱的筋膜移植，并通过在骨头上钻孔将其固定在眶外侧壁上。韧带的固定位置应在内侧眦角水平上方3 mm处。

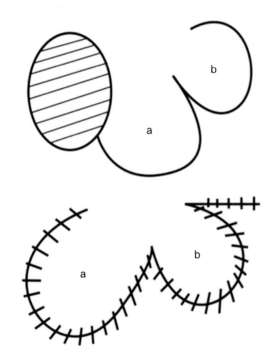

图17.17 （**a**、**b**）双叶皮瓣

17.10.6 内眦缺损

对于该区域的皮肤缺损，有时建议采用二次愈合。如果下层骨骼暴露，可将睑板皮瓣/前额正中皮瓣移植到缺损处（图17.7）。内眦的修复方法与外眦的修复方法类似。在某些情况下，也可以进行经鼻接线。

17.10.7 泪小管修复

下睑撕脱常伴有泪小管损伤。最广为接受的方法是找到撕裂的两端，然后在系统中临时放置一个耐受性良好的支架。支架可以是单孔的，也可以是双孔的。在没有支架的情况下，可在原位放置22号或24号静脉插管或硅胶棒。

在高倍放大镜下可识别泪小管近端。泪小管近端看起来比周围区域更苍白。可将无菌生理盐水倒入伤口，从泪小管注入空气时注意观察气泡。另一种方法是从完整的泪小管通过近端切口注入荧光素染料。缝合时最好在放大镜下用细小的微针在支架上缝合（图17.18～图17.20）。

免责声明 图17.18～图17.20已征得患者同意。

致谢 感谢勒克瑙桑贾伊–甘地研究生医学院远程医疗与生物医学信息学系内容开发人员Amit Mohan先生绘制图17.1、图17.2、图17.4、图17.5～图17.17。

图17.18　弹片击伤导致面部严重损伤。右眼去核和眼睑修复术后晚期照片［图片来源：新德里陆军医院（研究和转诊）整形外科）］

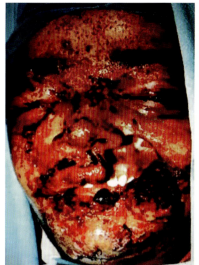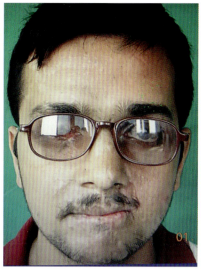

图17.19　面部爆炸伤。分割植皮、全脸骨折复位和固定、右眼去核、脸部多块皮瓣术后的晚期效果［图片来源：P. Bhargava中将，VSM（退役），前武装部队医疗服务局外科和整形外科高级顾问］

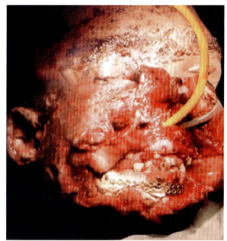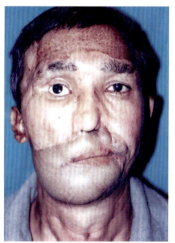

图17.20　前额伤口、眼眶骨折和眼睑管损伤。术后早期进行局部皮瓣修复、骨折复位和眼管修复

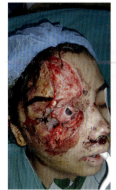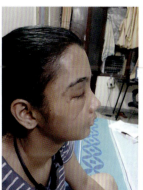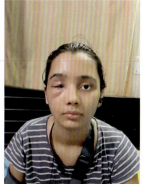

参考文献

[1] Weichel ED, Colyer MH, Ludlow SE, Bower KS, Eiseman AS. Combat ocular trauma visual outcomes during operations Iraqi and enduring freedom. Ophthalmology. 2008;115(12):2235–2245.

[2] Porfiris E, Christopoulos A, Sandris P, et al. Upper eyelid orbicularis oculi flap with tarsoconjunctival Island for reconstruction of fullthickness lower lid defects. Plast Reconstr Surg. 1999;103:186–191.

[3] Patrinely JR, Marines HM, Anderson RL. Skin flaps in periorbital reconstruction. Surv Ophthalmol. 1987;31:249–261.

[4] Bowman PH, Fosko SW, Hartstein ME. Periocular Reconstruction. Semin Cutan Med Surg. 2003;22:263–272.

[5] Morley AM, deSousa JL, Selva D, Malhotra R. Techniques of upper eyelid reconstruction. Surv Ophthalmol. 2010;55(03):256–271.

[6] DiFrancesco LM, Codner MA, McCord CD. Upper eyelid reconstruction. Plast Reconstr Surg. 2004;114(07):98e–107e.

[7] Tenzel RR, Stewart WB. Eyelid reconstruction by the semicircle flap technique. Ophthalmology. 1978;85:1164–1169.

[8] TenzelRR. Reconstruction of the central one half of an eyelid. Arch Ophthalmol. 1975;93(02):125–126.

[9] Tenzel RR, Stewart WB. Eyelid reconstruction by the semicircle flap technique. Ophthalmology. 1978;85(11):1164–1169.

[10] Levine MR, Buckman G. Semicircular flap revisited. Arch Ophthalmol. 1986;104(06):915–917.

[11] Chandler DB, Gausas RE. Lower eyelid reconstruction. Otolaryngol Clin N Am. 2005;38(05): 1033–1042.

[12] Cutler NL, Beard C. A method for partial and total upper lid reconstruction. Am J Ophthalmol. 1955;39(01):1–7.

[13] Mustarde JC. Repair and reconstruction in the orbital region. 2nd ed. Philadelphia: Churchill Livingstone; 1991.

[14] Tyers AG, Collin JRO. Eyelid reconstruction—anterior and posterior lamella combined. In: Colour atlas of ophthalmic plastic surgery. 4th ed. Amsterdam: Elsevier; 2018. p. 449–450.

[15] Malik A, Shah-Desai S. Sliding tarsal advancement flap for upper eyelid reconstruction. Orbit. 2014;33(02):124–126.

[16] Meadows AE, Manners RM. A simple modification of the glabellar flap in medial Canthal reconstruction. Ophthal Plast Reconstr Surg. 2003;19:313–315.

[17] Maloof AJ, Leatherbarrow B. The glabellar flap dissected. Eye (Lond). 2000;14(Pt 4):597–605.

[18] Field LM. The glabellar transposition "banner" flap. J Dermatol Surg Oncol. 1988;14(04):376–379.

[19] Rohrich RJ, Zbar RI. The evolution of the Hughes Tarsoconjunctival flap for lower eyelid reconstruction. Plast Reconstr Surg. 1999;104:518–522.

[20] Mustardé JC. The use of flaps in the orbital region. Plast Reconstr Surg. 1970;45(02):146–150.

[21] Mustardé JC. Major reconstruction of the eyelids: functional and aesthetic considerations. Clin Plast Surg. 1981;8(02):227–236.

[22] Wilcsek G, Leatherbarrow B, Halliwell M, FrancisI. The 'RITE' use of the Fricke flap in periorbital reconstruction. Eye. 2005;19:854–860.

[23] Elliot D, Britto JA. Tripier's innervated myocutaneous flap1889. Br J Plast Surg. 2004;57(06):543–549.

[24] Fox SA, Beard C. Spontaneous lid repair. Am J Ophthalmol. 1964;58:947–952.

[25] Harrington JN. Reconstruction of the medial canthus by spontaneous granulation (laissez-faire): a review. Ann Ophthalmol. 1982;14(10):956–960, 963–966, 969–970.

[26] Madge SN, Malhotra R, Thaller VT, et al. A systematic approach to the oculoplastic reconstruction of the eyelid medial canthal region after cancer excision. Int Ophthalmol Clin. 2009;49(04):173–194.

[27] Nerad JA. Lid reconstruction. In: Techniques in ophthalmic plastic surgery. 1st ed. Amsterdam: Elsevier; 2010. p. 332.

[28] Turan T, Kuran I, Ozcan H, Bas L. Geometric limit of multiple local Limberg flaps: a flap design. Plast Reconstr Surg. 1999;104:1675–1678.

[29] Iida N, Ohsumi N, Tonegawa M, Tsutsumi K. Simple method of designing a bilobed flap. Plast Reconstr Surg. 1999;104:495–499.

[30] Sullivan TJ, Bray LC. The bilobed flap in medial canthal reconstruction. Aust N Z J Ophthalmol. 1995;23:42–48.

[31] Subramanian N. Reconstruction of eyelids. Indian J Plast Surg. 2011;44(1):5–13.

Pramod Bhende, Pradeep Susvar,
Kaushal Sanghvi

18.1　引言

战争冲突常常带来眼部冲击伤，这种眼部损伤的模式取决于击中眼球的特定弹药。文献中详细描述了迫击炮、火箭弹、狙击步枪和自动武器等常规武器造成严重的眼部穿透性损伤。作战中的许多眼部伤害都是由弹药碎片造成的。爆炸产生的小碎片可能会被防弹背心、头盔或厚重的衣服挡住，但即使距离很远，也很容易穿透眼睛。在最近的重大冲突中，绝大多数眼部伤害都是由碎片造成的。简易爆炸装置（IED）可能会导致巩膜裂开，眼部组织残余碎裂，造成极难修复，几乎没有视觉潜力。

开放性眼球损伤和附件损伤是武装冲突相关文献中报道的最常见的眼部损伤。穿透伤和眼内异物（IOFB）是我们日常临床实践中最常遇到的眼部损伤。它是重要的眼部急症之一，需要在就近的医院或基地（武装部队）医院立即进行修复，同时处理并发的全身性损伤。开放性眼球损伤以及大多数附件和面部损伤主要在部队医院进行修复，从而达到抢救眼球的首要目的。这些经过初步修复的患者随后会被转到三级医院，由适当的亚专科外科医师进行进一步的特殊手术治疗。此类病例需要同时接受玻璃体视网膜、青光眼、角膜和眼整形等不同专科的手术。神经眼科和斜视亚专科也会在可能的视力结果和康复方面提供帮助。

我们的三级医疗中心自成立以来，一直在治疗此类严重创伤的眼睛。主要目的是及时采取适当的干预措施，以达到最佳的解剖和视力结果。我们对从军队医院转诊到本中心接受进一步特殊治疗的各种武装冲突导致的眼部创伤病例进行了研究分析。

代表性案例

案例1

一名38岁的男性在15天前因简易爆炸装置爆炸导致角膜、巩膜损伤，左眼视力丧失。患者的巩膜损伤累及眼球边缘，已在其原住地医院进行了修复，随后转入本中心接受进一步治疗。左眼检查发现角膜和虹膜表面有多处不透明和小异物，视力为近脸数手指（CFCF）。角膜缘和巩膜伤口固定良好，从3点钟方位向颞侧延伸4mm。前

P. Bhende (✉) · P. Susvar · K. Sanghvi
Vitreoretinal Services, Medical Research Foundation
(MRF), Sankara Nethralaya, Chennai, India
e-mail: drpb@snmail.org

房（AC）有血丝和玻璃体，无晶状体眼。另一只眼正常。由于玻璃体积血，左眼看不到眼底。超声B型扫描显示存在眼内异物（IOFB），并附有视网膜，CT扫描也证实了这一点，并发现眼眶异物嵌入右眼的外侧直肌。眼部整形专家建议观察右眼眶内的眼外异物。

患者接受了玻璃体切割术，并切除了左眼眼内异物。随访6周时，患者视力提高到Snellen的6/60。患者角膜中央有多处瘢痕，对其进行了超过3个月的随访。玻璃体切割术后眼部情况稳定后，进行了穿透性角膜移植术（PK）。左眼出现继发性闭角型青光眼，最初使用降低眼压的药物进行治疗。

3个月后，患者因突然出现红肿、疼痛和视力下降，于急诊就诊。裂隙灯检查显示存在AC炎症并伴有前房积脓。AC水龙头涂片检查细菌和真菌最初呈阴性。根据临床表现，左眼被诊断为眼内炎，病因可能是真菌感染。患者开始接受全身和静脉注射伏立康唑。感染第5天进行了玻璃体灌洗。在接下来的1周里，培养物培养出了白色念珠菌。根据药敏结果，又在玻璃体内添加了两性霉素B。尽管通过各种途径进行了最大限度的抗真菌治疗，但病情仍迅速恶化。B型扫描显示玻璃体腔有渗出物，视网膜完全脱离（RD），并伴有弥漫性脉络膜增厚。最终在第10天，为了控制感染，眼球被摘除。

总之，尽早切除眼内异物有助于改善结构和功能。为了提高移植物的存活率，最好在IOP稳定后再考虑PK。定期和长期的随访对于PK是绝对必要的。

案例2

一名35岁的男性因手榴弹爆炸造成右眼穿孔伤后视力下降而前来就诊。他在基地医院接受了初级角膜撕裂修补术。经检查，他右眼的最佳矫正视力为数手指数（CFCF）。眼前节检查显示，

缝合的角膜撕裂伴有大泡性角膜病变和无晶状眼。Tonopen测得的眼压为26 mmHg。患者正在服用两种降压药物，粘连性房角关闭，视乳头视线非常模糊，B超扫描显示右眼视网膜附着。患者因外伤性闭角型青光眼导致眼压失控，接受了使用丝裂霉素C的小梁切除术。在使用单一降眼压药物控制眼压后，他在5个月后接受了PK治疗。使用单一降眼压药物后，他的眼压得到了很好的控制。通过无晶状体眼矫正，随访6周时，视力提高到斯氏6/24，N18。拆除缝线并佩戴隐形眼镜后，视力提高到6/9，N8，PK术后1年。棱镜试验后，患者因复视未愈而接受了内侧直肌切除术和外侧直肌切除术。术后6年，患者一直保持稳定的无晶状体眼矫正。他接受了玻璃体旁切除术和巩膜固定眼内透镜（SFIOL）植入术，以及艾哈迈德青光眼瓣膜植入术，视力稳定。患者失去了随访机会，8年后再次复查。最后一次随访时，因无法控制的高眼压以及晚期青光眼杯状凹陷和手部运动（HM）视力而导致移植失败。

总之，角膜撕裂修复后的眼睛确实有较高的短期/长期青光眼风险，因此需要早期识别、手术干预（如果需要）和长期随访。与青光眼的较量过程充满挑战，需要细致的治疗。早期手术干预改善视力可以采用进一步的视力康复手术，例如斜视矫正和人工晶状体植入。

案例3

一名19岁的士兵因手榴弹爆炸导致左眼穿透性受伤，在转诊医院接受了初级角膜裂伤修补术。创伤后，左眼出现继发性青光眼，在当地接受了降低眼压的药物治疗。他被转诊接受进一步治疗。

就诊时右眼视力为6/6，左眼视力为6/36，无晶状体眼。右眼前节正常，左眼有中央角膜血管化瘢痕和无晶状体眼。右眼和左眼的眼压分别为12 mmHg和15 mmHg。左眼的四角粘连性房角关

闭，右眼的四角粘连性房角关闭，左眼的四角粘连性房角关闭。

未发现青光眼视盘损伤。患者接受了降眼压药物治疗。在服用了两种降眼压药物后，左眼眼压缓慢上升至26 mmHg，椎间盘与杯状椎间盘的比值为0.5，视野中发现早期鼻腔凹陷点。患者接受了艾哈迈德青光眼瓣膜植入术，并在左眼前房放置了导管。最后一次随访时，左眼BCVA保持稳定，戴隐形眼镜时为6/18，使用单一降眼压药物时眼压为12 mmHg。

该病例再次强调了穿透性外伤病例患青光眼的短期和长期风险，以及早期识别和干预的必要性。

案例4（图18.1）

一名24岁的男性左眼被锋利的金属刀片划伤，导致眼睑撕裂和眼球穿孔。经检查，右眼正常。左眼视力为PL，PR不准确。眼睑严重水肿，睑裂达4 mm×2 mm，并有外伤性上睑下垂。患者同时伴有结膜下出血，后方范围不清。AC下显示前房积血，手指张力较软。患者接受眼睑撕裂修复和眼球探查。在进行眼球探查时，发现巩膜撕裂向后延伸，距离上直肌约8 mm，已进行修复。

修复后第1天进行了B超扫描，结果显示RD、出血性CD、玻璃体积血，并伴有玻璃体视网膜嵌顿。患者开始外用和口服类固醇以减轻炎症。PL不一致，重复超声检查发现脉络膜上腔血液极少溶解。第5天，患者接受了脉络膜引流术，随后进行了晶状体切除术和玻璃体切割术。术中除了玻璃体积血外，还发现视网膜后有大量积血，周边有持续的脉络膜丘。使用全氟化碳液体（PFCL）将视网膜下间隙的积血清除到周边，并放置硅油暂时稳定视网膜。10天后进行了第二阶段手术，借助全氟碳化物液、激光内照射器和硅油交换，

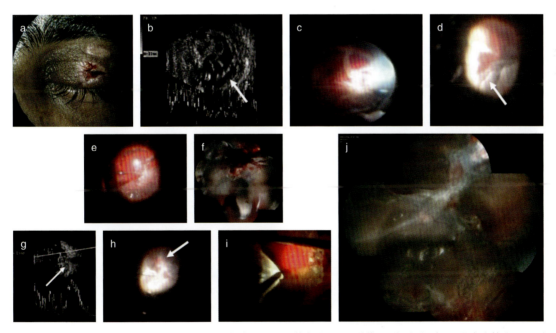

图18.1 病例4：24岁男性左眼被锋利的金属刀片刺穿。（a）修复的眼睑裂伤。（b）超声显示玻璃体积血和出血性CD（箭头）。（c）术中玻璃体积血。（d）显示出血性CD（箭头），并在清除玻璃体积血的相关超声扫描后注意到RD。（e）视网膜试图将视网膜下积血和脉络膜丘压平和移位。（f）第一阶段手术后视网膜在硅油下的混合图。（f）第一阶段手术后硅油下视网膜的蒙太奇照片。（g）球部修复术后B型扫描显示上部玻璃体视网膜嵌顿（箭头）与（h）第二阶段手术硅油去除后术中发现的视网膜嵌顿（箭头）相关。（i）反映视网膜后视网膜下血液排出。（j）第二次手术后3个月的眼底混合图，视网膜附着稳定，但有广泛瘢痕

沿视网膜嵌顿区域进行了松弛性视网膜切开术。6周后，视力恢复正常，视网膜附着，眼压较低，硅油接触到角膜内皮。3个月后再次就诊时，左眼视力为2/60，视网膜附着，硅油在原位。

本病例强调了尽早使用口服类固醇以控制炎症，并为初次修复后的后续VR手术做好准备。对于VR外科医师来说，重要的是要利用最佳时间和最佳机会，在永久性结构改变发生之前尽可能地解决病理问题。

18.2 Sankara Nethralaya（SN）的经验

我们查阅了从军队医院转诊的与武装冲突有关的伤员记录，这些患者已进行了初步修复，并进一步转诊到Sankara Nethralaya进行第二阶段的专科手术。数据收集自2003—2018年。

30名患者（31只眼）仅在玻璃体视网膜科接受治疗，其中4人需要接受角膜介入治疗，3人需要接受眼部整形手术，8人需要一个以上的亚专科介入治疗，包括角膜、青光眼，同时进行玻璃体视网膜手术的联合或分期手术。

我们分析了这31只眼（30名患者）接受玻璃体视网膜手术（单次或多次）的详细情况，结果如下（表18.1）：

30例患者中，30岁以下16例（53.33%），

31~40岁10例（33.33%），40岁以上4例（13.33%）。15名患者右眼受累，14名患者左眼受累。1名患者双侧受伤。受伤类型（图18.2）包括爆炸伤、碎片伤、武器伤和子弹伤以及反冲伤等。在31只受伤的眼睛中，爆炸伤的比例最高，占16只（51.61%）。双穿孔弹丸损伤的典型案例如图18.3所示。

31只眼中，20只眼（64.51%）有穿透性外伤，11只眼（35.48%）有钝性外伤。4名（13.33%）患者有其他身体损伤，包括肩部子弹损伤、右臂截肢、前臂缝合伤口和左腿骨折。28名（93.33%）患者主诉视力下降。19只（61.29%）眼BCVA为HMCF，12只（38.70%）眼PL阳性，PR不准确。24只眼（77.42%）受累于1区，7只眼（22.58%）受累于2区。各种眼前节表现如图18.4所示。6只（19.35%）眼有额外的附

表18.1 接受玻璃体视网膜手术的患者分析

眼睛数量	31（30名患者）	
研究时间	15年	
受伤类型	穿透力	20只眼
	钝	11只眼
参与区域	第1区	24只眼
	第2区	7只眼
初级修复	角膜撕裂	9只眼
	巩膜撕裂	2只眼
发病与手术之间的间隔时间	3~10天	
后续随访	4个月至20年	

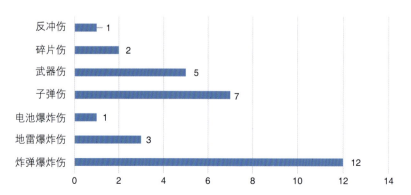

图18.2 受伤类型

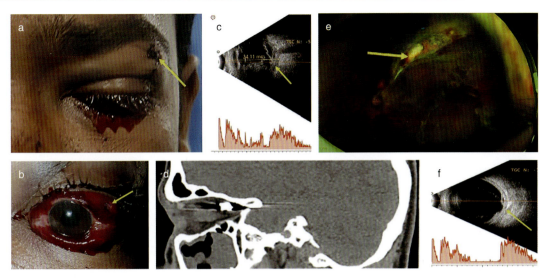

图18.3 子弹伤病例。30岁男性，左眼被弹丸击伤，导致双眼视物模糊。就诊时视力为PL+，但PR不准确。（**a**）伤口位于上睑。（**b**）严重化脓和结膜下出血（箭头标示巩膜入口）。角膜和晶状体清晰，瞳孔圆而居中。（**c**）USG显示巩膜缺损（出口伤口）穿孔处有玻璃体嵌顿（箭头）。（**d**）CT扫描显示小球卡在视神经上方的眼眶内。（**e**）术后眼底照片（Optos），显示巩膜裸露，伤口出口处有瘢痕。（**f**）相应的B超扫描图像

件损伤，其中5只（83.33%）眼的眼睑撕裂，1只（16.67%）眼的眉毛撕裂。

有19只（61.29%）眼出现继发性青光眼，但其中只有4只（21.05%）眼出现房角回缩。其中有12只（63.16%）眼成功使用了抗青光眼药物。对其中4只（21.05%）眼进行了YAG PI（周边虹膜切开术）。在我们的系列手术中，其中有2只（10.53%）眼需要进行早期虹膜切除手术，其中1只眼接受了晚期第二次AGV手术。

眼后节受累的表现（图18.5）各不相同。18只（58.06%）眼的眼底可见一些病变。有13只（41.94%）眼因玻璃体积血（VH）而无法看到眼底。

25只（80.64%）眼进行了USG B型扫描。其中有12只（48%）眼被怀疑存在眼内异物，4只（16%）眼发现RD伴VH，7只（28%）眼仅发现VH，2只（8%）眼发现VH伴玻璃体嵌顿（图18.6）。其他检查包括对13名患者（41.94%）进行

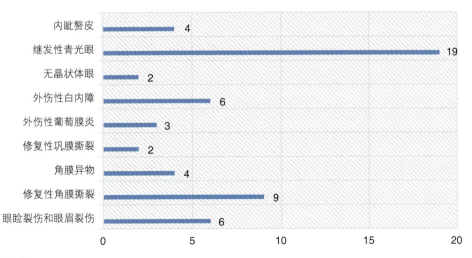

图18.4 眼前节表现

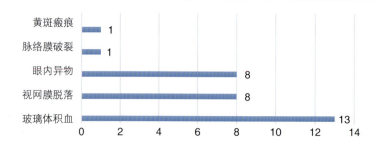

图18.5 眼后节表现

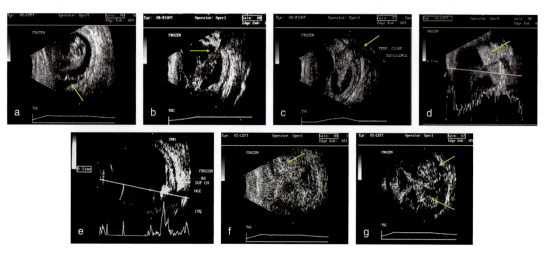

图18.6 武装冲突病例中观察到的各种眼内发现的B超扫描结果，有助于做出适当的手术决定。（a）下RD玻璃体积血（箭头）。（b）巩膜伤口处玻璃体嵌顿（箭头）。（c）玻璃体视网膜嵌顿，球后开裂（箭头）。（e）视网膜上的眼内异物和相关的浅RD。（f）出血性CD，有均匀的回声（箭头），没有详细的视网膜结构轮廓。（g）使用全身和局部类固醇1周后，在同一只眼睛中发现血块溶解（箭头）

CT扫描。

在外科干预方面（表18.2），在31只眼中，有30只（96.77%）眼进行了玻璃体切割术。25只（80.64%）眼进行了240带环切术。13只（43%）眼同时进行了玻璃体切割术和晶状体切割术。19只眼需要在术前使用填塞物。16只（51.61%）眼使用了硅油，3只（9.68%）眼使用了C3F8气体作为内部填塞物。虽然有12只眼在超声检查中怀疑有FB，但只有8只眼经CT扫描证实存在眼内异物，并且全部进行了眼内异物清除手术。有1只（3%）眼需要进行巩膜补片移植和玻璃体切割术，还有1只眼需要进行虹膜透析修复术。有1只（3%）眼进行了玻璃体切割术，同时进行了内激光和超声乳化术（PE），以及人工晶状体植入术。有1只

（3%）眼进行了玻璃体切割术和人工晶状体植入术。

就诊和手术之间的平均间隔为7天（范围：3~10天）。

表18.2 外科干预

已执行的手术	n
玻璃体切割术	30
晶状体切除术（同时进行玻璃体切割术）	13
240带环切术	25
硅油注入	16
气体（C3F8）填塞	3
玻璃体切割术+PE+人工晶状体术	1
带SFIOL的玻璃体切割术	1
巩膜修补移植和玻璃体切割术	1
带眼内异物清除术的玻璃体切割术	8

手术结果

6周时，所有3只有气体填塞的眼均已附着视网膜。对15只涂抹了硅油的眼进行了进一步研究，其中8只（53.33%）眼进行了硅油去除术（SOR），并且在最后一次随访时视网膜已附着，6只（40%）眼在随访6周时视网膜再脱离。在这6只眼中，有2只（33.33%）眼接受了第二次VR手术以成功去除硅油。总共有10只（66.67%）眼成功清除了硅油。

其中有4只（26.67%）眼由于眼压过低和角膜失代偿，硅油留在原位，没有进一步干预。一名患者失去随访。

总之，在18只眼内填塞（SIO和C3F8气体）的眼中，有13只（72.22%）眼视网膜附着且眼压稳定（图18.7）。

在这13只眼中，有2只（15.38%）眼在去除硅油的同时摘除了视网膜外膜（ERM），有2只（15.38%）眼摘除了PE+IOL，有1只（7.69%）眼摘除了SFIOL。有5只眼接受了SFIOL固定术，与初次手术的平均间隔时间为26个月。3名患者在初次手术后34个月（平均）进行了斜视手术。

在我们的系列病例中，没有1例患者在发病时或手术后早期出现急性眼内炎。但有1例（病例1）在玻璃体切割术后6个月发展为全眼球炎，不得不摘除眼球。

31只眼睛中有29只（93.55%）眼的整体视力得到改善。术后6周，BCVA为8只（25.81%）眼的最终BCVA优于6/24，23只（74.19%）眼的最终BCVA小于6/60。最终BCVA好于6/24的有12只（38.71%）眼，小于6/60的有19只（61.29%）眼。

平均随访时间为7年，从4个月到20年不等。

18.3　讨论

Ferenc Kuhn在一篇社论中引用了Leonid Trotsky的一句话：“你可能对战争或恐怖主义不感兴趣，但它们却对你充满兴趣。”战争伤害在任何国家都是痛苦的，对所有眼科医师都有重要影响，无论他们是否希望在自己的临床实践中看到这种冲突。它们可以是任何与弹药相关或弹药特定的伤害。导致伤害的环境和方式千变万化，难以预测。武装损伤的特殊性使其对眼科外科医师来说具有独特性和挑战性。眼组织损伤范围广、眼部结构中存在多种类型的异物、损伤过程

图18.7　流程图显示了视网膜脱离并内部填塞的眼的结果

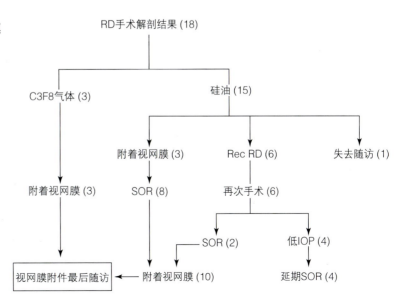

中因污染而导致严重感染的威胁是此类武力相关眼损伤的显著特征。这凸显了战地损伤的特征性病理机制，不同于其他常见的玻璃体视网膜病理。在这种情况下，眼科医师的作用是尽可能以最好的方式治疗受伤的眼睛，并为患者提供反馈。在战争伤害中观察到的一个现象是，士兵对护目镜的使用率相对较低，从而导致了破坏性后果。

多器官损伤，特别是对重要器官的损伤，首先要在基地医院进行危及生命的稳定处理，然后再处理眼部创伤。从前线转运的过程可能需要数天至数周，这取决于眼部和全身损伤的严重程度，以及对空军资源的相应需求。在任何眼部创伤中，一旦患者全身情况稳定，眼球的初级修复都是抢救眼球必不可少的紧急手术。有证据表明，人们普遍认为不应放弃因外伤而无光感的眼睛，更不应在初级修复时摘除眼球。眼球的初步修复可以与全身麻醉下多专科设施护理下的全身损伤处理相结合。眼球结构的初级修复有利于伤眼接受进一步的视觉康复手术。这种情况下，这些第二阶段干预措施本质上应该是全面的，以在单个时间点处理组织特异性损伤。专科或三级眼科护理中心有一个独特的优势，即拥有经过亚专科培训的外科医师，他们可以通过全面和最佳的护理来帮助处理这些病例。根据我们治疗这些武装冲突患者的经验，最常见的专家意见需要来自玻璃体视网膜、角膜、青光眼和眼整形等亚专科。以最佳方式处理和治疗这类严重受伤的眼睛，最终有助于患者获得合理的活动视力并保持长期稳定性。

对这些眼睛进行系统的临床评估对于制订治疗策略至关重要。在受伤情况下，详细的受伤方式病史、基线最佳矫正视力评估、彻底的裂隙灯检查以记录每一个阳性和阴性结果、完整的双眼散瞳眼底检查都不容忽视。眼前节和眼后节临床照片、B超扫描（图18.6）和CT扫描可能是每只受伤眼睛都必须进行的检查。它们有助于记录眼球和眼周损伤、眼内异物状态、诊断玻璃体视网膜病变，以及制订治疗计划。这对临床管理和医疗法律角度都至关重要。VEP电诊断测试同样有助于决策和医疗法律目的。不同亚专科的单一手术或联合手术，以及手术分期都是基于所有专科的全面评估，从而就手术管理达成共识。

我们列举了每个亚专科在处理此类受伤眼睛时的突出问题。

18.3.1 麻醉相关问题与处理

急性期的眼部创伤需要在全身麻醉（GA）下进行手术。在全身麻醉下进行手术的原因如下：①多重麻醉；②最近做过眼部手术；③有炎症/感染；④眼眶壁有爆裂性骨折；⑤如果计划进行角膜移植，则会出现"开天窗"的"情况"；⑥如果伴有骨骼骨折，且石膏固定，则患者无法平躺；⑦由于受伤和预期手术后的相关精神压力和焦虑（图18.8）。为确保手术安全，必须确保插管

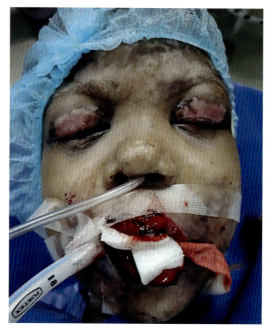

图18.8 在一个面部受伤需要眼内手术的病例中，麻醉诱导和插管困难的照片

和拔管顺利进行。如果伴有口腔张开受限的面部骨骼骨折，则应尝试光纤插管。

然而，由于存在任何相关的全身性疾病，如肋骨骨折、颅骨/面部骨折等，GA可能是禁忌的。在这种情况下，静脉注射右美托咪定全身镇静下的区域麻醉将是更安全的选择。进行区域麻醉的主要相对禁忌证之一是可能通过先前初次手术伤口修复部位的间隙挤出眼内容物。因此，在这种情况下，建议使用0.5%布比卡因或0.75%罗哌卡因等长效局部麻醉剂进行仔细的组合的周后阻滞或分割式筋膜下阻滞。

18.3.2 急性创伤情况下的玻璃体视网膜问题及其治疗

18.3.2.1 VR手术的时间安排

最常见的玻璃体视网膜情况包括晶状体/人工晶状体脱位和半脱位、角巩膜修复部位玻璃体嵌顿、玻璃体积血、视网膜脱离、视网膜嵌顿、出血性脉络膜脱离（CD）、眼内异物和黄斑孔。

穿透性损伤后玻璃体和视网膜的愈合情况因损伤的严重程度而异，但很难预测。手术的目的是解决初级修复后发现的与玻璃体视网膜损伤有关的所有问题。Kuhn很好地解释了初次修复后第二次手术的时机。我们中心在处理这些修复后的眼睛时，也遵循类似的手术时机模式。在初次修复后的眼睛中，感染、眼内异物和出血性CD是决定手术时机的3个重要因素。伴有或不伴有眼内异物的眼内感染是真正的紧急情况，应立即进行手术以挽救眼球。

出血性CD需要间隔5～7天才能接受手术，以等待血块溶解。初级修复后外用和口服类固醇有助于减轻炎症和组织水肿，从而保证手术安全。一旦在连续B超扫描中发现炎症消退和血块溶解迹象，就应立即准备手术。根据我们的经验，我们可以处理和控制大部分VR程序步骤，一次完成

手术。在极少数情况下，我们不得不根据术中的困难分阶段进行手术。这种术中造成困难的情况如下：与角膜相关的问题导致视觉困难、持续的眼内出血从而导致组织划分困难、视网膜和脉络膜发炎、持续或不断增加的淤血性脉络膜脱离。这些因素都会影响一次完成计划的VR手术步骤。1～2周的短暂间隙有时会解决这些问题，并有助于成功完成手术（病例4）。

从本质上讲，理想情况下，最终的玻璃体视网膜手术最长应在3～4周内完成，否则视神经损伤和玻璃体视网膜组织瘢痕环会发展成不可逆转和无法弥补的损伤。若有转诊延迟、并发症、受伤的角膜、泪道系统和眼睑引起的眼周感染等状况，需将手术时间推迟到4周以后。

18.3.2.2 眼内异物（IOFB）相关问题

如果有VR外科医师和设备，最好在初级修复时取出眼内异物。早期取出异物可以降低眼内炎和增殖性玻璃体视网膜病变（PVR）的风险。在大多数此类穿透性损伤中，由于角膜伤口完整性和其他因素导致视野受到影响，这迫使眼科外科医师推迟在初级修复过程的同时取出异物。有文献支持尽早清除眼内异物，因此我们在初次修复时，只要眼底视野足够清晰，就会进行该尝试。从真正意义上讲，伴有眼内异物的创伤后眼内炎是进行紧急玻璃体切割术和眼内异物清除术的指征。尽管关于最佳手术时机的争论从未停歇，但在大多数情况下，一旦眼球得到初步修复，眼底介质足够清晰，就应尽早进行手术。如果出口伤口较大，可能会有液体渗漏和出血的风险，这时就会出现困难，可能需要等待几天才能在出口伤口处形成巩膜瘢痕。在尝试安全移除眼内异物之前，必须进行检查。图18.9显示了眼内异物的各种植入方式和移除路径。由于患者受伤时所处的位置，到达确定的亚专科护理的时间间隔往往会延迟。

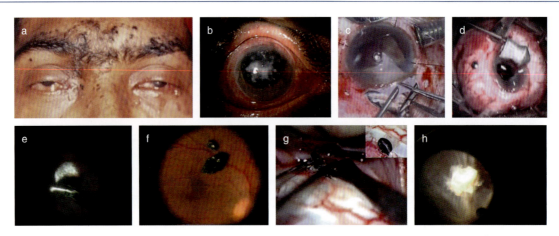

图18.9 从不同途径观察和取出的眼部异物。（**a**）爆炸后，上面部多处小的FB，涉及内侧眼角膜区域和角膜。（**b**）视轴上多处角膜FB，周边角膜清晰。（**c**）通过角膜缘途径取出的大块眼内玻璃片。（**d**）角膜穿刺术后从玻璃体腔取出的大块子弹。眼球使用临时角膜前膜完成手术。（**e**）爆炸后眼内大块不规则金属FB。（**f**）（地雷爆炸后）术中多块FB碎片位于视网膜上。（**g**）经巩膜摘除眼球外膜受冲击的FB。（**h**）包裹的小球粘在脱落的移动视网膜上的术中照片

18.3.2.3 眼内炎相关问题

受伤后眼内炎在战争环境中并不少见。报道的发病率为2%～16%。留置眼内异物的风险会增加，尤其是在爆炸伤后，通常会伴有多个FB。这些环境中的FB可能受到高度污染，包括灰尘、非金属材料、弹片等。由于相关的并发症，治疗可能会进一步延迟，从而导致感染风险增加和特定治疗时间延迟。

虽然临床特征可能与术后眼内炎相似，但由于感染和外伤引起的炎症症状重叠，诊断可能会被延迟或掩盖。怀疑感染的症状包括与疼痛或视力下降不相称的疼痛或视力下降、脓性分泌物、前房渗出物或眼屎过多、相关的玻璃体炎、视网膜炎或视网膜周围静脉炎。

含有革兰阴性菌的多微生物感染的发病率很高。需要进行全面的临床评估和高度怀疑，以便及早诊断。

虽然总体预后不佳，但尽早进行玻璃体切割术，同时治疗相关的后节病变，积极使用局部、玻璃体内和全身抗生素，可以帮助挽救其中的少数眼睛。

18.3.3 青光眼问题和处理

据报道，穿透性外伤后青光眼的发病率为2.7%～25%。青光眼的发生有多种机制。在创伤后早期，眼压升高可能是由于炎症、水肿、晶状体颗粒残留、引起瞳孔阻滞的近视白内障和血影细胞性青光眼；在创伤后晚期，则可能是由于异物残留引起的巩膜角闭合、上皮嵌顿或纤维增生、继发炎症。只有在初次修复后才能正确测量眼压。房角后缩（AR）是作为基线评估的一项重要发现。但令人惊讶的是，在我们的系列研究中，只有4只眼出现了这种情况。水性抑制剂是控制眼压的首选药物。创伤后应立即避免使用前列腺素类似物，以尽量减少炎症恶化的风险。2/3的患者可通过药物治疗控制眼压，其余患者则需要进行手术干预。手术干预需要综合治疗，在降低眼压的同时治疗导致眼压升高的主要原因。继发于晶状体相关病因的青光眼患者通常需要进行晶状体切除术、玻璃体切割术（联合或不联合SFIOL）以及小梁切除术。我们的病例中没有患者需要立即进行青光眼联合手术和VR手术。联合VR青光眼手术中人工晶状体的植入取决于眼前节的

完整性和囊膜的支撑。为了避免玻璃体视网膜手术后出现结膜瘢痕问题，最好同时进行视网膜和青光眼手术。早期接受过玻璃体视网膜手术并伴有结膜瘢痕的患者需要植入青光眼瓣膜。青光眼手术中禁止单房眼使用硅油。对于眼球表面有广泛损伤的眼球，可以在第一次就诊时植入Ahmed青光眼瓣膜并放置睫状体管。对于预后不良的无晶体硅油填充眼，首选二极管环形光凝术或内环凝术。环形光凝术后的眼压控制是不可预测的。虽然青光眼和玻璃体视网膜干预可以联合进行，但如果计划进行角膜手术，我们更倾向于两阶段手术。我们通常在青光眼手术后进行角膜手术。严密的伤口闭合和充分的炎症控制可以有效防止手术失败。

18.3.4　角膜问题和处理

经历过角膜撕裂修复的开放性眼球损伤可能会由于角膜水肿、缝线导致角膜变形、伤口张开（组织损失）、伤口浸润或位置紧密的缝线而对视网膜可视化造成影响。理想状态下，最好在不进行角膜移植的情况下完成VR手术。广角观察系统有助于在术中观察玻璃体腔，从而完成手术。可根据眼球的稳定性计划进一步的PK。

治疗开放眼球损伤的难题之一是，微生物角膜炎与即将发生的玻璃体视网膜急症并存。通常，在伤口修复前或修复后出现的微生物角膜炎会在视网膜介入治疗前得到控制。伤口污染导致的多微生物角膜炎非常常见，尤其是在处理与伤口相关的浸润时极具挑战性，可能会阻碍或延迟并存的视网膜急症的处理。

缝线相关浸润常见于愈合的角膜伤口，治疗是选择性地去除缝线，然后刮除角膜。取出的松动缝线会被放置在液体/固体培养基上，并对伤口进行药物治疗。如果在拆线后出现伤口裂开，则采用组织黏合剂、BCL或重新缝合的方法进行处

理。如果微生物性角膜炎没有得到缓解，或与即将发生的视网膜急症有关，则在视网膜手术结束后通过临时角膜假体进行穿透性角膜成形术。在我们的系列病例中，没有一例在VR过程中并发角膜感染。我们的系列病例中的一个病例在PK术后3个月出现了真菌性眼内炎，并发展为全眼球炎，不得不进行摘除眼球。

必须进行细致的裂隙灯检查，以便能预先处理伤口或缝线相关的浸润。当因视网膜脱离、玻璃体积血或眼内炎需要立即进行视网膜干预时，应计划与角膜外科医师联合治疗。通过正确的缝合技术纠正缝合过紧或过松的清洁伤口，从而完成视网膜手术。角膜伤口或组织重建有时可能需要使用绷带接触镜组织黏合剂、角膜贴片移植物、腱膜贴片移植物和羊膜，尽管这些材料有时会妨碍对球体内部的观察，但这些都是必要的操作。临时角膜假体可改善VR手术中眼底的可视性，帮助外科医师更彻底地解决视网膜病变问题。

在极少数情况下，如果角膜完全血染并伴有立即进行视网膜干预的指征，则应计划进行临时角膜假体辅助玻璃体切割术，然后在手术结束时进行穿透性角膜成形术。临时性角膜假体可大大增强眼底视野，以完成角膜和玻璃体视网膜联合手术。

大多数受伤眼在长期使用硅油后眼压往往较低，最终导致角膜失代偿和带状角膜病变。不过，取出硅油的时机应根据眼压、视网膜状态和视觉效果来决定。尽管如此，我们还是注意到，在使用硅油填塞法维持正常眼压的情况下，VR手术取得了成功。如果视网膜手术成功，但第一次移植失败，可以在取出硅油时进行光学角膜移植术。在进行光学角膜移植手术时，如有必要，可同时固定人工晶状体以矫正视网膜畸形。人工晶状体的选择取决于是否有支撑物。

内镜玻璃体切割术是微切口VR手术的辅助手

段，用于对角膜不透明和其他前段不透明的眼睛进行手术。内镜有助于提供清晰的视野，以便在特定的外伤眼球中进行玻璃体切割术，在这些眼球中，由于介质混浊或无法获得供体角膜以同时进行穿透性角膜成形术而导致手术延迟，可能会导致严重的PVR。外科医师可根据内镜观察时视网膜结构的可挽救性，视供体角膜的可用性和预期的视觉效果，在玻璃体切割术后的同一次手术中制订相应的PK计划，这将避免不必要地使用珍贵的供体角膜。双侧眼球损伤并伴有严重眼前节和眼后节损伤的患者可能需要永久性角膜前膜以恢复视力。

眨眼反射良好且表面湿润的眼睛（例如患有硅油引起的角膜病的眼睛），可能适合使用波士顿1型角膜移植术。眼睑/附件广泛受损或双侧角膜缘受损并伴有眼后节病变的患者可能需要波士顿2型或改良骨性角膜移植术（MOOKP）。先通过临时角膜假体和穿透性角膜成形术治疗眼后节病变，以评估视觉潜力，然后再进行波士顿2型或MOOKP，以恢复视力。

18.3.5 眼部整形相关问题与处理

附件损伤的范围很广，从简单的皮肤擦伤、眼睑裂伤、眼眶异物、眼眶蜂窝织炎、球后出血、外伤性鼻泪管阻塞到眼眶-面部骨折。这些损伤可能单独发生，也可能与眼内损伤同时发生。在大多数情况下，眼眶和附件介入是作为第二阶段手术进行的。一旦眼球的角膜、视网膜和眼压稳定，就会计划进行这些手术。眼部整形手术既有功能性适应证，也有外观性适应证。

眼睑裂伤可在眼内手术时或稍后修复。眼眶异物是常见的战后创伤，多为无机物。高速损伤的外部伤口较小。因此，寻找到可能的眼眶异物的概率较小。金属异物表现为高密度结构，并伴有多条放射状条纹伪影。CT扫描可提供异物的

位置、大小、任何骨折或眼球损伤的相关信息，因此就像一张地图，有助于轻松取出异物。无任何并发症的眶内金属异物最好采取保守治疗（图18.3）。

手术清除异物适用于侵入邻近鼻窦和颅腔的较大异物、污染物体，以及导致眼球运动受限或视神经功能障碍的异物。前方的异物由于容易进入，必要时也可以取出。手术治疗根据异物的位置为每位患者量身定制。通常情况下，可能需要采用多学科方法。

如果出现外伤性鼻泪管阻塞，需要在选择性玻璃体视网膜手术前进行干预。可以进行有插管或无插管的体外泪囊摘除术（DCR）。

眼眶骨折不属于急症，手术可以推迟到完成眼内手术后进行。大多数患者往往伴有面部骨折，与颌面外科医师联合手术有助于获得更好的美容效果。

眼部整形手术还包括为患有虹膜睫状体炎的患者植入前导植入物。这一点非常重要，因为这些患者大多数都很年轻，正处于有生产能力的年龄段。改善外观有助于恢复他们的自信，从而提高生活质量。

18.4 结论性意见

（1）在战争环境中，威胁生命的多器官损伤十分常见。开放性眼球损伤和附件损伤是武装冲突中常见的眼部损伤。

（2）爆炸伤是最常见的原因之一，会造成广泛的组织损伤，在各种眼部组织中夹带多种FB（非金属，更常见），极有可能造成多种微生物污染。

（3）在周围中心或基地医院及时进行初级修复，以恢复解剖结构的完整性，是治疗的关键步骤。如有必要，初级修复可与全身性损伤的治疗相结合。

（4）无光感并不是初次修复的禁忌证。应尽量避免初次眼球摘除手术。

（5）为了更好地进行后续治疗，需要在三级医疗中心采用多学科方法。

（6）视力丧失和玻璃体积血是最常见的症状。

（7）由于显而易见的原因，这些眼睛大多需要在全身麻醉下才能进行手术。考虑到相关面部损伤，麻醉医师需要具备专业知识。顺利地诱导、插管和拔管是手术安全的必要条件。在特殊情况下，可以使用局部麻醉和镇静。

（8）大多数眼球需要进行玻璃体切割术，同时进行一种或多种附加手术。

（9）多种微生物角膜炎并不罕见，其治疗也极具挑战性。

（10）眼内感染，无论是否伴有IOFB，都需要紧急干预。

（11）大多数患者需要进行全身抗生素治疗和局部抗生素治疗。

（12）由于创伤环境和PVR风险高，需要长期内填塞，硅油是首选。

（13）外伤后青光眼可以是早发型或晚发型。需要密切监测眼压。水性抑制剂是控制眼压的首选药物，如果需要，可针对眼压升高的主要原因进行手术。

（14）眼压无法控制的眼球通常会因外伤导致结膜瘢痕而需要植入引流管。

（15）对于角膜混浊的眼睛，临时角膜假体可为玻璃体切割术提供足够的视野。穿透性角膜成形术可在手术结束时进行。

（16）如果需要进行角膜移植，应推迟到眼部炎症消退、眼压稳定后再进行。

（17）如果需要保留硅油，波士顿角膜假体或MOOKP可以作为角膜混浊眼的一种选择。

（18）眼眶和附件的功能性/美容性干预通常是在眼部情况稳定后进行的第二次治疗。

（19）长期的定期随访至关重要，尤其是对接受

角膜和青光眼手术的患者。

（20）眼部战伤是严重的视力威胁，及时和分阶段的治疗方法有助于获得良好的功能和麻醉效果，尤其是对于处在工作年龄段的患者。

（21）最后，在这种情况下，眼科医师的作用除了以最佳方式治疗受伤的眼睛外，还要为患者提供反馈意见。

致谢 衷心感谢在钦奈Sankara Nethralaya工作的同事：Jaichandran VV博士（麻醉科副主任）、Trupti S Patil博士（青光眼高级顾问）、Meena Lakshmipathy博士（角膜病高级顾问）、Bhaskar Srinivasan博士（角膜病高级顾问）、Kirthi Koka博士（角膜病高级顾问）、Meena Lakshmipathy博士（高级角膜顾问）、Bhaskar Srinivasan博士（高级角膜顾问）、Kirthi Koka博士（高级眼整形顾问），感谢他们在撰写亚专科相关讨论时提供的专家级意见。

参考文献

[1] Mader TH, Carroll RD, Slade CS, George RK, Phillip Ritchey J, Page S, Neville. Ocular war injuries of the Iraqi insurgency, January–September 2004. Ophthalmology. 2006;113:97–104.

[2] Thach AB, Ward TP, Dick JSB 2nd, Bauman WC, Madigan Jr WP, Goff MJ, Thordsen JE. Intraocular foreign body injuries during operation Iraqi freedom. Ophthalmology. 2005;112:1829–1833.

[3] Kuhn F. Ocular trauma: from epidemiology to war-related injuries. Graefes Arch Clin Exp Ophthalmol. 2011;249:1753–1754.

[4] Niemi-Murola L, Immonen I, Kallio H, Maunuksela EL. Preliminary experience of combined peri- and retrobulbar block in surgery for penetrating eye injuries. Eur J Anaesthesiol. 2003;20:478–481.

[5] Kuhn F. The timing of reconstruction in severe mechanical trauma. Ophthalmic Res. 2014;51:67–72.

[6] Winthrop SR, Cleary PE, Minckle DS, Ryan SJ. Penetrating eye injuries: a histopathological review. Br J Ophthalmol. 1980;64:809–817.

[7] Razeghinejad R, Lin MM, Lee D, Katz LJ, Myers JS. Pathophysiology and management of glaucoma and ocular hypertension related to trauma. Surv Ophthalmol. 2020;65:530–547.

[8] Girkin CA, Mc Gwin G Jr, Morris R, Kuhn F. Glaucoma

following penetrating ocular trauma: a cohort study of the United States eye injury registry. Am J Ophthalmol. 2005;139:100–105.

[9] Osman EA. Glaucoma after open globe injury. Saudi J Ophthalmol. 2015;29:222–224.

[10] Vlasov A, Ryan DS, Ludlow S, Coggin A, Weichel ED, Stutzman RD, Bower KS, Colyer MH. Corneal and Corneoscleral injury in combat ocular trauma from operations Iraqi freedom and enduring freedom. Mil Med. 2017;182(S1):114–119.

[11] Al Sabti K, Raizada S. Endoscope–assisted pars plana vitrectomy in severe ocular trauma. Br J Ophthalmol. 2012;96:1399–1403.

[12] Iyer G, Srinivasan B, Agarwal S, Ravindran R, Rishi E, Rishi P, Krishnamoorthy S. Boston type 2 keratoprosthesis—midterm outcomes from a tertiary eye care centre in India. Ocul Surf. 2019;17:50–54.

[13] Iyer G, Srinivasan B, Agarwal S, Talele D, Rishi E, Rishi P, Krishnamurthy S, Vijaya L, Subramanian N, Somasundaram S. Keratoprosthesis: current global scenario and a broad Indian perspective. Indian J Ophthalmol. 2018;66:620–629.

眼部表现和处理战略

J. K. S. Parihar, Ashwini K. S. Parihar

第19章

19.1 引言

CBRN是一个首字母缩写词，指与化学、生物、辐射和核有关的事件和武器，在这些事件和武器中，这4种危害中的任何一种都会出现。化学、生物、辐射和核（CBRN）相关事件和武器中出现的这4种危害，也是来自各种化学、生物、辐射和核制剂的持久性威胁，这些制剂可用于杀死军队/准军事部队和不设防的平民或使其丧失能力。这些危害可能是任何意外、职业、工业灾难和战争的后果，也可能与恐怖活动有关。化学、生物、辐射和核灾难总是涉及附近的大量人口。此类威胁所涉及的各种系统的数量和范围与暴露和污染的严重程度和持续时间，以及与灾难中心的距离直接相关。化学、生物、辐射和核可能会影响身体的所有暴露部位，包括眼睛、皮肤和呼吸系统。此类伤害和污染也会影响人体的心脏、神经和其他系统。CBRN中的眼部损伤涉及眼部的多个方面，并且总是会出现下文所述情况。所有类型的制剂，无论是核制剂、化学制剂、放射性制剂还是生物制剂，由于姿势和选择性暴露，眼部受累的发生率比身体其他部位要高20～50倍，即使暴露于很短时间的小颗粒中也会对眼部造成影响。眼部受累的严重程度取决于化学/生物制剂的毒性、影响、持续时间、深度和受累部位。除了直接和急性症状外，化学、生物、辐射和核（CBRN）的延迟临床后遗症也被认为是一个巨大的健康和环境危害。因此，化学、生物、辐射和核灾难或战争不仅危害健康，也同样对社会经济、政治和环境框架构成重大挑战。

目前的讨论将仅限于对化学、生物、辐射和核的各种系统性影响的概述，重点是眼部表现及其处理，以及关于预防或尽量减少化学、生物、辐射和核对眼部状况影响的建议。

19.2 化学战与眼部伤害

化学战（CW）是指将具有毒性的化学物质用作武器。1925年的《日内瓦议定书》和1993年的《禁止化学武器公约》禁止使用化学武器，但

J. K. S. Parihar (✉)
Ophthalmology, Major General (retd), Armed Forces
Medical Services (Medical Research, Health and Trg,
Education), Delhi, India

A. K. S. Parihar
Index Medical College, Indore, MP, India

一些国家仍在各种军事行动中使用了化学武器或装置，或蓄意释放这些化学战剂（CWA）造成人类死亡或带来伤害。第一次世界大战、第二次世界大战和世界大战后时期，曾多次发生使用化学制剂作为武器的事件。1915年，第一次世界大战期间，比利时和德国联军对抗英法联军时使用了氯气。第一次世界大战中也使用了硫芥子气。德国人在1939年9月至1945年4月期间对集中营中的非志愿兵进行了多项研究，通过故意暴露于芥子气和刘易斯毒气中来调查化学烧伤的最有效治疗方法。第二次世界大战后，伊拉克军队在1980—1988年的两伊战争中使用了化学武器。在这场战争中，约有20万人死亡，40万人伤亡，其中有6万多伊朗军人和库尔德平民受到芥子气和塔崩等其他化学制剂的伤害。除了在常规战争中使用化学制剂外，在平民中也发生过多起小范围的意外或故意释放化学气体事件。1984年在博帕尔发生的异氰酸甲酯气体泄漏事故造成了大量人员、牲畜和环境的伤害。1995年3月20日，日本国内一个恐怖组织在东京地铁故意释放沙林毒气（神经毒性合成有机磷化合物），这一恐怖行为造成13人死亡，约5500名平民受到不同程度的伤害，其中约1000人暂时性失明。同样，2001年，美国一个身份不明的组织在国内蓄意投放炭疽毒株，造成5名政治家和媒体工作者死亡。2002年10月23日，俄罗斯发生了另一起不幸事件，在莫斯科，129名人质意外丧生。后来，该次事件的化学制剂被推测为鸦片衍生物KOLOKOL。然而，俄罗斯当局从未透露使用过任何化学制剂。

世界各地执法机构使用催泪瓦斯控制暴民抗议活动的情况逐渐增多。催泪瓦斯剂无疑非常有效，在任何民间骚乱中都能最大限度地降低示威者和执法人员的人身伤害风险。

关于催泪瓦斯剂对人体的不良影响，以及确定催泪瓦斯的最低滴定浓度（在健康安全标准范围内）的科学数据很少。一些相关研究明确指出，人类极易受到催泪瓦斯剂的影响，尤其是儿童、老人、妇女以及患有皮肤、呼吸道和心血管疾病的人。

19.3 化学制剂的分类

根据生理作用，化学制剂可分为以下几类：

19.3.1 类型

- 神经毒剂：GA-Tabun，GB-SARIN，GD-SOMAN，Vx。
- 糜烂剂或起泡剂（烷基化剂和砷化剂）：芥子气（HD）、刘易斯毒气（L）。
- 窒息剂（窒息物）：光气（CG）、双光气（DP）、氯化苦（PS）。
- 血液制剂：氰化氢（AC）、氯化氰（CK）、砷化氢（SA）。
- 中枢神经系统抑制剂：BZ、四氢大麻酚。
- 中枢神经兴奋剂：LSD。
- 防暴制剂：又称催泪剂，如CS。
- 呕吐剂：二苯基氯胂（DA）、亚当氏气（DM）、DC。
- 脱叶剂。
- 植物生长调节剂。
- 土壤杀菌剂。

19.3.2 人体接触化学制剂的常见特性和临床表现

根据化学特性，这些制剂可分为窒息剂、呼吸道刺激剂、糜烂剂和乙酰胆碱酯酶（AChE）抑制剂。对它的直接和初步评估是基于气味和其他物理特性，这表明可能由于意外泄漏或作为战争工具故意释放化学制剂而接触到化学物质。战争中使用的常见化学品或气体的具体特性如下：

- 硫芥末（H）会产生大蒜或芥末气味，缓慢接触可能需要4～12h才能产生症状。
- 氮芥（HN）会产生腥臭味，缓慢接触可能需要1～6h才能产生症状。
- 刘易斯毒气（L）有天竺葵气味，并伴有即刻症状。
- 光气肟（CX）会立即引起症状，低浓度时会散发出新割干草的气味，而高浓度时会散发出刺鼻、辛辣和难闻的气味。

化学伤害导致的眼科损伤和一般表现形式及处理指南：

19.3.3 神经毒剂

化学战中使用的神经毒剂包括与胆碱酯酶结合的塔本（GA）、沙林（GB）、索曼（GD）和有机磷化合物（OP）。接触后，常见的早期表现为流鼻涕、唾液增多、胸闷和呼吸困难。晚期症状包括头痛、流口水、头晕、多汗和全身无力。眼部前期症状无一例外地包括眼睑痉挛、眼痛和畏光。结膜炎或角膜炎的特征也会出现。延迟性变化与其他化学损伤一样，如睑灼伤、角膜穿孔、角膜虹膜和前段失调的迹象。

治疗：除了使用阿托品和氯化普拉唑肟（2-PAM Cl）对神经毒剂中毒进行一般的系统治疗外，眼部治疗仍然是任何碱类损伤的治疗方法。

19.3.4 糜烂剂

糜烂剂包括硫芥子气（HD）、氮芥（HN）、亚硫酸砷（L）等含砷糜烂剂（可与HD混合使用），以及卤代肟，其性质和效果与其他糜烂剂截然不同。烷化剂会破坏DNA的复制，而亚砷酸盐会释放出HCl，这是一种pH<1.3的高酸性物质。膀胱糜烂剂会灼伤皮肤或接触到的身体其他部位并使其糜烂。

19.3.5 砷糜烂剂

刘易斯毒气：BAL（二巯基丙醇）

具有AsCl2基团的砷化物具有泡腾特性。接触后2～10min会立即出现疼痛和眼睑痉挛。结膜和眼睑会迅速水肿，并在1h内闭眼。此时，虹膜通常会出现炎症。几小时后，眼睑水肿开始消退，而角膜出现混浊，虹膜炎加重。砷化膀胱炎引起的轻度结膜炎无须特殊治疗即可在几天内痊愈。

角膜损伤因暴露的严重程度而异，可能不会愈合。残留影响、诱发形成脓疱或发展为大面积坏死。在大量接触后，可能会出现黄疸，最终导致坏死、虹膜色素沉着和棘皮病的形成。随后，球结膜和睑结膜都可能出现坏死和脱落。

19.3.6 芥子剂〔硫芥子气（H）和氮芥子气（HN）〕

芥子气毒剂是一种具有高度细胞毒性和毒性的战争化学品。近年来，硫芥子气和氮芥子气已被用作化学武器。它们也被用作皮肤科的化疗药物。与硫芥子气相比，氮芥子气的毒性更大；但硫芥子气对环境影响的持续时间更长，因此更适合用作化学武器。芥子气毒性的主要表现为短期和长期的眼部损伤，高达90%的接触者会受到影响。芥子气毒剂会导致皮肤、鼻黏膜、眼睛和呼吸道等暴露体表出现严重炎症，这是因为芥子气毒剂能够与这些组织和器官的湿表面和黏膜表面产生严重的代谢作用。

众所周知，芥子气即使在接触后1～30年也会在人体内产生迟发性变化，两伊战争后的研究就证明了这一点。

19.3.7　最常见的眼部表现

芥子气主要影响眼部组织。主要表现为畏光、视力模糊、眼睑痉挛、肿胀、皮肤水肿和瞳孔收缩。数小时后，角膜上皮开始形成囊泡并脱落，还可能观察到前葡萄膜炎的症状。晚期后遗症包括角膜感觉减退、复发性角膜擦伤、角膜瘢痕变薄和新生血管形成。由于化学损伤，角膜缘血管缺失和干细胞缺乏并不罕见。结膜瘢痕会导致纤维化和鹅口疮细胞的丧失，中重度干眼症和结膜角质化是这些化学损伤最令人沮丧的结果。此外，猫眼和新生血管性青光眼也是明显的延迟性后遗症。这些变化必然会导致渐进性和不可逆的视力下降。

19.4　初始处理的一般准则

迄今为止，还没有专门的解毒剂和治疗方法来减少因接触糜烂剂而造成的眼部损伤。可使用全身抗生素来对抗感染。为控制疼痛，可能需要全身使用吗啡。一般眼科治疗是针对任何化学损伤的治疗。使用局部镇痛剂可能会加重角膜损伤，因此不建议使用。治疗包括使用防护装备、将受害者带离污染区，以及进行大量眼部冲洗〔可使用大量清水冲洗眼睛，或在有条件的情况下使用等渗碳酸氢钠（1.26%）或生理盐水（0.9%）〕。建议不要用绷带包住眼睛，但应使用深色或不透明护目镜，防止眼睛畏光和痉挛。

在所有角膜糜烂、虹膜炎、睫状体炎或有明显畏光或瞳孔缩小的病例中，都应灌注硫酸阿托品眼膏，以获得并维持良好的散瞳效果。应在睑缘涂抹抗生素眼膏，防止睑缘粘连。如果在接触后2 min内使用二巯基丙醇眼膏，可减轻刘易斯毒气的影响。如果超过这个时间再使用，效果将大打折扣。

19.5　窒息剂（窒息物）：光气（CG）、双光气（DP）、氯化苦（PS）

19.5.1　卤代肟

二氯甲肟是刺激性最强的化合物；通常被称为光气肟（CX）。在低浓度下，光气肟会严重刺激眼睛，导致角膜损伤和失明。目前还没有针对接触卤代肟的特殊治疗方法。应立即用水或等渗碳酸氢钠溶液（如有）冲洗眼睛。

19.5.2　催泪瓦斯

目前使用的主要防暴制剂包括2-氯亚苄基丙二腈（CS）、辣椒油（OC，胡椒喷雾剂）、二苯并［b，f］-1，4-氧氮杂卓（CR）、2-氯-1-苯基乙酮（CN）和梅斯（CN）。由于亲电特性，催泪瓦斯剂很容易与眼睛、鼻子和呼吸道黏膜表面发生反应。众所周知，泪气剂会破坏和消耗上皮细胞的固有内衬液，改变细胞线粒体结构蛋白，破坏组织代谢，从而导致酶功能失调和黏膜水肿。辣椒油（OC，胡椒喷雾剂）是从辣椒中提取的多种化合物的混合物，其中辣椒素是主要成分。20世纪60年代初，胡椒喷雾最初被用作动物驱避剂。不过，辣椒喷雾剂现在已成为气雾剂成分RCA的首选。

19.5.3　RCA对全身的不良影响

RCA的症状和严重程度可能因下列物质的浓度不同，使用的催泪瓦斯制剂（CS或OC）不同，以及接触此类制剂的时间长短和距离远近不同而异。受影响者的极端年龄和现有的合并症也是重要的诱因。这些表现包括非常轻微到严重的皮肤和黏膜表面受累，包括皮肤烧伤和皮炎、轻度至中度呼吸系统受累，在极端和罕见的情况下，还可能出现严重的反应性气道功能障碍综合征和肺水肿。一过性高血压、心律失常等各种心血管影响也不少见。在极少数极端情况下，由于感觉—自主神经反射、焦虑、疼痛或心理压力的沉淀，甚至可能导致心脏骤停。摄入催泪瓦斯（如CS）会刺激胃肠道，导致恶心、呕吐、腹泻和吐血等症状。

然而，在大多数情况下，一旦受影响的人离开受影响的环境，就能在短时间内解决RCA问题。

19.5.4 泪液物质对眼睛的影响

眼部受累取决于接触时间的长短和距离的远近。在很近的距离接触催泪瓦斯时，可能会出现严重的眼部损伤。强烈流泪、视力模糊、眼睑水肿、结膜化脓和角膜水肿是常见的症状。由于催泪瓦斯直接喷射到面部而造成的震荡伤甚至可能导致开球伤。化学性损伤导致的眼表改变可表现为延迟性改变，如形成眼睑裂和假性翼状胬肉。复发性营养性角膜病、白内障和青光眼并非是暴露于催泪瓦斯后的罕见延迟表现。

19.5.5 眼部处理

不需要特定的解毒剂。这些病例可根据轻度至中度急性化学伤害的眼科处理一般准则进行处理。

19.6 发生化学袭击时大众应遵循的一般准则

19.6.1 有防护设备时

佩戴各种IPE物品。

非必要人员，不在直接交战区内的，继续躲避。

食物和水要放在隐蔽处。在接到命令后服用NAPS药片。

必须在上风处部署警报系统和化学哨兵。

如有条件，可使用具有高抗冲击性、防雾、无碎屑、侧护板或SIPE（士兵综合防护组件）特性的护目镜。

19.6.2 没有防护设备时

闭上眼睛，控制呼吸。用湿布或毛巾敷脸，遮住眼睛和呼吸道。

躲在遮避物下。如果没有遮避物，则平躺在地面上，以防水汽污染；如果没有遮避物，则使用雨衣遮盖全身，以避免液体污染。在避难所入口处挂上毯子或床单作为帘子或气锁罩。

不要在受化学污染的环境中饮食和吸烟。

对患有眼科并发症的化学战幸存者进行的各种研究表明，延迟性角膜炎、角膜血管扩张、角膜变薄和上皮缺损必然会导致高度复杂和令人泪丧的并发症，影响患者的生活质量。眼部化学损伤的手术治疗，包括干细胞和角膜移植，长期效果很差。此外，化学战后复杂的多系统参与导致生活质量受到严重影响，并伴有社会心理问题，需要进一步评估和研究，以改善整体治疗效果。

19.7 生物战：眼部表现、预防和处理

生物战一词是指在战争中有意使用细菌、病毒和真菌等生物毒素或传染性制剂，目的是杀死人类、动物或植物或使其丧失能力。不同的国家和政权曾在不同的场合使用过许多药剂，如土拉杆菌病、炭疽病、布鲁菌病、肉毒杆菌病、天花等。在古代历史上，使用生物制剂最广为人知

的是在14世纪围攻卡法、费奥多西亚和乌克兰期间。在这起事件中,攻打卡法的鞑靼人(蒙古人)将死于鼠疫和濒临死亡的患者扔进城市,企图传播疾病。

21世纪以来,由于多场战争和多重威胁,生物武器和化学武器的发展突飞猛进。第一次世界大战和第二次世界大战期间,所有主要武装力量都使用了生物和化学武器。英国、美国、苏联、德国和日本武装力量都研制出了炭疽、土拉杆菌、布鲁氏菌病、肉毒杆菌和其他生物制品武器。最臭名昭著的生物战计划是由日本帝国陆军的秘密部队在第二次世界大战期间实施的。驻扎在满州里的陆军部队对囚犯进行了致命实验研究,并生产出生物武器用于实战。1940年,日本空军用装满携带鼠疫病毒的陶瓷炸弹轰炸了宁波。德国医学专家在人类集中营进行的人体实验是生物恐怖主义和生物战争的鲜明例证。大约从1942年2月到1945年4月,在未经同意的情况下,为了加强德国武装部队的医疗设施,德军在达豪集中营强行对数千人进行了疟疾、流行性鼠疫和其他疾病的免疫接种试验。大多数人在实验中死亡。然而,尽管国际机构根据各种条约在全球范围内禁止化学战、生物战和辐射战,但生物制剂在第二次世界大战后仍被使用。生物武器具有隐蔽性和无声武器的特点,可以出其不意,悄无声息地攻击毫无准备的敌人。很难将生物制剂确定为军事威胁,因为任何生物制剂的早期症状都与大规模的常见疾病非常相似。少量的生物制剂就能造成巨大的损失。以流行病的形式出现的生物制剂会造成严重的公共卫生问题,并必然导致大规模的破坏,而且这种破坏会持续下去。生物制剂的可获得性、处理和大规模生产生物制剂的专业知识,以及将生物制剂以适当大小作为气溶胶进行传播,也是将其用作生物武器的重要因素。因此,生物制剂可在问题、制剂或来源被识别之前,以地方病或流行病的形式被用作大规模破坏

或致病源。1979年,苏联的一个军事试验设施意外释放炭疽,1995年伊拉克拥有炭疽、肉毒毒素和黄曲霉毒素,这些事件表明,尽管1972年制定了《禁止生物武器公约》,但这些制剂仍在研究和开发之中。2008年,3名艾滋病毒呈阳性的荷兰男子被荷兰法院判定犯有严重人身伤害罪,罪名是蓄意伤害他人。在2年的时间里,他在毒品派对上给十几名男子下药,然后给他们注射含有这3名男子受感染血液的"鸡尾酒",从而使他们受到感染。COVID-19造成了大量人员死亡,对全球经济造成了巨大打击。小痘病毒、埃博拉病毒、炭疽杆菌(炭疽)等病毒和葡萄球菌肠毒素、肉毒毒素、土拉菌血症和鼠疫等毒素已被确认为潜在的军事生物制剂,并在第一次世界大战和第二次世界大战期间,以及最近的中东冲突中被多个国家使用。生物制剂和化学战正成为人类的一大威胁,不排除未来恐怖组织将其滥用为生物恐怖主义。

19.8 生物武器:生物制剂的分类和投放方法

19.8.1 生物制剂(微生物或其毒性产品)的分类

致命或非致命影响。

19.8.2 这些制剂会在人与人之间传播,造成大量伤亡

致命传染性疾病:天花、鼠疫和霍乱。

致命的非传染性疾病:炭疽、黄热病和流行性斑疹伤寒。

非致命性传染性疾病:流感、伤寒。

非致命性非传染性疾病:登革热、Q热。

抗动物制剂:牛瘟、新城疫、猪霍乱、鹦鹉

热、非洲猪瘟、口蹄疫。

抗植物剂：生物除草剂，如针对小麦的柄锈菌、针对水稻的稻瘟病菌。

19.8.2.1 传播途径

气溶胶法：气溶胶是悬浮在气体介质中的液体或固体微粒，很难通过物理感官探测到。生物制剂可以随风穿透避难所和掩体。

传播媒介：蚊子、苍蝇、跳蚤、扁虱和螨虫。它们可以随时攻击人类，并能确保生物制剂的持久性。

爆炸性弹药：飞机炸弹和炮弹。

秘密行动：通过气雾法或在食物或水资源中投毒。

19.8.2.2 生物制剂的系统参与

生物制剂的临床表现因所使用的生物体不同而异，因此其表现形式与疾病本身完全相同，很难被认定为生物战工具。

19.8.2.3 眼部表现

眼睛特别容易受到任何形式的接触。眼部表现可能是接触的第一个迹象。最常见的和最初的一般表现无一例外地为眼部疼痛、发红、刺激、流泪和眼睑痉挛疼痛，而炎症、虹膜炎、视力下降、炎症、葡萄膜炎和角膜溃疡可能是明显的潜在接触生物制剂的迹象。

19.8.2.4 特殊眼部表现形式

肉毒毒素中毒

肉毒梭状芽孢杆菌是一种革兰阳性、杆状、厌氧、孢子形成、可运动的细菌，可产生神经毒素肉毒毒素。眼部表现可能反映出抗肉毒毒素的能力。

神经毒素的胆碱能效应或神经肌肉接头处的缺陷。

眼部表现

适应性麻痹，视力模糊。

干眼症状，流泪功能受损。

眼肌麻痹或眼球震颤表现为复视。可能出现眼球震颤。

眼睑畸形很常见。

瞳孔散大，反应迟钝。

处理

严格的支持性护理对于治疗肉毒毒素中毒至关重要。

最近，美国食品及药物监督管理局（FDA）批准了一种用于治疗肉毒毒素中毒的七价抗毒素。肉毒毒素免疫球蛋白静脉注射（人）（BIG-IV；又称BabyBig）已获得FDA批准，用于治疗由A型或B型肉毒毒素引起的婴儿肉毒毒素中毒。

炭疽病

炭疽杆菌（*Bacillus anthracis*）是一种由大型内生孢子形成的需氧革兰阳性非运动性细菌。皮肤接种后，炭疽杆菌会产生黑色的焦痂样皮肤病变，因此炭疽杆菌在希腊语中意为"煤炭"。

眼部表现

眼睑坏死会导致角膜干燥，如果没有适当的眼部治疗，反过来又会导致角膜瘢痕和溃疡，造成视力下降。

突眼、眶前和眶蜂窝织炎，中毒性视神经病变。

处理

对症治疗。

首选药物：全身用抗生素。喹诺酮类抗生素或多西环素。

可加入克林霉素以发挥其抗毒素作用。

天花

天花是由大天花和小天花两种病毒变种中的一种感染引起的。

小Variola病毒属于痘病毒科正痘病毒属。在未接种疫苗的人群中，该病毒的死亡率高达20%~35%。

最后一例自然发生的病例于1977年10月确诊，1980年世界卫生组织证明该疾病已在全球根除。

眼部表现

10%的病例眼睛会受到影响。眼睑和结膜感染更为常见。角膜溃疡、角膜周围炎、眼内感染和炎症也是常见的眼部表现。然而，视神经炎症、青光眼以及眶周和眼眶炎症则是不常见的眼部病变。小儿痘可因角膜并发症、青光眼或视神经炎而导致失明。

处理

局部抗病毒疗法。

外用类固醇。

局部和口服抗生素

疫苗免疫球蛋白（VIG）最近才开始用于治疗接种天花疫苗后出现的并发症。

19.8.2.5　兔热病

由土拉菌属弗朗西斯菌引起，这是一种高致病性细菌。

又称兔热

通过节肢动物媒介传播。

导致发热、淋巴结病、皮肤溃疡、肺炎、败血症等。

眼部表现

眼腺性黄斑病的特征是畏光、流泪和视力下降，伴有眶周水肿和滤泡性结膜炎。结膜化脓、角膜上皮缺损和溃疡也是常见症状。

处理

一般预防措施包括防止蜱虫叮咬。

目前还没有疫苗。链霉素是首选药物。

19.8.2.6　早期探测和预防生物制剂的影响

以下措施有助于早期发现和预防严重并发症和大规模并发症：

19.8.2.7　早期探测和预警

在野外条件下很难进行早期探测。因此，高度怀疑对于早期发现生物战至关重要。应牢记以下情况或事件，以引起怀疑：

- 产生雾或喷雾的低空飞行器。
- 各种喷雾装置的功能。
- 发现似乎没有直接影响的子炸弹。
- 在该地区发现不寻常类型的子炸弹。
- 昆虫群突然出现。
- 生物威胁的预防措施：
  - 疫苗接种（如有）。
  - 穿戴个人防护装备（IPE）。
  - 使用集体庇护所。
  - 保持食品和饮水卫生。
  - 病媒生物控制措施。

挑战

在与恐怖主义有关的问题或战争局势中使用生物战剂的威胁是真实存在的，而且迫在眉睫。任何涉及生物战剂的事件都具有高度不可预测性，因此需要开发快速准确的检测系统。生物恐怖事件难以预测和预防；在发生泄漏的情况下，需要准确、简便和可部署的检测系统，以最大限度地减少损失，并防止这些制剂进一步扩散。美国邮政服务中炭疽杆菌孢子的释放证明了对这些检测平台的需求。尽管许多此类检测系统正在开发之中，并处于不同的评估阶段，但要用一个系统来检测所有已知的生物战剂将是一个真正的挑战。

19.9　辐射战

辐射战一词定义了任何一种针对合法机构的战争或恐怖行为，即故意使用放射源作为武器，在目标地点造成辐射中毒或污染。虽然从技术上讲，常规高裂变热核武器是放射战的工具，但从概念和实践来看，放射战不同于核战争。与核武器相比，放射性武器是隐形武器，强度低等至中等，引发辐射影响的速度非常慢。与核战争相比，辐射战造成的死亡率较低，但长期发病率较高。尽管与核武器存在这种差异，但辐射战可在目标地点造成大规模破坏。很难在早期阶段识别放射性逻辑攻击或放射性物质的蓄意泄漏。此外，人类的感官也无法探测到它们，因此必须使用特定的测量仪器来识别辐射。

放射性武器可精准地攻击较小的目标。尽管受到国际限制，但除常规高裂变热核武器外，自1964年以来，许多国家还研制了各种低强度放射性武器，如放射性"脏弹"或放射性散布装置（RDD）。在这些装置中，常规炸药被用来促进外部或内部污染源造成的大面积辐射扩散。反国家恐怖组织滥用RDD或随时可从医疗机构、实验室、工业和食品辐照工厂获取的放射性材料的威胁不容低估。从α、β、γ和X射线源蓄意释放的低强度放射性物质可能会引发多种短期和长期的医疗问题，如暴露的皮肤、眼部和鼻腔及呼吸道黏膜的细胞内损伤。不能排除造血功能障碍、各种恶性肿瘤、基因、遗传和致癌突变以及神经心理障碍的较高发生率。

19.9.1　辐射对人类和动物眼部组织的影响

辐照阈值：辐照的数量和影响评估如下：

戈瑞（Gy）：吸收辐射剂量的SI单位（=1 J/kg）。

1 Gy= 100 rad（辐射吸收剂量）。

西弗（Sv）：当量剂量、有效剂量和吸收剂量的SI单位（=1 J/kg）。

1 Sv= 100 rem（人体辐射当量）。

19.9.2　眼部辐射伤害

辐射损伤的眼部表现总是最早出现，这是因为最明显的原因是受到辐射和组织高度损坏。这些变化在辐照的各个阶段都能看到，包括急性和即时、中期以及延迟的不可逆失明并发症。

辐射造成的眼部表现会因辐射强度、持续时间和辐射类型不同而异。众所周知，辐射产生的高温会导致急性和严重的白内障。红外线辐射会导致玻璃吹制工样的白内障，而微波辐射则可能导致前囊下白内障和后囊下白内障的形成。紫外线——长期和长时间暴露在阳光下会导致紫外线照射引起的延迟性变化。

国际职业危害放射防护委员会（ICRP）评估的可检测晶状体不透明的辐照阈值：

急性单次接触：0.5～2 Sv（50～200 rem）。

高分辨率或长时间照射：5 Sv（500 rem）。

每年高分辨率或长时间照射的年剂量：>0.1 Sv（每年>10 rem）。

19.9.3　辐射诱发症状的急性发作

辐射暴露产生的高温与急性症状和疾病有关。流泪过多、结膜水肿、球结膜水肿、角膜上皮糜烂、角膜穿孔和融化以及晶状体前囊脱落并不少见。急性辐射引起的视网膜水肿和视神经炎也是已知的直接眼部表现。

19.9.4　中期和延迟发生的辐射后眼部变化

中期变化与辐射诱发的白内障和放射性视网膜病变有关，而结膜瘢痕、角扩张、胶原组织损失和干眼被视为迟发性附件和眼表疾病。其他晚期后遗症包括角膜瘢痕和新生血管、严重难治性新生血管性青光眼。ERG改变、光感受器（视杆细胞和视锥细胞）改变、视神经萎缩、CRAO、CRVO、CNVM、玻璃体积血和牵引性视网膜脱离是放射损伤最重要的不可逆致盲因素。点状角膜炎、边缘蓬松的急性脉络膜炎、虹膜萎缩、青光眼、白内障、视网膜血管收缩导致的暂时性脉络膜苍白、脉络膜和视网膜萎缩以及类似高血压性视网膜病的视网膜病变等各种眼部病变，也可能是辐射的并发症。

辐射损伤的眼部表现可能最早出现。作为眼科医师，我们在及时诊断和立即采取治疗措施方面发挥着至关重要的作用。在医疗和工业环境中，定期佩戴防护眼罩可将辐射照射量降至最低。建议在日常工作中，每年人体受到的辐射照射应限制在5 Sv以下，以确保对人体的不利影响最小，包括眼睛晶状体和视网膜的变化。

19.10　核战争及其对健康状况的影响

核战争是一种最严重和最暴力的辐射战，但不同于以往的高裂变热核原子武器。与放射性武器或蓄意释放相比，核武器是可见武器，会立即引发高强度辐射能和爆炸冲击，造成大规模致命破坏。这类事件可能是蓄意的，也可能出于意外。1945年8月6日，美国在日本军事重镇广岛投下一枚核弹（代号为"小男孩"）。当日上午8时15分这枚核弹相当于引爆了15 000 t TNT，摧毁了

近9 km²的区域。1945年8月9日上午11时02分，美国在距离广岛约300 km的长崎又投下了另一枚核弹。这枚钚核弹（代号"胖子"）重达1500 t。约4400 kg（10 000磅），爆炸威力约为22 000 t。这次核爆炸瞬间摧毁了长崎市30%以上的面积。这两次核爆炸造成了环境和人类生命的大规模破坏。核轰炸造成约226 000人死亡，数百万人受伤。所有受影响的土地都变成了废地。即使在爆炸发生75年后，受影响人口中仍然可以看到延迟的社会经济、环境和健康问题，如严重的基因突变、极高的慢性病和恶性肿瘤发病率。近年来，由于核试验或核反应堆坍塌（1986年）造成的意外或严重核辐射泄漏事件屡见不鲜。1986年4月26日，切尔诺贝利（苏联/乌克兰）发生了一起重大意外核灾难，切尔诺贝利核电站的4号反应堆因设计缺陷或操作不当发生蒸汽爆炸并燃烧。这次爆炸造成100多人死亡，环境和工厂遭到彻底破坏。即使在爆炸后的35年后，爆炸的影响在周围地区仍然清晰可见。据估计，整个受影响地区在未来2万年内都将无法居住。

19.10.1　核爆炸的基本影响

核爆炸的辐射影响可能仅限于10～20 km范围内。即使在50 km以外也能看到这种爆炸。据估计，核爆可导致距离爆炸中心5.9 km以内的人瞬间失明，21 km以外的人视网膜被烧伤。核爆炸造成的延迟医疗、基因突变和其他环境影响可能会持续数月至数年。

冲击波：是由于核爆炸后释放出的高温和高压而产生的。在几分之一秒内，火球产生的热量导致高压波形成并向外移动，产生爆炸效应。爆炸冲击产生冲击波，该冲击波迅速远离火球，形成由高度压缩空气组成的扭转移动雷。

热辐射：是一种电磁辐射，会造成烧伤。

辐射：辐射形式包括α、β、γ和中子。它们

可以穿透人体并造成伤害。

爆炸、热辐射和大量电离辐射会在核爆炸后很短的时间内产生近乎完全的破坏。

核爆炸后，残留的放射性物质被抛入高层大气。落下的颗粒大小不一，从千分之一毫米到几毫米不等。吹入空气中的放射性微粒以尘埃的形式飘落，与土壤混合，并在土壤中停留很长时间。

19.10.2　核辐射对人类的影响

大多数死亡发生在最初的3个月，原因是热损伤和超致命电离辐射照射。延迟效应是电离辐射的多重效应造成的。

核辐射的早期影响：

辐射病。

前驱综合征。

骨髓死亡。

胃肠道死亡。

中枢神经系统死亡。

19.10.3　核爆炸对人体的长期影响

造血改变、基因突变、龋齿、传染病和不孕症是核爆炸幸存者的常见病。白血病、皮肤癌和肺癌在核爆炸幸存者中更为常见。

19.10.4　爆炸和热效应造成的眼部伤害

可影响视觉系统的所有组成部分。对眼部组织的影响程度取决于暴露于爆炸波、热辐射和核辐射的严重程度。除核爆炸的直接冲击外，由于爆炸波的冲击力，飞溅的碎片会直接穿透眼球，也会造成多处穿透性和穿孔性眼部损伤。最常见的眼部损伤是眼睑烧伤、眼球内异物残留的闭合性或开放性损伤，以及眼眶骨折。冲击波引起

的视神经损伤也不少见。大多数损伤是全身性损伤，其中眼眶和眼球损伤是多系统损伤的一部分。

热辐射引起的可见光会使朝爆炸方向看的人产生闪盲。据估计，在晴朗的天气里，TNT当量为100万吨级的爆炸可在21 km之外造成闪盲。

众所周知，热辐射和核辐射会对眼睑、附件和眼部组织产生直接影响。眼睑灼伤、结膜水肿、化脓、角膜上皮侵蚀、角膜穿孔和坏死在大多数病例中都是急性症状。干燥症、结膜毛细血管扩张和瘢痕、白内障形成、继发性青光眼和辐射诱发的慢性葡萄膜炎是迟发性眼表和眼前节变化。视神经萎缩、CRAO、CRVO、CNVM、玻璃体积血和牵引性视网膜脱离则是延迟性的眼后节受累。

19.11　结论

化学、生物、辐射和核攻击总是没有任何预警。化学、生物、放射性和核子武器与常规武器的不同之处在于，它们能够立即造成巨大的、不可预测的破坏。闪光、酷热和强风三者合一的杀伤力巨大。伤亡模式可以模拟在常规战争后期或特定的化学、生物、辐射和核战争中。它们总是会严重破坏后勤和其他基本设施，以及民政管理、卫生和其他基本系统，从而对受影响人口造成巨大的心理和生理影响。因此，在核生化行动中提供最大限度的医疗支持至关重要。

由于辐射对造血系统、肠胃系统或神经血管系统造成损伤的延迟效应，基因突变和致癌物质会在受辐射数月至数年后出现。

目前还没有处理化学、生物、辐射和核反应堆引起的眼科症状的具体指南。每一种眼科表现都必须按照眼科手术的标准方案进行治疗。

毋庸置疑，化学、生物、辐射和核的真实表现形式和影响将超出任何想象。

参考文献

[1] Smith KJ, Skelton H. Chemical warfare agents. Their past and continuing threat and evolving therapies. Part I. Skinmed. 2003;2:215–221.

[2] Tuorinsky SD, Sciuto AM. In: Tuorinsky SD, editor. "Medical aspects of chemical warfare" in textbooks of military medicine. Washington, DC: Office of the Surgeon General; 2008. p. 339–370.

[3] Bhalla DK, Warheit DB. Biological agents with potential for misuse: a historical perspective and defensive measures. Toxicol Appl Pharmacol. 2004;199(1):71–84. https://doi.org/10.1016/j.taap.2004.03.009. PMID: 15289092.

[4] Janik E, Ceremuga M, Saluk-Bijak J, Bijak M. Biological toxins as the potential tools for bioterrorism. Int J Mol Sci. 2019;20:1181. https://doi.org/10.3390/ijms20051181.

[5] Whellis M. Biotechnology and biochemical weapons. Nonprolif Rev. 2002;9:48–53. https://doi.org/10.1080/10736700208436873.

[6] The Committee for the Compilation of Materials on Damage Caused by the Atomic Bombs in Hiroshima and Nagasaki. Hiroshima and Nagasaki: the physical, medical, and social effects of the atomic bombings. New York: Basic Books; 1981.

[7] Mabuchi K, Fujiwara S, Preston DL, et al. Atomic-bomb survivors: long term health effects of radiation. In: Shrieve DC, Loeffler JS, editors. Human radiation injury. Philadelphia: Lippincott Williams & Wilkins; 2011. p. 89–113.

[8] Ghasemi H, Ghazanfari T, Yaraee R, Soroush MR, Ghassemi-Broumand M, Poorfarzam S, et al. Systemic and ocular complications of sulfur mustard: a panoramic review. Informa Health Care. 2009;28:14–23.

[9] Safarinejad MR, Moosavi SA, Montazeri B. Ocular injuries caused by mustard gas: diagnosis, treatment, and medical defense. Mil Med. 2001;166:67–70.

[10] Solberg Y, Alcalay M, Belkin M. Ocular injury by mustard gas. Surv Ophthalmol. 1997;41:461–466.

[11] William F. Hughes mustard gas injuries to the eyes. Arch Ophthalmol. 1942;27:582–601.

[12] Berens C, Hartmann E. The effect of war gases and other chemicals on the eyes of the civilian population. Bull N Y Acad Med. 1943;19:356–367.

[13] Kadar T, Dachir S, Cohen L, Sahar R, Fishbine E, Cohen M, et al. Ocular injuries following sulfur mustard exposure—pathological mechanism and potential therapy. Toxicology. 2009;263:59–69.

[14] Ghasemi H, Ghazanfari T, Ghassemi-Broumand M, Javadi MA, Babaei M, Soroush MR, et al. Long-term ocular consequences of sulfur mustard in seriously eye-injured war veterans. Cutan Ocul Toxicol. 2009;28:71–77.

[15] Schep LJ, Slaughter RJ, McBride DI. Riot control agents: the tear gases CN, CS and OC—a medical review. J R Army Med Corps. 2013;161:94–99.

[16] Gray PJ, Murray V. Treating CS gas injuries to the eye. Exposure at close range is particularly dangerous. BMJ. 1995;311:871.

[17] US Marine Corps. Flame, riot control, and herbicide operations. Washington, DC: U.S. Marine Corps; 1996.

[18] Anderson PJ, Lau GS, Taylor WR, et al. Acute effects of the potent lacrimator O-chlorobenzylidenemalononitrile (CS) tear gas. Hum Exp Toxicol. 1996;15:461–465.

[19] Mandel M, Gibson WS. Clinical manifestations and treatment of gas poisoning. J Am Med Assoc. 1917;69:1970–1971.

[20] Rajavi Z, Safi S, Javadi MA, Jafarinasab MR, Feizi S, Moghadam MS, et al. Clinical practice guidelines for prevention, diagnosis and management of early and delayed-onset ocular injuries due to mustard gas exposure. J Ophthalmic Vis Res. 2017;12(1):65–80. https://doi.org/10.4103/jovr.jovr_253_16. PMCID: PMC5340066 PMID: 28299009.

[21] Saladi RN, Smith E, Persaud AN. Mustard: a potential agent of chemical warfare and terrorism. Clin Exp Dermatol. 2006;31:1–5.

[22] Goswami DG, Agarwal R, Tewari-Singh N. Phosgene oxime: injury and associated mechanisms compared to vesicating agents sulfar mustard and lewisite. Toxicol Lett. 2018;293:112–119. https://doi.org/10.1016/j.toxlet.2017.11.011. Epub 2017 Nov 12.PMID: 29141200

[23] Baradaran-Rafii A, Eslani M, Tseng SC. Sulfur mustard-induced ocular surface disorders. Ocul Surf. 2011;9:163–178.

[24] McNutt P, Hamilton T, Nelson M, Adkins A, Swartz A, Lawrence R, et al. Pathogenesis of acute and delayed corneal lesions after ocular exposure to sulfur mustard vapour. Cornea. 2012;31:280–290.

[25] Mann I. A study of eighty-four cases of delayed mustard gas keratitis fitted with contact lenses. Br J Ophthalmol. 1944;28:441–447.

[26] Javadi MA, Yazdani S, Sajjadi H, Jadidi K, Karimian F, Einollahi B, et al. Chronic and delayed-onset mustard gas keratitis: report of 48 patients and review of literature. Ophthalmology. 2005;112:617–625.

[27] Javadi MA, Jafarinasab MR, Feizi S, Karimian F, Negahban K. Management of mustard gas-induced limbal stem cell deficiency and keratitis. Ophthalmology. 2011;118:1272–1281.

[28] Kadar T, Dachir S, Cohen M, Gutman H, Cohen L, Brandeis R, et al. Prolonged impairment of corneal innervation after exposure to sulfur mustard and its relation to the development of delayed limbal stem cell deficiency. Cornea. 2013;32:e44–50.

[29] Javadi MA, Yazdani S, Kanavi MR, Mohammadpour M, Baradaran-Rafiee A, Jafarinasab MR, et al. Long-term outcomes of penetrating keratoplasty in chronic and delayed mustard gas keratitis. Cornea. 2007;26:1074–1078.

[30] Feizi S, Javadi MA, Jafarinasab MR, Karimian F. Penetrating keratoplasty versus lamellar keratoplasty for mustard gas-induced keratitis. Cornea. 2013;32:396–400.

[31] Jafarinasab MR, Feizi S, Javadi MA, Karimian F, Soroush MR. Lamellar keratoplasty and keratolimbal allograft for mustard gas keratitis. Am J Ophthalmol. 2011;152:925–932.

[32] Sidwell RW, Smee DF. Viruses of bunya and Togaviridae families: potential as bioterrorism agents and means of control. Antivir Res. 2003;57(1–2):101–111. https://doi.org/10.1016/s0166-3542(02)00203-6. PMID: 12615306.

[33] Blazes DL, Lawler JV, Lazarus AA. When biotoxins are tools of terror. Early recognition of intentional poisoning can attenuate effects. Postgrad Med. 2002;112(2):89–92, 95–6, 98. https://doi.org/10.3810/pgm.2002.08.1278.

[34] Atlas RM. The medical threat of biological weapons. Crit Rev Microbiol. 1998;24(3):157–168. https://doi.

org/10.1080/10408419891294280. PMID: 9800098

[35] Katz L, Orr–Urteger A, Brenner B, Hourvitz A. Tularaemia as a biological weapon. Harefuah. 2002;141:78–83, 120. PMID: 12170560.

[36] Agarwal R, Shukla SK, Dharmani S, Gandhi A. Biological warfare—an emerging threat. J Assoc Physicians India. 2004;52:733–738. PMID: 15839453.

[37] Caya JG. Clostridium botulinum and the ophthalmologist: a review of botulism, including biological warfare ramifications of botulinum toxin. Surv Ophthalmol. 2001;46(1):25–34. https://doi.org/10.1016/s0039–6257(01)00227–2. PMID: 11525787

[38] Bratisl PM, Listy L. Bacillus anthracis as a biological warfare agent: infection, diagnosis and countermeasures. Bratisl Med J. 2020;121(3):175–181. https://doi. org/10.4149/BLL_2020_026. PMID: 32115973.

[39] Wallin A, Luksiene Z, Zagminas K, Surkiene G. Public health and bioterrorism: renewed threat of anthrax and small pox. Medicina (Kaunas). 2007;43(4):278–284. PMID: 17485954.

[40] Henderson DA. Smallpox: clinical and epidemiologic features. Emerg Infect Dis. 1999;5(4):537–539. https://doi.org/10.3201/eid0504.990415. PMID: 10458961 .PMCID: PMC2627742.

[41] Gok SE, Celikbas AK, Baykam N, Buyukemirci AA, Eroglu MN, Kemer OE, Dokuzoguz B. Evaluation of tularemia cases focusing on the oculoglandular form. J Infect Dev Ctries. 2014;8(10):1277–1284. https://doi. org/10.3855/jidc.3996. PMID: 25313604.

[42] Franz DR, Jahrling PB, McClain DJ, Hoover DL, Byrne WR, Pavlin JA, Christopher GW, Cieslak TJ, Friedlander AM, Eitzen EM Jr. Clinical recognition and management of patients exposed to biological warfare agents. Clin Lab Med. 2001;21(3):435–473. PMID: 11572137.

[43] Gooding JJ. Biosensor technology for detecting biological warfare agents: recent progress and future trends. Anal Chim Acta. 2006;57:185–193. https://doi. org/10.1016/j.aca.2005.12.020.

[44] Pohanka M, Skladal P, Kroca M. Biosensors for biological warfare agent detection. Def Sci J. 2007;57:185–193. https://doi.org/10.14429/dsj.57.1760.

[45] Hansen CL Jr. Radiological warfare. JAMA. 1961;175:9–11. https://doi.org/10.1001/jama.1961. 03040010011003. PMID: 13711318.

[46] Hagby M, Goldberg V, Becker S, Schwartz D, Bar–Dayan Y. Health implications of radiological terrorism: perspectives from Israel. J Emerg Trauma Shock. 2009;2(2):117–123. https://doi. org/10.4103/0974–2700.50747.

[47] Timins JK, Lipoti JA. Radiological terrorism. N J Med. 2003;100(6):14–21. quiz 22–4. PMID: 12854429.

[48] Yehezkelli Y, Dushnitsky T, Hourvitz A. Radiation terrorism—the medical challenge. Isr Med Assoc J. 2002;4(7):530–534. PMID: 12120466.

[49] National Research Council, Committee to Assess Health Risks from Exposure to Low Levels of Ionizing Radiation. Health risks from exposure to low levels of ionizing radiation: BEIR VII Phase 2. Washington, DC: National Research Council; 2005.

[50] International Commission on Radiological Protection. ICRP publication 103: the 2007 recommendations of the international commission on radiological protection. Oxford: Elsevier; 2007.

[51] Pascu RA. Effects of optical radiation in ocular structures. Oftalmologia. 2007;51(3):23–40. PMID: 18064950.

[52] Ainsbury EA, Bouffler SD, Dorr W, Graw J, Muirhead CR, Edwards AA, Cooper J. Radiation cataractogenesis: a review of recent studies. Radiat Res. 2009;172(1):1–9. https://doi.org/10.1667/RR1688.1. PMID: 19580502.

[53] Choshi K, Takaku I, Mishima H, et al. Ophthalmologic changes related to radiation exposure and age in adult health study sample, Hiroshima and Nagasaki. Radiat Res. 1983;96(3):560–579.

[54] Stefan C, Timaru CM, Iliescu DA, Schmitzer S, De Algerino S, Batras M, Ramhormozi JH. Glaucoma after chemical burns and radiation. Rom J Ophthalmol. 2016;60(4):209–215. PMID: 29450351.PMCID: PMC5711283.

[55] Schull WJ. Effects of atomic radiation: a half–century of studies from Hiroshima and Nagasaki. New York: Wiley; 1995.

[56] Kodama Y, Pawel DJ, Nakamura N, et al. Stable chromosome aberrations in atomic bomb survivors: results from 25 years of investigation. Radiat Res. 2001;156(4):337–346.

[57] Finch SC, Hrubec Z, Nefzger MD. Detection of leukemia and related disorders. Hiroshima and Nagasaki research plan. Hiroshima: Atomic Bomb Casualty Commission; 1965.

[58] Richardson D, Sugiyama H, Nishi N, et al. Ionizing radiation and leukemia mortality among Japanese atomic bomb survivors, 1950–2000. Radiat Res. 2009;172(3):368–382.

[59] Iwanaga M, Hsu W–L, Soda M, et al. Risk of myelodysplastic syndromes in people exposed to ionizing radiation: a retrospective cohort study of Nagasaki atomic bomb survivors. J Clin Oncol. 2011;29(4):428–434.

[60] Preston DL, Ron E, Tokuoka S, et al. Solid cancer incidence in atomic bomb survivors: 1958–1998. Radiat Res. 2007;168(1):1–64.

[61] Ritenour AE, Baskin TW. Primary blast injury: update on diagnosis and treatment. Crit Care Med. 2008;36(7 Suppl):S311–317. https://doi.org/10.1097/CCM.0b013e31817e2a8c. PMID: 18594258.

[62] Wang H–CH, Choi J–H, Grene WA, Plamper ML, Cortez HE, Chavko M, Li Y, Dalle Lucca JJ, Johnson AJ. Pathophysiology of blast–induced ocular trauma with apoptosis in the retina and optic nerve. Mil Med. 2014;179(8 Suppl):34–40. https://doi.org/10.7205/MILMED–D–13–00504. PMID: 25102547.

[63] Miller RJ, Fujino T, Nefzger MD. Lens findings in atomic bomb survivors. A review of major ophthalmic surveys at the atomic bomb casualty commission (1949–1962). Arch Ophthalmol. 1967;78(6):697–704.

[64] Cogan DG, Martin SF, Kimura SJ. Atom bomb cataracts. Science. 1949;110(2868):654.

眼部创伤分类系统

B. Rajesh Babu

20.1　引言

眼部损伤日益成为失明和低视力的主要可预防原因，尤其是在生产年龄组中。这些致盲性损伤对患者的社会经济造成了重大影响。据世界卫生组织统计，有5500万例眼部创伤导致日常活动受限，其中每天有160万人失明。眼部创伤不仅影响个人，还影响国家的医疗保健系统和社区。

在过去40年来，随着威力更大、破片杀伤力更强的爆炸物的出现，以及作战士兵对眼部保护的接受程度较低，与军事作战有关的眼部创伤有所增加。防弹衣的使用提高了士兵在爆炸中的生存能力，但头部和面部仍面临作战风险。眼部创伤会导致视力丧失，进而丧失职业生涯、被迫改变生活方式并造成永久性毁容。

外伤可导致眼部和邻近组织的各种组织病变，轻者相对较浅，重者可危及视力。

在过去的50年中，人们对眼部创伤的病理生理学和治疗有了新的认识。眼科医师和非眼科医师在描述和交流临床发现时，必须使用标准化的术语和评估分类系统。

标准化的分类系统有助于更好地交流和分析眼部创伤医疗和手术干预的结果。

眼部创伤分类小组将眼部机械损伤分为开放性眼球损伤和闭合性眼球损伤。该分类系统基于对最终视力结果具有预后意义的4个具体变量：损伤类型、损伤等级［基于初次检查时的视力（VA）］、是否存在相对传入性瞳孔缺损（RAPD）以及损伤区。损伤区由球状开口最后方的位置定义。1区损伤是指球状体的破损仅限于角膜或角膜巩膜缘（图20.1）。2区损伤是指涉及巩膜前5 mm处的损伤：之所以选择巩膜内5 mm处作为地标，是因为假设位于该区的伤口不会向后延伸至平坦部以外（图20.1）。3区损伤是指全层度延伸到巩膜内超过角膜巩膜缘后方5 mm（图20.1）。虽然损伤区域通常在初次检查时就能确定，但确切的损伤范围可能要在手术干预时才能更准确地确定。

先前文献中的许多案例都缺乏定义，这显然会产生影响。标准术语的使用使我们能够使用眼部创伤评分（OTS）对眼部创伤的严重程度进行评分，从而便于进行临床试验，比较各种干预措施

B. Rajesh Babu (✉)
Akash Institute of Medical Sciences and Research, Bangalore, Karnataka, India

© The Author(s), under exclusive license to Springer Nature Singapore Pte Ltd. 2023
S. Waikar (ed.), *Ocular Trauma in Armed Conflicts*, https://doi.org/10.1007/978–981–19–4021–7_20

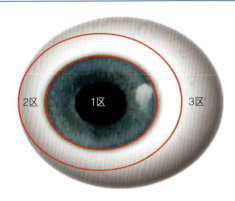

2区 1区 3区

图20.1 开放性眼球损伤区

的效果，并在眼科医师之间明确交流研究结果。

明确穿透性或非穿透性损伤、锐器伤或钝器伤、破裂或挫伤或两者兼而有之的术语非常重要。

20.2 伯明翰眼外伤术语系统

伯明翰眼外伤术语系统（Birmingham Eye Trauma Terminology System，BETTS）（表20.1）由Kuhn等于1996年创建，旨在为所有眼损伤类型提供清晰的定义，并将各损伤类型置于一个综合框架内。BETTS提供了所有损伤类型的明确定义，并将每种损伤类型置于一个综合框架内，从而使人们对标准眼部创伤术语有了清晰、一致和简单的理解。这些术语将整个眼球作为参考组织，从而避免了对眼球组织的混淆。BETTS已得到多个组织的认可，包括美国眼科学会、国际眼部创伤学会、视网膜学会、美国眼部创伤登记处及其25个国际分支机构、玻璃体学会和世界眼部创伤登记处。*Graefe's Archives*、*Journal of Eye Trauma*、*Klinische Monatsblätter*和*Ophthalmology*等多家杂志都规定了这一要求。

表20.1 BETTS中的术语、定义和解释

术语	定义和解释
眼墙	*巩膜和角膜* *虽然从技术上讲，眼球后缘有3层眼球壁，但出于临床和实用目的，只考虑最外层的结构*
闭角型眼球损伤	眼墙无全层伤口
开放性眼球损伤	眼墙全层伤口
挫伤	没有（全层）伤口 *损伤是由于物体直接传递能量（如脉络膜破裂）或球体形状改变（如角膜后退）造成的*
瓣膜裂伤	部分厚度的眼壁伤口
破裂	由钝器造成的眼球壁全层伤口 *由于眼球中充满了不可压缩的液体，撞击会导致眼压瞬间升高。眼壁在其最薄弱处（撞击部位或其他地方；即使撞击发生在其他地方，白内障的旧伤口也会开裂），实际伤口是由内而外的机制产生的*
撕裂伤	锐器造成的眼球壁全层伤口 *伤口是在撞击部位由外而内形成的*
穿透性损伤	入口伤口 *如果存在一个以上的伤口，则每个伤口一定是由不同的病原体造成的* 异物残留 *技术上属于穿透性损伤，但由于临床影响不同而单独分组*
穿孔损伤	入口伤口和出口伤口 *两处伤口均由同一病原体造成*

20.3 眼部创伤的分类

一个由来自7个不同机构的13名眼科医师组成的委员会开会讨论了眼部创伤分类的标准化问题。他们根据BETTS和初步检查时的眼部损伤特征对眼部创伤进行了分类。

这种分类只考虑了眼球（球体）的机械性创伤。热、电和化学原因造成的损伤不包括在他们的分类方案中。眼部创伤的一般分类见表20.2。

表20.2　眼部创伤的一般分类

局部	非机械	化学 热辐射诱导 超声波气压计
机械	附件	（1）眼睑 （2）结膜 （3）轨道 （4）泪腺
	眼球	（1）结构 （a）眼前节（角膜、巩膜、葡萄膜、瞳孔、睫状体和透镜） （b）眼后节（巩膜、视网膜、玻璃体、脉络膜、视神经） （2）病理 （a）闭合性眼球损伤 ・挫伤 ・层状 ・撕裂伤 ・眼内异物 ・晶状体脱位 （b）开放性眼球损伤 ・破裂 ・渗透 ・穿孔 ・眼内异物 （c）破坏性眼球损伤 ・创伤性开裂 ・眼球摘除 ・大于1/3球周的全层撕裂伤

由于眼球（球体）的机械性创伤具有不同的病理生理学和治疗意义，因此又进一步细分为开放性眼球损伤和闭合性眼球损伤（图20.2）。该系统根据4个不同变量对开放性眼球损伤和闭合性眼球损伤进行分类：损伤类型，基于损伤机制；损伤等级，根据初步检查时受伤眼睛的视力进行定义；瞳孔，定义为受伤眼睛是否存在相对传入性瞳孔缺损；损伤区域，基于损伤的前后范围。闭合性眼球损伤按最高损伤区分类，详情见表20.3。Kuhn描述的眼部创伤评分方法是：为初始视力分配一个原始点，然后根据眼球破裂、眼底病、周围损伤、视网膜脱离和RAPD的每项诊断再分配适当的原始点（表20.4）。多项研究表明，受伤区域越大，眼部创伤评分越低，视力恢复的预后越差。眼部创伤评分越高，6个月后的视力预后越好。

对眼部创伤进行适当的分类，不仅可以在世界范围内进行统一的评估和交流，还有助于在多中心研究中进行解释、记录和关联。它还提供了预测指标，并帮助决策者得出有意义的结论和采取适当的行动。

图20.2　机械性眼部损伤的分类

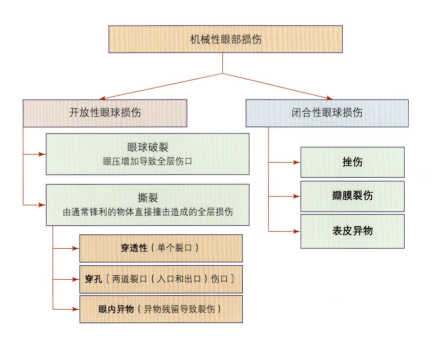

表20.3 开放性眼球损伤分类

类型	等级（视力）	瞳孔	区域（图20.1）
（a）破裂	（a）>20/40	（a）伤眼瞳孔相对传入缺损呈阳性	1. 角膜和角膜缘
（b）穿透	（b）20/50至20/100	（b）负性，伤眼相对传入瞳孔缺损	2. 边缘至巩膜后5mm处
（c）眼内异物	（c）19/100至5/200		3. 后方至距角膜缘5mm处
（d）穿孔	（d）光感4/200		
（e）混合型	（e）NLP（无光感知）		

表20.4 眼部创伤评分

变量	原始分
最初视力	
NPL	60
LP/HM	70
1/60至5/60	80
6/60至6/15	90
6/12或更高	100
负分	
破裂	−23
眼内炎	−17
穿孔损伤	−14
视网膜脱落	−11
RAPD	−10

OTS分数1～5
1–原始分0～44
2–原始分45～65
3–原始分66～80
4–原始分81～91
5–原始分91～100

参考文献

[1] Shukla B, Agrawal R, Shukla D, Seen S. Systematic analysis of ocular trauma by a new proposed ocular trauma classification. Indian J Ophthalmol. 2017;65(8):719–722.

[2] Negrel AD, Thylefors B. The global impact of eye injuries. Ophthalmic Epidemiol. 1998;5(3):143–169.

[3] Thylefors B. Epidemiological patterns of ocular trauma. Aust N Z J Ophthalmol. 1992;20(2):95–98.

[4] Wong TY, Klein BE, Klein R. The prevalence and 5-year incidence of ocular trauma. The Beaver Dam Eye Study. Ophthalmology. 2000;107(12):2196–2202.

[5] Blanch RJ, Scott RA. Military ocular injury: presentation, assessment and management. J R Army Med Corps. 2009;155(4):279–284.

[6] Kuhn F, Morris R, Witherspoon CD, Heimann K, Jeffers JB, Treister G. A standardized classification of ocular trauma. Graefes Arch Clin Exp Ophthalmol. 1996;234(6):399–403.

[7] Pieramici DJ, Sternberg P Jr, Aaberg TM Sr, et al. A system for classifying mechanical injuries of the eye (globe). The Ocular Trauma Classification Group. Am J Ophthalmol. 1997;123(6):820–831.

[8] Kuhn F, Morris R, Witherspoon CD, Heimann K, Jeffers JB, Treister G. A standardized classification of ocular trauma. Ophthalmology. 1996;103(2):240–243.

[9] Knyazer B, Levy J, Rosen S, Belfair N, Klemperer I, Lifshitz T. Prognostic factors in posterior open globe injuries (zone-III injuries). Clin Exp Ophthalmol. 2008;36(9):836–841.

[10] De Juan E Jr, Sternberg P Jr, Michels RG. Penetrating ocular injuries. Types of injuries and visual results. Ophthalmology. 1983;90(11):1318–1322.

[11] Kylstra JA, Lamkin JC, Runyan DK. Clinical predictors of scleral rupture after blunt ocular trauma. Am J Ophthalmol. 1993;115(4):530–535.

[12] Meredith TA, Gordon PA. Pars plana vitrectomy for severe penetrating injury with posterior segment involvement. Am J Ophthalmol. 1987;103(4):549–554.

[13] Liggett PE, Gauderman WJ, Moreira CM, Barlow W, Green RL, Ryan SJ. Pars plana vitrectomy for acute retinal detachment in penetrating ocular injuries. Arch Ophthalmol. 1990;108(12):1724–1728.

[14] Kuhn F, Maisiak R, Mann L, Mester V, Morris R, Witherspoon CD. The ocular trauma score (OTS). Ophthalmol Clin N Am. 2002;15(2):163–165, vi.

[15] Fujikawa A, Mohamed YH, Kinoshita H, et al. Visual outcomes and prognostic factors in open-globe injuries. BMC Ophthalmol. 2018;18:138. https://doi. org/10.1186/s12886-018-0804-4.

[16] Han SB, Yu HG. Visual outcome after open globe injury and its predictive factors in Korea. J Trauma. 2010;69(5):E66-72.

[17] Yalcin Tok O, Tok L, Eraslan E, Ozkaya D, Ornek F, Bardak Y. Prognostic factors influencing final visual acuity in open globe injuries. J Trauma. 2011;71(6):1794–1800.

[18] Yu Wai Man C, Steel D. Visual outcome after open globe injury: a comparison of two prognostic models–the ocular trauma score and the classification and regression tree. Eye (Lond). 2010;24(1):84–89.

眼部创伤成像

Manab J. Barman, Kasturi Bhattacharjee,
Hemlata Deka

第21章

21.1 引言

眼部创伤日益被认为是导致眼部疾病和视力丧失的最重要原因之一。根据世界卫生组织的报道，眼部创伤每年导致约160万人完全失明，近1900万人单侧失明或视力丧失。与外伤相关的眼部创伤总发生率为2%~6%，其中高达97%的病例由钝性外伤导致。

在急性创伤期间，由于血肿、周围软组织肿胀和其他相关损伤，对眼球进行检查可能具有挑战性。由于其他损伤、焦虑或状态改变而导致的患者合作困难也常常与此有关。全面了解损伤情况对眼部创伤的治疗至关重要，而眼部成像模式则为治疗和预后提供了宝贵的信息。

一般来说，传统的超声检查、超声生物显微镜检查、光学相干断层扫描、视网膜血管造影术和眼底自动荧光检查对眼部创伤中大多数眼部损伤的诊断和监测都很有用。X线平片、计算机断层扫描（CT）和磁共振成像（MRI）对某些复杂的眼眶、视神经和眼附件损伤都有帮助。

21.2 各种成像模式

详细讨论不同成像模式背后的技术问题不在本章的讨论范围；不过，了解基本原理有助于理解这些成像模式的应用。

21.2.1 超声检查

超声检查是一种非侵入性、非电离和相对廉价的成像技术。超声波频率在2~50 MHz范围内，通常用于医疗目的。频率越高，分辨率越高，但穿透深度越低。

将超声波用于眼部诊断成像起源于Mundt和Hughes（单向振幅调制——A型扫描，1956年）以及Baum和Greenwood（双向横截面亮度调制——

M. J. Barman (✉)
Vitreo Retina Service, Sri Sankaradeva Nethralaya,
Guwahati, Assam, India

K. Bhattacharjee
Oculoplasty, Aesthetics and Reconstructive Surgery,
Sri Sankaradeva Nethralaya, Guwahati, Assam, India

H. Deka
Medical Retina Service, Sri Sankaradeva Nethralaya,
Guwahati, Assam, India

© The Author(s), under exclusive license to Springer Nature Singapore Pte Ltd. 2023
S. Waikar (ed.), *Ocular Trauma in Armed Conflicts*, https://doi.org/10.1007/978–981–19–4021–7_21

B扫描，1958年）的研究。亮度调制（B型扫描）显示二维实时横截面图像。A型扫描和B型扫描通常相辅相成。传统的眼科超声检查（USG）使用7.5～12 MHz探头。它有助于勾勒出眼球和眼眶软组织异常的轮廓，还有助于检测存在不透明介质的眼内异物。在初级修复前的开球状损伤中，超声检查是相对禁忌的，因为它可能会导致进一步的创伤和伤口污染。如果在这种情况下需要进行超声检查，则应格外谨慎，以避免对眼睛造成进一步的创伤和感染风险。

超声与组织谐波成像

基频是换能器发出的声束的原始频率。谐波是基频的整数倍。通过图像处理技术消除基频的二次谐波（基频的2倍）目前用于组织谐波成像（THI）。组织谐波成像提高了对比分辨率、横向分辨率、深部组织成像和信噪比，减少了伪影。

21.2.2　超声生物显微镜（UBM）检查

由于频率较低，单独使用传统B型超声扫描在对眼前节结构进行成像方面存在局限性。这促使人们转向其他成像方式，如超声生物显微镜（UBM）检查。第一个实用的超声生物显微镜（UBM）系统是由Foster和Pavlin在20世纪90年代初开发的。UBM使用高频（35～50 MHz）超声波生成前段解剖和病理的高分辨率横截面图像，深度约为5 mm。

目前可用的UBM设备的横向和轴向物理分辨率分别约为50 μm和25 μm。扫描仪以8帧/s的扫描速度在5 mm×5 mm的区域内生成256条垂直图像线。实时图像显示在监视器上，并可以记录下来以供分析。

传统眼科超声B型扫描仪（10MHz）与超声生物显微镜（UBM）

特征	传统超声B型扫描仪	UBM
频率（MHz）	10	50
孔径（mm）	10	6
焦距（mm）	30	12
F比率	3	2
轴向分辨率（μm）	150	30
横向分辨率（μm）	450	60
景深	9.6	0.85
水中衰减（dB/mm）	0.02	0.55

21.2.3　Scheimpflug成像

Scheimpflug系统对眼前节进行成像。该系统使用垂直于裂隙光束的摄像头，形成角膜和晶状体的多个光学切面。图像经过数字化处理后，可创建前段的三维虚拟模型。约25 000个数据点用于计算角膜地形厚度、角膜曲率、前房角、容积和深度。

21.2.4　光学相干断层扫描（OCT）

光学相干断层扫描（OCT）是一种基于低相干干涉原理的成像设备，由Adolf Fercher及其同事研发而成。它通常采用能穿透散射介质的近红外线，以接近显微镜的分辨率捕捉组织形态的二维和三维图像。OCT可提供高深度分辨率（10～12 μm）的横截面断层图像，实现视网膜解剖结构的详细成像。

第一代时域OCT技术（TD-OCT，1991年）系统每秒获取约400次扫描，需要机械获取深度扫描，因此成像速度慢，图像质量差。傅里叶域OCT（FD-OCT）是第二代OCT，利用光谱信息生成扫描，无须机械扫描光路长度。基于光谱仪的FD-OCT，即光谱域OCT（SD-OCT，1995年）问世后，可以同时捕捉整个深度信息，图像质量和成像速度都有了显著提高。OCT技术的进一步改进，如增强深度成像（EDI）、Spectralis或扫源技术（SS-OCT），提升了快速扫描和更深层结构的可视化以及更好的可跟踪性和再现性。最近，谱域和扫频OCT均已用于生成OCT血管造影（OCT-A）图像，无须使用染料即可对视网膜和脉络膜的微血管进行成像。

在眼后节创伤的情况下，OCT有助于高精度地监测各种黄斑和脉络膜视网膜形态变化。由于其非接触性和非侵入性的特点，患者不会产生不适感。

眼前节OCT成像（ASOCT，1994年）最早由Izatt等提出，使用的光波长与眼后节OCT相同（830 nm）。后来开发出波长更长（1310 nm）的眼前节OCT成像技术，可更好地穿透巩膜，并对角膜结构进行最佳成像。ASOCT的轴向分辨率可达3 ~ 20 μm。

21.2.5　眼底自发荧光（FAF）

眼底自发荧光（FAF）成像是对眼底荧光团［主要是视网膜色素上皮细胞（RPE）中的脂褐质（LF）和黑色素脂褐质颗粒］的体内成像。由于光感受器功能依赖于正常的RPE功能，RPE的任何问题都可能导致有毒荧光团和其他副产品的积累，最终导致细胞死亡。使用共焦扫描激光蓝眼镜（cSLO）或近红外（NIR）——AF系统评估视网膜细胞完整性和代谢的变化是一种非侵入性的简单方法。

21.2.6　荧光素和吲哚菁绿血管造影术

当分子被特定波长的光激发时会产生荧光，将分子提升到更高的能量状态，然后释放能量，以恢复到原始状态。Mac Lean和Maumenee将这种

技术用于荧光素血管造影术，以评估眼部循环。荧光素血管造影术（FFA）有助于检查视网膜-脉络膜循环。在静脉注射摩尔质量为376 D的荧光素钠染料后，用眼底照相机拍摄视网膜照片。荧光素染料在波长为465 ~ 490 nm（蓝色）的光激发后，在波长为520 ~ 530 nm（绿色）处发出荧光。80%的染料与蛋白质结合。其余20%未与蛋白质结合。荧光素在视网膜和脉络膜的血管中循环，在那里可以被观察到。

吲哚菁绿血管造影（ICGA-Flower和Hochheimer，1973年）正迅速成为传统FFA的有效辅助手段。ICG是一种三碳花青染料，摩尔重量为775 D。ICG血管造影使用光谱的近红外部分，吸收波长为805 nm，发射波长为835 nm。ICG几乎完全与蛋白质结合（98%），通过绒毛膜小窗的扩散有限。ICG在脉络膜循环中的保留使其成为脉络膜循环成像的理想选择。

21.2.7　电生理检查

电生理检查包括评估光感受器系统和近端视觉通路的功能。视网膜电图（ERG）、眼电图（EOG）和视觉诱发电位（VEP）是常用的检查方法。视网膜电图（ERG）测量视网膜产生的电反应。模式视网膜电图（PERG）是视网膜对结构化刺激的反应，如反转棋盘或光栅。它有助于对黄斑功能（P50）进行客观的临床评估，也有助于对视网膜神经节细胞功能（N95）进行直接评估。局限于黄斑的疾病会影响ERG模式。多灶视网膜电图（mfERG）可通过交叉相关同时测量多个视网膜电图反应。它可以绘制中心40° ~ 50° 的视网膜功能图。EOG可测量视网膜色素上皮（RPE）的功能以及RPE与光感受器之间的相互作用。Arden比代表EOG中明暗波谷和波峰之间的比率。Arden比高于1.8为正常，低于1.6为异常，在1.8和1.6之间为可疑。

VEP是一种与视觉刺激事件（如棋盘图案的对比度反转或闪光）时间锁定的皮层反应。振幅通常为4～15μV，潜伏期为90～100 mS。模式VEP用于能检测到模式刺激的患者，有助于研究视神经功能。潜伏期延迟提示视神经功能障碍，而振幅减小通常提示视神经或神经元组织的视觉障碍。闪光VEP有助于排除无视神经反应的患者或致密介质混浊患者的视神经是否存在视觉反应。

强光闪光ERG和VEP可用于评估严重创伤眼的视觉潜能。但是，这些测试可能会受到介质浑浊的影响，在这种情况下可能无法确认视觉潜能的丧失。

21.2.8　射线成像

21.2.8.1　普通X线检查

在当今的临床实践中，X线平片在眼科创伤中的作用有限。在高分辨率CT扫描出现之前，它是诊断眼眶和眼面部骨折，以及放射性异物残留的首选影像学检查。然而，由于CT扫描的可靠性指数低于CT扫描，它已不再是一线选择。

21.2.8.2　计算机断层扫描（CT扫描）

计算机断层扫描（CT或CAT扫描）使用计算机处理的从不同角度拍摄的多个射线投影（X线）组合，生成特定区域的横截面图像（虚拟"切片"）。X线束的相对衰减用Hounsfield单位（HU）表示，HU是为了纪念CT扫描的发明者Godfrey N. Hounsfeld而命名的。水的值为0 HU，空气的值为–1000 HU，而致密骨的值为+1000 HU。虽然最初生成的图像是轴向或横向的，但现代扫描仪可以对以下图像进行数字处理CT是通过一系列围绕单一轴线拍摄的图像生成物体的三维体积。对于特定器官，CT的辐射剂量一般为10～20 mGy，某些特殊扫描的辐射剂量可高达80 mGy。与此不同，普通X线的辐射剂量为0.01～0.15 mGy。

21.2.8.3　磁共振成像（MRI）

磁共振成像（MRI）可生成三维详细解剖图像。MRI扫描仪由Paul Lauterbur和Peter Mansfeld（1971年）开创，利用强磁无线电波生成人体器官的图像。强大的振荡磁场迫使体内质子与磁场对齐。然后，射频（RF）脉冲刺激质子，使其失去平衡，并在磁场的牵引下旋转。当射频场关闭时，磁共振成像传感器会检测到质子与磁场重新对齐时释放的能量。质子与磁场重新排列所需的时间以及释放的能量都会随着环境和组织性质的不同而变化。通过操作射频脉冲和测量所产生的发射能量，可以构建不同的图像。每个组织在受到激励后都会通过独立的T1（磁化方向与静态磁场相同）和T2（横向于静态磁场）弛豫过程恢复到平衡状态。为了生成T1加权图像，在测量磁共振信号之前，要通过改变"重复时间"（RT）让磁化"恢复"；而为了生成T2加权图像，在磁化"衰减"之后，要通过改变"回声时间"（ET）来记录信号。目前已开发出脂肪抑制方案来降低眼眶脂肪的信号强度，结合造影剂（通常含有钆），可改善视神经和血管病变的可视性。造影剂有助于提高质子与磁场重新排列的速度，从而使图像更清晰。

21.3　特定条件下的成像

- 眼前节创伤。
- 眼后节创伤。
- 完整眼球。
- 眼后节异物。
- 眼眶骨折。
- 眼外肌损伤。
- 视神经创伤。
- 颈动脉海绵窦瘘。

21.3.1 眼前节创伤

21.3.1.1 眼前节超声评估

伴有前房积血和角膜混浊的眼外伤可能会模糊眼前节的结构。然而，传统的B型超声扫描不足以扫描眼前节结构。如果任何开放性伤口都已修复或愈合，则可以使用浸泡技术。标准B型超声扫描可以通过使用充满耦合液（如甲基纤维素或平衡盐溶液）的巩膜壳来完成，以避免壳内出现气泡。探头放置在外壳的顶部。在接触式B型超声扫描中，为了使病灶充分居中，患者需要朝病灶的方向看，同时将探头保持在病灶的对面。使用浸入技术时，患者需要朝病变的相反方向观察，以将感兴趣区域居中。B型超声扫描USG使用沿眼球非轴平面的横向扫描，有助于眼前节IOFB的定位。如果无法使用浸泡技术，使用软对峙技术通过眼睑进行检查也会有所帮助。超声检查可揭示前房状态、房角后退、睫状体脱离、晶状体完整性和保留的IOFB。前房积血可表现为前房内多个回声。如果前房异常深且房角过宽，应怀疑房角后退。现在，超声生物显微镜（UBM）更有效地用于眼前节成像。

21.3.1.2 超声生物显微镜（UBM）检查

无论介质是否不透明，UBM检查都有助于精确评估眼前节，并能显示眼内结构的破坏情况，如虹膜透析、房角后退、睫状体透析、小带裂

开、巩膜裂伤、异物和上皮向内生长。巩膜刺是唯一不变的病理学标志，可用于解释前房角状态的UBM图像。UBM检查可以在微开放伤口的软性隐形眼镜上进行。

借助UBM可以将角膜后缩与睫状体透析区分开来。在角膜后缩中，睫状体在其环状纤维和纵状纤维之间撕裂，形成广角外观，而巩膜和睫状体之间的界面不会被破坏。与之不同，在环状透析中，睫状体与巩膜刺分离，形成从前房到脉络膜上腔的连通（图21.1）。

与传统的超声或CT扫描相比，UBM检查能更好地确定眼前节异物的确切位置、大小和性质，以及周围组织的外观。

异物会根据其声学特性产生各种伪影。一般来说，坚硬致密的材料（如金属或玻璃）通过来回反射超声波产生"彗尾"现象。相比之下，含有空气的较软材料（如木材）会吸收大部分超声波，从而产生"阴影伪影"。

UBM检查可用于准确评估与外伤性白内障相关的晶状体囊和小带缺损的存在、位置和完整性；这样外科医师就可以制订术前计划，防止玻璃体脱落或晶状体核脱落等并发症发生（图21.2、图21.3）。

21.3.1.3 眼前节光学相干断层扫描（AS-OCT）

ASOCT有助于评估眼表损伤和眼前节病变、

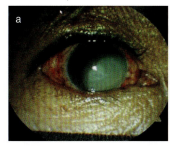

图21.1 1例外伤性晶状体前脱位伴睫状体透析的病例。（a）临床表现为白内障晶状体前脱位。（b）超声生物切片复制件显示晶状体前移位（星号）和睫状体透析裂隙（箭头）

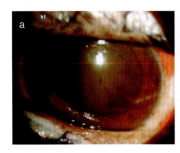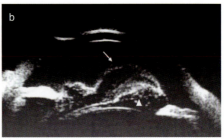

图21.2 1例外伤性带状透析伴玻璃体脱垂的病例。（**a**）临床表现为玻璃体脱出并伴有积血。（**b**）超声生物显像复制件显示玻璃体脱出（↑），通过带血液分层的带状透析区进入前房（▲）

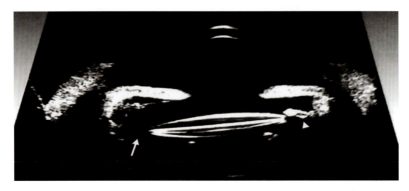

图21.3 人工晶状体下移眼球的UBM图像。注意▲所指的是完整的小带支撑。小带裂孔用↑标记。从虹膜后表面到IOL前表面的垂直距离差异可以明显看出IOL的倾斜

检测常规裂隙灯检查难以发现的细微病变或小FB和监测愈合过程。由于其非接触式方法，它可以在开放性眼球损伤或软球中进行。ASOCT具有精确性和可重复性的优点（图21.4、图21.5）。

ASOCT可对眼组织内最深6 mm的异物进行快速成像，并能准确测量异物的位置、数量和尺寸。异物的性质不同，反射率也不同。金属和石质异物显示出高的前反射率和阴影。木质异物的反射率适中，而玻璃异物的轮廓清晰，没有反射率。ASOCT可以提供有关DM完整性和异物进入部位的重要详细信息（图21.6）。

ASOCT可诊断的其他病症包括虹膜损伤、房角结构、睫状体裂隙和晶状体囊状态。

然而，ASOCT的局限性包括无法穿透色素组织，因此无法通过虹膜后部色素上皮成像。

图21.4 前段光学相干断层扫描显示浅层角膜异物（↑）和相应的背影（▲）

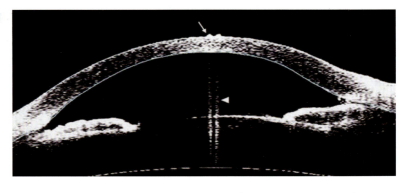

图21.5　爆炸伤病例。眼前节光学相干断层扫描显示多个角膜异物（▲），角膜水肿，上覆绷带隐形眼镜（↑）

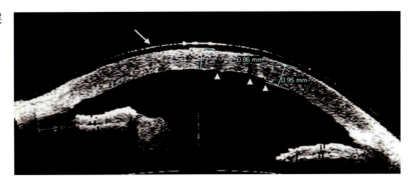

图21.6　异物穿透伤病例。眼前节光学相干断层扫描显示密封的角膜穿孔（▲），异物（↑）造成创伤性虹膜切开

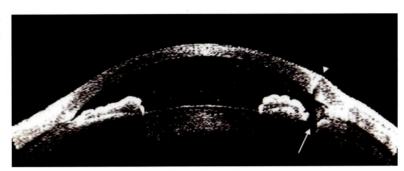

眼前节光学相干断层扫描（ASOCT）与超声生物显微镜的比较

	ASOCT	UBM
原理	光学	超声波
分辨率	15 μm	50 μm
扫描尺寸	16 mm×6 mm	5 mm×5 mm
扫描深度	6 mm	5 mm
与眼睛接触	无	需要浸入式水浴
虹膜后方成像	无	是
实时成像	是	是
定量测量	是	是

21.3.1.4　Scheimpflug成像

Scheimpflug成像可计算角膜前后表面的厚度和地形图。它有助于量化角膜和晶状体的混浊程度。它还提供了一种记录和量化PC撕裂的客观方法；量化相关外伤性白内障的密度，并监测其随着时间的推移而发生的变化。然而，Scheimpflug系统会受到屈光介质清晰度和瞳孔大小的影响。

21.3.2　眼后节创伤

21.3.2.1　眼后节超声检查

据报道，玻璃体视网膜异常与外伤性白内障相关的病例高达20%～30%。在存在眼前节混浊的情况下可成像的眼后节结构包括玻璃体、视网膜、脉络膜和视乳头。

玻璃体积血

玻璃体积血是外伤患者最常见的检查结果之一。玻璃体积血的回声模式取决于出血的持续时间和严重程度。新鲜和轻微的出血在B型扫描中表现为小点或线状的低反射移动玻璃体不透明区域，在A型扫描中则表现为低幅度尖峰链。在较严重和较陈旧的积血中，血液会组织起来并形成膜，从而在B型扫描中显示出更多的混合生态模式，在A型扫描中显示出更高的反射率。陈旧性玻璃体积血也可能向下分层（图21.7、图21.8）。

急性玻璃体积血

· 分散的、不明确的轻微回声不透明集合体

· 通常需要大幅提高增益才能实现可视化

· 在动态回声成像中显示流动性

急性/慢性玻璃体积血

· 组织呈回声更强的膜结构

· 严重时，玻璃体可能被遮盖，形成汇合的回声性血肿

· 保持活动能力，但随着出血年龄的增长而下降

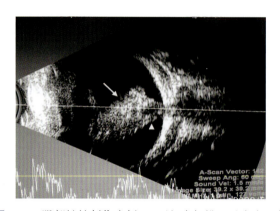

图21.7 眼部钝性创伤病例。B型超声扫描显示中度反射点状回声（↑），以及附着在视盘上的低反射膜（▲），提示玻璃体积血和不完全玻璃体后脱离。视网膜脉络膜厚度增加

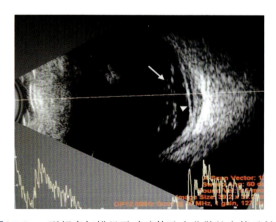

图21.8 B型超声扫描显示玻璃体腔内分散的中等反射点状回声（↑），提示玻璃体积血。注意移动受限的高反射膜回声（▲）和底层中度反射点状回声，提示局部视网膜脱离伴视网膜下出血

· 严重时，玻璃体积血，汇合形成回声性血肿

· 保持活动度，但随着出血年龄的增长而减弱

玻璃体后脱离（PVD）

玻璃体后脱离（PVD）通常是光滑的，但当血液沿其表面分层（赭石膜），则可能会变厚。反射率从低（正常眼睛）到高（密集出血）不等。它可能附着于或与ONH分离（完全性PVD）。动态B型超声扫描显示波动的后运动，通常可将PVD与移动性较弱的视网膜脱离区分开来。在A型扫描中，可看到水平和垂直的运动后尖峰。

玻璃体牵引带和轨道

超声显示的玻璃体牵引带延伸至外部伤口区域可能是伤口内玻璃体嵌顿的迹象。这些牵引带有时有助于确定隐性巩膜破裂的部位。可能会出现与该部位相对的视网膜断裂和视网膜脱离的痕迹（图21.9）。沿着异物或穿孔的路径可以看到出血轨迹。这些信息有助于制订进一步的治疗方案。

玻璃体基底撕脱

在钝性创伤中，会出现前后压迫和快速赤道部扩张。由于视网膜和视网膜旁的弹性不同，这可能会使玻璃体基底脱离视网膜和视网膜旁。玻璃体基底撕脱是眼部钝性外伤的一种表现（"桶柄"征）。玻璃体基底撕脱可能与视网膜撕裂、视网膜透析或玻璃体积血有关。由于玻璃体基底撕脱位于外周，通常很难通过常规成像捕捉到。彻底的周边视网膜检查有助于诊断是否存在透明介质，超宽视野成像技术（如Optos）可记录这种介质。对介质不透明的疑似病例进行仔细的B超扫描可能会有帮助。

视网膜和脉络膜

外伤性视网膜脱离（RD）占所有视网膜脱离的10%～40%，据报道，高达30%的开放性眼球损伤和6%～36%的后部节段眼内异物会发生外伤性视网膜脱离。外伤性RD通常是流变性或牵引性

图21.9 （a）开放性玻璃体损伤病例（修复后状态），巩膜裂伤位于角膜缘下方（箭头）。（b）B型超声扫描显示玻璃体束向伤口前方延伸（↑）。后方发现局部视网膜牵引（▲）

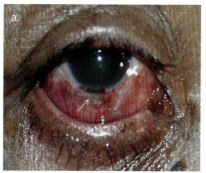
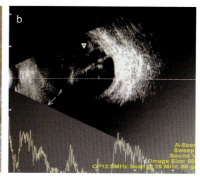

的。流变性RD通常表现为玻璃体内的高反光、连续、光滑、有些折叠的膜，并附着在椎间盘上，在实时超声波图像上显示出移动性。视网膜脱离可能是全部脱离，也可能是部分脱离，还可能是局灶性脱离，这取决于视网膜脱离的范围。在视网膜完全脱离或广泛脱离的病例中，脱离的视网膜呈"V"形，后方插入视乳头，前方插入锯齿状视网膜。在A型扫描中，当声束垂直于脱落的视网膜时，会产生一个100%高的尖峰。在部分脱离的情况下，可以看到线状回声膜，通常延伸至视神经头，但不会横跨视神经头。视神经头的固定点是区分视网膜脱离和玻璃体膜的有用特征（图21.10）。

牵引性视网膜脱离表现为玻璃体或膜带与视网膜前表面相连，呈帐篷状或桌面状结构。牵引性视网膜脱离的活动性有限。牵引可能发生在玻璃体基底部，或靠近损伤部位，或更常见于对侧象限。

慢性脱离通常表现为僵硬的"三角征"。狭窄或闭合的漏斗状构型，移动后受限，伴或不伴多膜回声和囊性改变，都是慢性病变的迹象（图21.11）。

钝性外伤也可能导致周边视网膜撕裂和视网膜透析。B型扫描可检测到周边视网膜从锯齿状视网膜脱出。巨大视网膜撕裂可能会出现经典的"双线回波"征象，即两条高振幅线性回波，一条从视盘延伸，另一条几乎与视盘平行，与倒置的后瓣相对应（图21.12）。来自PVD和倒置后瓣

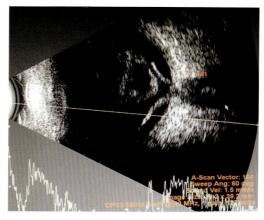

图21.10 视网膜脱离伴玻璃体积血病例。注意附着在视乳头上的"V"形高反射膜回声，玻璃体腔内有多个中低反射点状回声

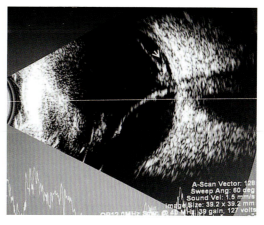

图21.11 B型超声扫描显示中度反射性膜状回声（移动后受限）并附着在视盘上，提示慢性视网膜脱离。视网膜下神经胶质带靠近视网膜上皮，提示慢性视网膜脱离（箭头）

的回声有助于将其与巨大视网膜透析区分开来。

有时，RD可能伴有视网膜下出血，在B型超声和A型超声扫描中会在视网膜下间隙产生回声。

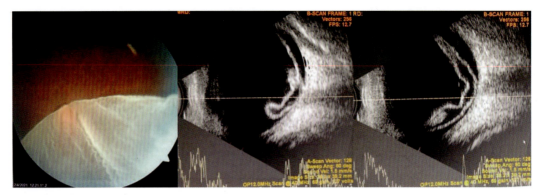

图21.12 巨型视网膜撕裂病例。注意B型扫描USG中的"双线回波"征象，有两个高振幅的线性回波，一个从视乳头延伸，另一个从视网膜内延伸。另一个（倒置的后皮瓣）几乎与之平行，与眼球轮廓不连续

视网膜脱离（RD）与后玻璃体脱离（PVD）

	视网膜脱离	后玻璃体脱离
·视乳头附件	附着于视乳头	在不完全PVD中，PVD可能附着在视乳头边缘。在完全性PVD中，它不附着于视乳头
·形状	三角形、厚折叠膜、可能光滑	常为细小、光滑/折叠膜。可能较厚，尤其是在玻璃体积血或视乳头纤维血管增生的情况
·回声特征	通常幅度<100%。持续低增益（40~50 dB）	振幅通常<100%。在低增益（40~50 dB）时消失
·移动后	有限制	良好
·相关特征	可能伴有玻璃体或视网膜下回声，包括出血、囊性改变、视网膜下或周边膜振幅为100%或脉络膜脱离	可能伴有凝胶体内回声，包括出血和多点视网膜附着视乳头以外的视网膜多点附着。周边或前部的膜通常有<100%尖峰

脉络膜脱离（CD）

CD比视网膜脱离少见。在B型超声扫描中，CD通常表现为周边光滑、厚实、圆顶状的膜状回声，几乎没有后移，后移受到葡萄膜巩膜附着物的限制（图21.13）。它们不会延伸到视乳头。在组织灵敏度为100%的A型超声扫描中，会产生粗

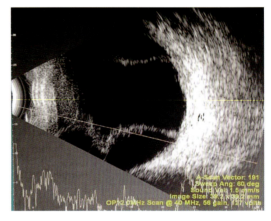

图21.13 B超扫描显示角膜脱离，其特征是成对的凸状回声带从睫状体向后延伸。由于涡状静脉的插入，向后延伸的部分没有到达视乳头，巩膜和脉络膜紧紧附着在涡状静脉上

大、陡峭上升的高尖峰，在低灵敏度时，会呈现"M"形（双峰）。可观察到轻微的垂直后移动。当脉络膜360°剥离时，横向B型超声扫描会显示多个眼泡，形成扇形外观（"亲吻眼泡"）。

外伤性脉络膜脱离通常是出血性的，而不是浆液性的。出血性CD可能表现为脉络膜和巩膜之间的低或中层回声。对于大量脉络膜上出血的病例，超声随访对于评估血块大小和血块溶解情况非常重要。随着血液的液化，血块的密度会从不规则的高间反射率变为规则的低反射率。这有助于确定手术截留的时机和引流区域。

21.3.2.2　眼后节创伤中的OCT

在眼部创伤中，眼后节OCT有助于诊断和评估柏林水肿（视网膜水肿）、外伤性黄斑孔、视网膜前或黄斑下出血、脉络膜破裂或脱离、视网膜色素上皮撕裂、视网膜下新生血管或外伤性视网膜裂孔。这是一种简便、快速、可靠的成像工具。根据钝性外伤的严重程度，SD-OCT可以显示外伤性黄斑水肿中视网膜内间隙的不同光学密度。外层视网膜可能会出现短暂的高反射。轻度病变表现为外层视网膜短暂的高反射，低反射光学间隙消失，通常与良好的视力预后有关。较严重的创伤伴随着IS/OS交界处的实际破坏，以及上层视网膜的高反射、色素紊乱和视网膜萎缩，导致视力不佳（图21.14、图21.15）。

基于OCT的外伤性黄斑孔研究表明，与特发性黄斑孔相比，外伤性黄斑孔更偏心，呈水平椭圆形。这种偏心与此类黄斑孔形成的切向牵引理论是一致的。由于眼球的水平直径长于垂直直径，水平经线上的黄斑处更可能受到更强的剪切力，从而导致水平孔直径更大。眼裂的平均大小存在显著差异。在这些病例中，我们注意到有两种类型的MH：一种是静止型MH，另一种是特发性MH。基底直径和基底面积分别为1338.45 μm和176.85 μm^2，而边缘处为958.57 μm和77.92 μm^2，视网膜厚度为248.4 μm，远低于边缘的408.8 μm。然而，与特发性黄斑裂孔相比，外伤性黄斑裂孔的视敏度（VA）与裂孔大小之间没有相关关系。外伤性黄斑裂孔可能没有PVD或网膜。它们可能会自发闭合（图21.16）。

间接脉络膜破裂（ICR）的特征是脉络膜、布鲁氏膜和视网膜色素上皮（RPE）的不连续性。它是由钝性创伤中的振荡力通过球壁传播而引起的。5%～10%的此类损伤患者可能会出现脉络膜

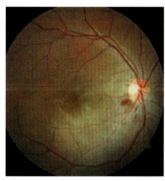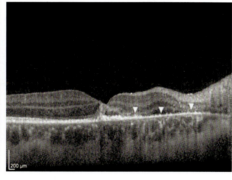

图21.14　一例钝性外伤导致的视网膜损伤。彩色眼底照片显示视乳头颞下部视网膜变白，并伴有少量火焰状出血点。光学相干断层扫描显示，内节段/外节段交界处（箭头）的相应区域不连续

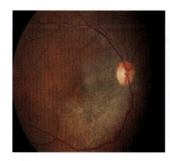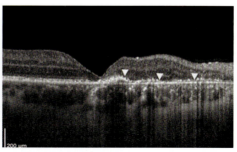

图21.15　视网膜缺损的后续病例。彩色眼底照片显示视网膜变白和出血已经消除。光学相干断层扫描显示内节段/外节段（IS/OS）交界处（箭头）的不连续性，位于视网膜交会处的相应区域

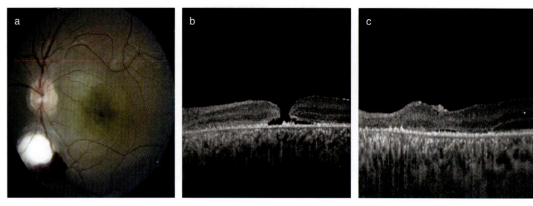

图21.16 （a）彩色眼底照片和（b）光学相干断层扫描（OCT）显示一名年轻成人的外伤性黄斑裂孔、Ⅴ级视网膜脉络膜缺损并伴有邻近出血。（c）OCT显示2周后孔自行闭合

破裂。SD-OCT上的脉络膜破裂有两种模式。第一种模式（1型ICR）的特征是视网膜色素上皮-绒毛膜（RPE-CC）复合体向前突出，伴有RPE层的微小不连续或隆起的RPE-CC复合体壁破裂。穹顶下的反射率是可变的。第二种类型（2型ICR）范围更广，包括RPE-CC复合体中断的后凹区域。这与光感受器内节/外节和外部界限膜反射性的损失有关。

21.3.2.3 眼后节创伤的血管造影术

创伤的血管造影结果可能因损伤的严重程度和模式而异。在轻度钝性外伤的病例中，视网膜血屏障可能没有被破坏，荧光正常；而在严重外伤的病例中，可观察到荧光素渗漏，表明RPE外层视网膜血屏障受到破坏。外伤后有荧光素渗漏

的视网膜混浊区域可能会出现椒盐样外观，这与视网膜功能的局灶性丧失相关。在严重创伤的晚期病例中，RPE萎缩表现为视窗缺损。荧光素血管造影在交感神经性眼炎病例中具有高度提示性，在交感神经性眼炎中，荧光素血管造影呈现出星状、针尖状渗漏的特征（图21.17、图21.18）。

另一方面，吲哚菁绿（ICG）血管造影有助于评估对视网膜外层至关重要的脉络膜循环是否受到干扰。钝性外伤时脉络膜血管的局部延迟充盈表明脉络膜受到损伤。脉络膜内可能出现ICG渗漏，表明静脉受损。在渗漏部位还可观察到脉络膜小血管扩张、绒毛膜狭窄和直径不规则，这往往与荧光素渗漏同时发生。

Purtscher视网膜病变被描述为继发于间接创伤（如压迫性创伤）的脉络膜视网膜病变。它表

图21.17 （a）右眼彩色眼底照片显示开放性眼球损伤手术后视网膜脱离未缓解。（b）左眼眼底照片显示视乳头充血和神经感觉视网膜多处渗出性脱离，提示交感神经性眼炎

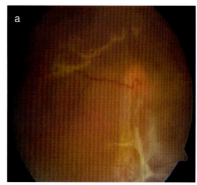
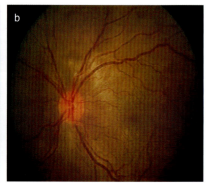

图21.18 左眼荧光素血管造影。（**a**）静脉早期阶段显示多处针尖状渗漏和视神经头渗漏。（**b~d**）晚期阶段显示染料在视网膜下间隙汇集，提示交感神经性眼炎

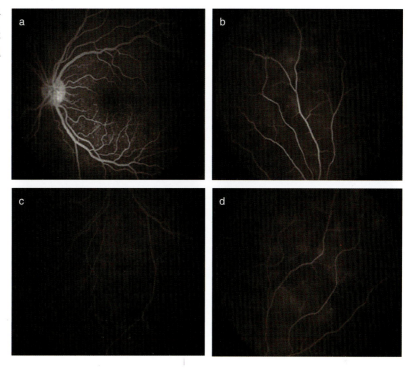

现为一系列视网膜病变，包括棉絮斑、视网膜淤血、视乳头水肿和Purtscher斑。FA显示视网膜变白或充血导致脉络膜荧光受阻、视网膜动脉闭塞、毛细血管无灌注，以及缺血和视乳头水肿区域视网膜血管的晚期渗漏。急性变化（2 h内）表现为受影响区域的脉络膜荧光被掩盖，随后出现小动脉渗漏，这种情况可能会持续到诊断后5个月。视神经头也会出现渗漏。在ICGA上也发现了弱荧光区域，这意味着脉络膜血管也受到了影响。

FFA以及OCT和OCT血管造影（OCT-A）是脉络膜破裂随访病例的有效辅助手段，可能导致继发性CNVM（图21.19、图21.20）。

21.3.2.4 眼底自发荧光

大多数闭合性眼球损伤患者会出现视网膜振动，这可能会导致创伤后色素上皮病（TPE），表现为由于RPE萎缩和色素凝集而导致的斑块状色素上皮病（TPE）。在这些病例中，FAF成像显示低自荧光与点状高自荧光病变交替出现。如果黄斑

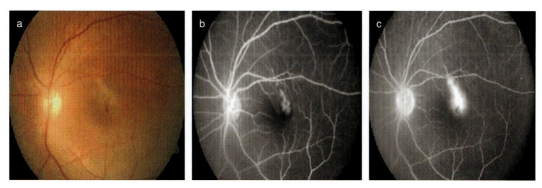

图21.19 （**a**）彩色眼底照片显示脉络膜破裂累及中央凹。（**b**、**c**）荧光素血管造影显示脉络膜破裂区域有染料渗漏，提示潜在的新生血管形成

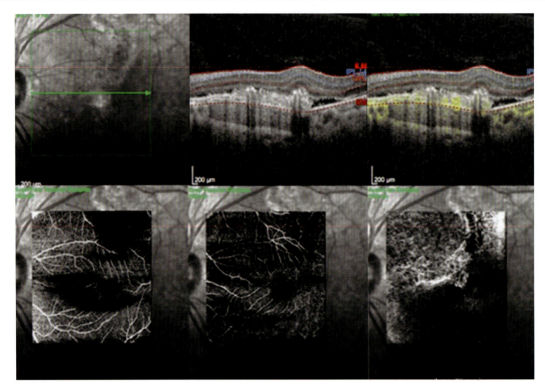

图21.20 脉络膜新生血管膜的光学相干断层血管造影（OCT-A）图像。图中显示了浅层和深层视网膜复合体，以及血管复合体。注意无血管复合体中的CNVM显示环路和吻合口。在SD-OCT切片中可以看到视网膜下积液

区受累，TPE可能导致视觉预后不良。

FAF图像还有助于将模糊的脉络膜破裂划分为低自发荧光线。愈合的脉络膜破裂表现为低自发荧光区，周围环绕着与RPE增生相对应的高自发光环，随着破裂的愈合而发生。

近期视网膜下或视网膜内出血在FAF图像上表现为高自发荧光病变，有助于确定出血的延伸范围。随着血细胞的降解，FAF图像会变得高自发荧光。从长远来看，退化的血细胞对光电感受器有害，可能与视觉预后不良有关。

在Purtcher视网膜病变中，FAF在与Purtcher斑相对应的区域显示低自发荧光，在急性期受缺血影响的区域显示高自发荧光，而在视网膜病变缓解后，先前受Purtcher斑影响的区域显示颗粒状的高自发荧光和低自发荧光。

眼底自发荧光（FAF）也显示黄斑裂孔的特征。由于叶黄素和玉米黄质色素的存在，在中央凹处可看到相对较低的自发荧光。然而，在患有MH的眼睛中，缺乏这些色素会导致高自发荧光。随着解剖闭合成功，这种现象就会消失。丛状外层的囊肿可能会出现星状高自发光，并伴有条纹，表明手术闭合后视觉预后较好。

21.3.3 眼内异物评估

伴有眼内异物残留的眼球穿孔伤最常见于职业活动，因此多发于30～40岁的男性。10%～28%的爆炸伤可能伴有眼部损伤。带有眼内或眶内异物的开放性眼球损伤是此类病例最常见的表现方式。在所有眼部损伤中，眶内异物占10%～17%，且开放性眼球损伤占比多达41%。及时发现和处理滞留异物非常重要，因为如果处理不当，可能会导致感染、视网膜中毒、视网膜脱离和永久性失明。

21.3.3.1 超声

虽然CT扫描在异物的检测和定位方面被认为更为灵敏，但B型超声扫描因其随时可用、成本低廉和非电离特性等优势，往往是CT扫描的补充。与CT扫描相比，B型超声在异物相对于眼表层的精确定位，以及显示眼内异物对周围组织的损伤程度方面更具优势。超声的动态特性优于其他放射检查技术。

金属异物会产生陡峭上升的尖峰，反射率很高（100%），即使灵敏度降低20～30 dB，这种尖峰在低增益设置下仍然存在。此外，异物后方的眼球和眼眶结构通常会出现明显的阴影。直径<0.5 mm的FB或非常细长的FB（如金属丝）虽然会产生高反射回波，但可能不会产生明显的阴影。如果是细长的FB，使用斜声束A型超声扫描检查可能有助于确认异物。这项技术还有助于检测位于眼球前方、邻近或眼球内的异物。地形图和动力学回声检查可以显示异物的确切位置以及异物与其他眼内结构的其他细节。B型超声扫描还有助于检查玻璃体积血、视网膜脱离和脉络膜脱离等相关眼内病变，确定入口或出口伤口的位置，以及晶状体的状态（图21.21～图21.23）。

超声可用于区分磁共振成像（MRI）。通过显示眼内异物在磁场中的运动，从非磁性眼内异物中分离出网状眼内异物。标准化超声检查Ossoinig的"磁网"技术可用于监测异物对标准A扫描脉冲磁网的磁网反应。Bronson N.R描述了在超声引导下提取非磁性异物的技术。然而，这些技术在目前的实践中很少使用。

球形的FB（如枪弹）会产生以"红斑"（reduplica）为特征的回声信号。当超声波穿过球形金属体时，一部分超声波会在物体内部产生混响。每次发生混响时，都会有部分声能传回换能器，产生一系列振幅递减的回声（再放大信号）。在A型超声扫描中会产生一长串振幅递减的

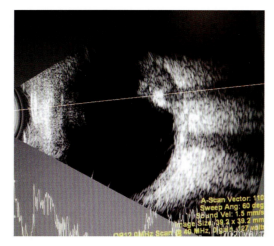

图21.21 B型超声扫描显示视网膜表面有高反射回声（↑），并伴有背影（▲），提示眼内异物。周围的中低反射点状回声提示玻璃体积血

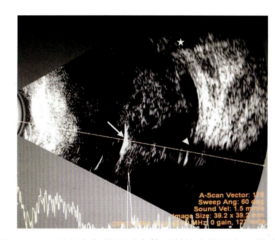

图21.22 B型超声扫描显示中等反射性点状回声，提示玻璃体积血。在一例爆炸伤病例中，玻璃体腔内的高反射回波（↑）伴有背影（▲），提示眼内异物、眼球表面完整性丧失和玻璃体嵌顿（星形）

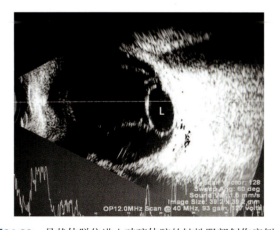

图21.23 晶状体脱位进入玻璃体腔的钝性眼部创伤病例。B型超声扫描显示脱位的透明晶状体（L）。注意双凸结构，边缘清晰，无内部回声

尖峰信号，而在B超扫描中，紧随异物信号之后会出现多个亮度递减的短促回声。

玻璃FB通常表面光滑。通常，玻璃进入眼睛时呈现片状。在这种情况下，当超声波以斜角撞击FB的光滑表面时，大部分声音会被探头反射掉。因此，相对较大的一块FB可能会被漏掉或被误认为是小块FB。因此，当怀疑是玻璃FB时，应进行垂直于FB长平面扫描的彻底筛查。

木材或其他类型的植物材料可能会产生不同的回声成像结果。最初，它们可能具有高反射率，但随着时间的推移，反射率会因稠度的变化而降低，甚至在一段时间内难以检测到。

由于周围组织的高反射性，眶顶可能难以检测到。在这种情况下，针对周围组织降低和调整增益可能有助于确诊。

眼球穿透伤可能导致小气泡进入玻璃体腔。这些气泡具有高反射性，其回声图可能会与真正的异物相混淆。气泡呈球形且光滑，从不同的探头方向评估时会产生外观相似的回声。在玻璃体腔中，气泡往往与头部倾斜的方向相反。如果诊断仍不确定，1～2天后的随访检查可能会有所帮助，因为小气泡通常会随着时间的推移而消失。

21.3.3.2　无线电成像异物

CT扫描是识别眼内异物最可靠的方法。CT扫描可以确定眼内异物的位置及其与周围眼球结构的关系。为了准确定位，需要进行冠状和轴向扫描。0.5 mm以下的金属异物可以通过CT扫描检测到，而<1.5 mm的石块、塑料或木质异物通常很难被观察到（图21.24）。

与B型超声扫描或磁共振成像相比，CT扫描在检测体内玻璃碎片方面也更为灵敏。玻璃的衰减系数为1400～2800 HU。研究表明，96%的病例可以通过CT检测到直径为1.5 mm的眼内玻璃异物，而48%的病例可以检测到0.5 mm大小的玻璃碎片。影响检出率的不仅有玻璃碎片的大小，还有玻璃碎片的类型和位置。与金属异物和玻璃异物不同，小的木质异物或有机异物在CT扫描中经常被漏检，因为这些异物呈低衰减状态，可能会与空气混淆。木材在CT上的衰减范围很广，从空气密

图21.24　眼眶右后外侧放射性异物的CT扫描，金属伪影（子弹）导致光束变硬。通过手术从眼眶下外侧穹隆取出异物（图片提供：J K Das医师）

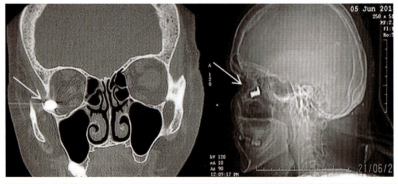

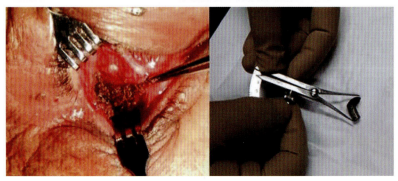

度（−1000 HU）到软组织/液体密度（+23 HU）不等，这取决于木材的类型和其中液体的含量。在这种情况下，如果低衰减切面显示出特定的几何边缘，则应怀疑是FB。

对于木质或有机异物，磁共振成像可能会有所帮助。在磁共振成像中，干燥木材由于空气含量高，在T1和T2加权检查中通常呈低密度或等密度。另一方面，绿木（新近采伐的木材）在T1加权检查中通常呈低或等密度，具体取决于水化程度。有时，异物周围的炎症和水肿可提供异物存在的线索。在脂肪加压的情况下进行T2加权或对比度增强MRI，可以通过增强异物周围的炎症反应来显示眶内异物。

在异物伴有血肿的病例中，磁共振成像可以更好地划分血肿（图21.25）。<7天的出血在T1和T2加权序列上通常与脑白质呈等密度。在出血的组织过程中，T1和T2加权序列上的图像都会变亮。最终，当血肿完全吸收并产生血红蛋白时，血肿与脑白质相比会变得低密度。在T1和T2加权扫描中均显示为脑白质。

21.3.3.3 电生理检测

ERG在铁或铜异物损伤病例的随访和预后评估中发挥着特殊作用，以排除金属沉积。

眼球铁质沉着是由含铁的眼内异物潴留和氧

化引起的，而眼球铜质沉着是指含铜量在70%~85%之间的眼内异物引起的慢性眼部炎症。这些疾病可能在数周内发病，但病程因异物中的金属含量和位置而异。

铁视网膜毒性会导致视网膜各层功能失调，视网膜内层受到的损伤比视网膜外层更严重。视杆细胞主导的反应主要受到影响。全视野ERG是检测巩膜病变最常用的方法。铁质沉积早期（1~2周）的ERG变化包括a波增加和b波振幅正常或较高，随后b波和a波振幅减小，导致b波/a波比随着疾病的进展而下降（1~2年期间）。最终，ERG消失（图21.26、图21.27）。连续ERG有助于追踪残留有小异物的眼睛或未确诊的情况。

b波振幅的早期变化是探查和移除异物的指征。当全视场ERG正常时，mfERG的潜伏期增加可作为蛛网膜病变导致视网膜损伤的早期预测指标。

眼内有金属异物时，眼电图不会发生变化，这可能是因为视杆细胞外节和视网膜色素上皮细胞没有受到损伤。眼电图异常表明金属化严重，视觉预后不良。

眼内较小的铜异物可以长期耐受，而不会对视网膜产生明显的毒性。因此，慢性霰粒肿的ERG变化不如巩膜病变严重：很少有霰粒肿患者的b波振幅下降超过50%的。此外，在ERG振幅下降到一定程度上，它们通常会保持稳定，多年都不会进一步恶化。

21.3.4 完整眼球

21.3.4.1 超声

钝性外伤可导致后巩膜破裂，有时临床上很难发现。虽然明显的眼球破裂是眼部超声检查的禁忌证，但眼部创伤后超声检查可能会偶然发现不太明显的病例。AC深度降低甚至塌陷。AC可能含有与前房出血一致的分层、均质回声碎片。眼

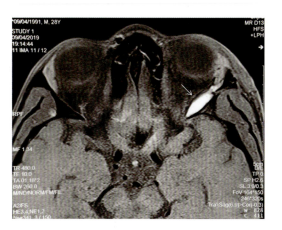

图21.25 轴向磁共振成像（T1）显示沿左侧眼眶壁出现界限清晰的双凸高密度病变，表明骨膜下间隙存在血肿

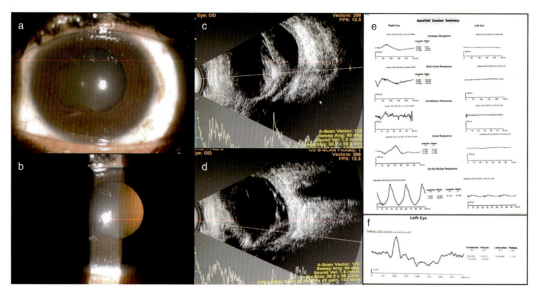

图21.26 眼内金属异物残留病例（左眼）显示蚕食性变化。（**a、b**）显示角膜伤口愈合，前段发炎，虹膜和晶状体上有铁锈色素沉着。（**c、d**）B型超声显示眼内异物伴玻璃体积血，TRD、浅脉络膜。（**e**）ERG显示右眼波形正常，左眼反应消失，提示左眼巩膜病变。（**f**）同一只眼睛的VEP显示振幅和潜伏期正常，表明视神经功能完好

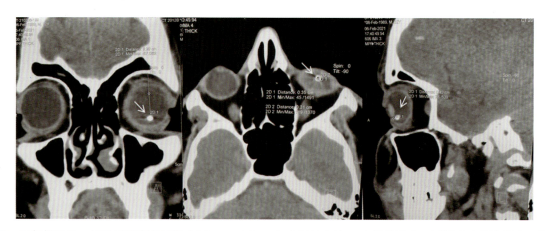

图21.27 CT扫描显示一只蚕豆眼内有异物（3.5 mm×3.1 mm）（图21.26）。左眼球略小，可能有玻璃体积血，包含视神经的视网膜间隙正常

球体积缩小，球形轮廓消失，反射率降低。与玻璃体血肿相关的后巩膜屈曲可能是眼球破裂的征兆。穿孔性损伤通常会导致玻璃体积血。如果是由尖锐物体或FB引起的，通常会产生一条可能通向出口伤口的出血轨迹。应仔细寻找出血轨迹，以确认巩膜是否完整或是否有撞击的眼内异物。可能会有牵引带或褶皱向怀疑破裂的方向延伸。RD或CD伴有不规则的眼膜增厚、眼内或眼周空气伴有散在回声和阴影是眼球破裂的其他间接征象

（图21.28）。

21.3.4.2 放射成像

据报道，CT检测开放性球体损伤的灵敏度为71%～75%，特异性约为93%。然而，根据观察者的不同，CT检测临床隐匿性开放性眼球损伤的灵敏度为56%～68%。提示眼球破裂的CT结果包括明显的巩膜不连续性、前房深度（ACD）改变、眼球轮廓和眼球体积改变（"爆胎"征象），以及

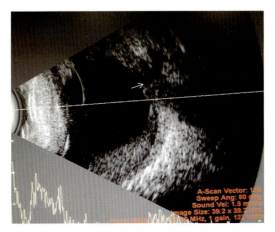

图21.28　B型超声扫描显示眼表层不连续，提示眼球破裂（箭头）。此外，眼内有点状回声，提示玻璃体积血

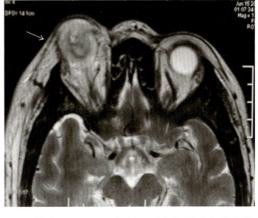

图21.29　轴向MRI（T2）扫描显示右侧眼球变形并伴有血肿，提示眼球破裂

眼内存在空气和出血或异物。

全层角膜裂伤后，由于房水被挤出，ACD可能会减少。或者，在后巩膜破裂的情况下，玻璃体被脱出，导致晶状体后退，从而导致ACD增加。深前房是在CT图像上诊断球体破裂的有用线索。研究发现，两只眼睛的ACD相差0.4 mm或更大，对识别眼球破裂的敏感度为73%，特异度为100%。

某些非外伤性原因（如视乳头缺损或后葡萄肿）导致的球状体轮廓改变偶尔也会类似于开放性眼球损伤。外伤后眼眶血肿也可能导致眼球变形。

MRI在提供有关眼球轮廓的信息方面优于CT扫描（图21.29）。然而，由于存在加重损伤的风险，因此在MRI之前必须排除铁磁异物的存在。

21.3.5　视神经损伤

21.3.5.1　视神经撕脱

眼球突然极度旋转导致视神经极度拉扯，可能会发生视神经撕脱。这是一种罕见的眼部损伤，通常是由于眼球受到撞击、眼眶受到钝器损伤或严重的面部外伤所致。大多数病例的诊断是临床诊断，典型表现为视乳头凹陷，被血肿和充

血的视网膜血管包围。然而，临床诊断可能会因同时存在玻璃体积血而被掩盖。

B型超声扫描虽然不能证实所有病例，但在诊断中可以发挥重要作用。B型超声扫描显示视神经插入部位上方有玻璃体积血。视神经未到达视乳头，在视神经头后方可看到低密度区，表明视神经缩回到颅底后方的鞘内。B型超声扫描可能会显示"视网膜阶梯征"，代表从水肿的视网膜过渡到裸露的脉络膜。

CT扫描可能会显示视神经与球体连接处断裂。MRI可能会显示后眼球低信号，与视神经撕脱（ONA）一致。然而，视神经硬膜鞘通常仍附着在眼球上，使诊断难度增大。

21.3.5.2　创伤性视神经病变（TON）

创伤性视神经病变（TON）可根据损伤方式（直接或间接）或损伤部位（视神经头、眶内、椎管内或颅内）进行分类。直接TON可能是由射弹穿透眼眶或视神经撕脱造成的。这种情况会对视神经造成严重的损伤。间接TON由钝性外伤时颅骨受到的外力造成。视神经的颅内段更容易受到这种形式的损伤。间接性TON更为常见，在所有闭合性头部创伤病例中占0.5%~5%，在中面部骨折病例中占2.5%。

TON中的VEP

闪光视觉诱发电位（FVEP）不仅有助于诊断创伤性视神经病变，还能高度预测TON的视觉功能程度。研究发现，与其他原因导致的视神经病变相比，创伤性视神经病变患者的闪光视电位振幅明显较低。单侧TON中FVEP幅度至少为正常眼的50%，这似乎对预测良好的长期视力前景至关重要。自动视野测试［如Humphrey（HVF）］可用于描述TON患者随时间变化的视野缺损/暗点的特征。

TON中的放射成像

当怀疑有外伤性视神经病变时，应特别注意视神经的眶内段和椎管内段。移位的骨片或椎管内骨折引起的相关椎管内肿块可能会导致视神经损伤。眼眶CT扫描可评估视神经的完整性、是否存在视神经鞘血肿、视神经管内气肿和视神经管损伤。通过视神经管的冠状和轴向薄片（0.6～1 mm）进行眼眶CT扫描，对于观察视神经和视神经管是否有血肿或骨碎片撞击视神经的证据至关重要。CT还可能显示神经周围的眶脂肪束，其与球体的连接处附近有线状低密度。

TON的MRI显示受累视神经内的高强度T2信号和弥散受限。然而，这些发现并无特异性，应与临床相关（图21.30）。

还有一些其他与视神经损伤相关的特殊情况，可以通过CT或MRI扫描的神经成像来识别。

视神经横断可能是眼眶骨折和中面部外伤的罕见并发症。CT扫描可检测到横断视神经的骨碎片，而MRI可帮助确定视神经缺损的位置。

视神经鞘出血可能导致潜在的可逆性视力下降，临床上可能难以识别。CT或MRI检查发现神经鞘膨大、毛糙不规则和邻近脂肪堆积有助于诊断视神经鞘血肿。

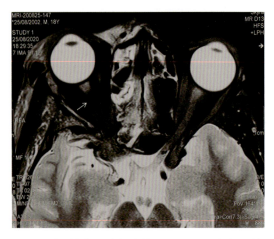

图21.30 眼眶轴位磁共振成像（T2）显示右侧视神经不连续，视神经管区域高密度，提示视神经水肿

21.3.6 眼眶成像

21.3.6.1 眼眶出血

眼眶出血可能是弥散性的，也可能是眼眶局部出血。通常伴有突眼和眼球震颤。在对比增强CT上，根据其在眼眶中的位置，可能会出现不均匀的密度。与增强的眼外肌相比，血肿呈现出不同的密度。在MRI上，血肿代表不同的信号强度，具体取决于其持续时间。在T1加权图像上，超急性血肿可能呈低信号，在亚急性（3～7天）阶段呈高信号。相反，在T2加权图像上，血肿通常在超急性期呈现高信号，在亚急性期呈现低信号。

21.3.6.2 眼眶骨折

CT是识别面部和眼眶骨折的主要方法。CT扫描通常有助于显示骨折部位被夹住的眼外肌。CT通常显示的是线性底面骨折，骨折断端移位极少，几乎没有软组织移位到上颌骨窦内。但是，相关的软组织肿胀、肌肉血肿或脂肪滞留会给射线成像解释带来困难。这就强调了临床相关性的重要性。最后，CT还可用于估算骨折面积，作为手术修复的标准。

眶底骨折常见于眶底相对较薄的后部。眶底爆裂性骨折是指眶底骨折不涉及眶缘。CT结果显示，眶底向下弯曲，骨质不连续，碎片脱落进入上颌窦。眶脂肪脱垂、下颊肌卡压、上颌窦不透明（伴有或不伴有液面）可能是相关发现。儿童的陷窝骨折在CT扫描中不易察觉。在这种情况下，"泪滴征"、"缺失直肌征"、活动受限、强迫吸气试验和眼心反射可作为诊断骨折的线索。

在内侧壁骨折中，除骨不连续性外，还可能出现"眶气肿"。

头部受伤并伴有视力受损时，应怀疑视神经管骨折。筛窦内的软组织密度CT扫描中发现的血迹可作为检测视管骨折的有用线索。眶顶和前蝶骨突的CT扫描薄切片可显示视管骨折。

在眶面骨折的情况下，CT扫描也可用于术中导航，通过三维建模获取0.6～1 mm的图像。三维重建还有助于了解患者信息和制订治疗计划（图21.31、图21.32）。

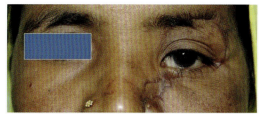
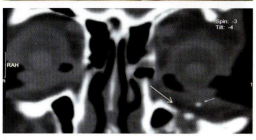

图21.31 患者外部照片显示受伤部位有瘢痕，脑部和眼眶的冠状CT扫描显示眼眶底部骨折、眼球低垂和放射性骨折碎片

21.3.6.3　眼眶气肿

眼眶气肿是鼻旁窦受伤后的一种临床症状。薄骨壁的发际线骨折可能会产生"球阀"效应，导致空气在眼眶内积聚。当怀疑眼眶气肿时，CT能有

图21.32 （a～c）CT扫描（轴位和冠状位）显示粉碎性骨折，涉及双侧眼眶壁、上颌窦、额窦和筛窦。眼眶内容物疝入上颌窦内右眼眶（c，黑色箭头）。右眼有玻璃体积血的迹象。（d）CT扫描显示骨折的3-D打印模型，用于规划手术治疗

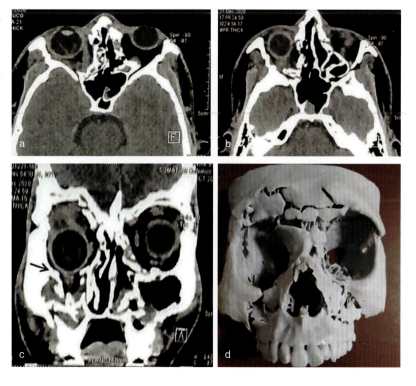

效识别骨折以及空气的存在和位置。在真正的眶内气肿中，空气位于完整的眶隔膜后面，这是在眶壁骨折和窦黏膜撕裂后发生的。睑部气肿是指皮下空气局限于眼睑内，这种情况很少见，是由于泪囊和骨质破坏引起的。偶尔，木质异物会在CT扫描中模仿眼眶气肿的存在。在这种情况下，仔细询问病史和MRI有助于做出正确诊断。

21.3.6.4 眶间隔室综合征

眶间隔综合征是由于狭小的解剖空间内压力升高，导致其中的重要结构受损。正常的眶内压力为3~6 mmHg。受到创伤时，这种组织压力可升至动脉压以上。由于血流受阻，眶内压升高60~100 min后就会出现不可逆的视力丧失。眶间隔综合征的初始治疗通常是临床治疗。当初始减压措施失败时，可能需要进行影像学检查。CT是首选方式。影像学检查可能会发现巨大的骨膜下血肿和球后痛。事实证明，球后轮廓角<120°并伴有眼球突出的患者视力恢复预后较差。CT还能发现眼底出血、异物或气肿。MRI很少用于间隔综合征的急性病例。如果使用MRI，则其可提供有关血肿年龄的额外线索。

21.3.6.5 眼外肌损伤

外伤可能导致眼外肌夹伤、撕脱或撕裂。肌肉损伤通常位于肌腱插入处或其附近。撕裂或撕

脱的肌肉通常表现为受累肌肉的主要运动方向上出现肌力减弱或运动丧失。MRI在检测肌肉撕裂时的肌肉轮廓不规则性方面更具优势。虽然CT在检测肌肉卡压方面具有较高的灵敏度（>70%），但与MRI相比，其在检测肌肉撕裂或肌肉内损伤方面的灵敏度要低得多（图21.33）。

21.3.6.6 颈动脉海绵窦瘘

颈动脉海绵窦瘘由颈内动脉系统和海绵窦之间的异常沟通组成。颈动脉海绵窦瘘在病因学上可分为外伤性和自发性，在血流动力学上可分为高流量和低流量，在解剖学上可分为直接性和硬膜性。

高流量、直接"A型"颈动脉海绵窦瘘通常出现在头部外伤之后，占所有颈动脉海绵窦瘘的70%~90%。它们通常在头部受伤后数天或数周出现，并伴有搏动性眼球外翻、结膜化脓伴动脉化和眼眶搏动三联征。如不及时治疗，视力可能会逐渐下降。直接颈动脉海绵窦瘘的诊断可通过眼眶B型超声扫描、CT或MRI进行眼上静脉扩张，以及眼外肌弥漫性增大提示外伤时存在颈动脉海绵窦瘘。然而，孤立性眼上静脉扩张也可见于其他一些疾病，包括海绵窦血栓形成、格雷夫斯病、静脉曲张，偶尔也表现为正常变异。CT血管造影或更明确的传统血管造影是确诊颈动脉海绵窦瘘的主要检查方法（图21.34）。

图21.33 冠状和轴位CT图像显示内侧眶壁骨折，内侧直肌和眼眶软组织（↑和▲）疝入骨折部位

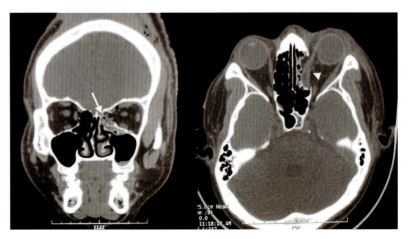

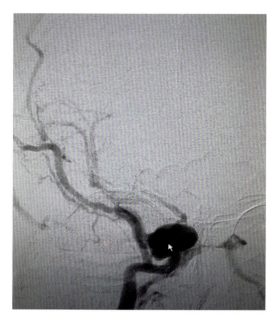

图21.34 数字减影血管造影（DSA）扫描显示海绵窦扩张，原因是颈内动脉海绵窦内段逆流，提示头部钝性创伤后出现颈动脉海绵窦瘘（直接型）（图片提供：Aditi M Grewal医师）

21.4 结论

外伤导致的视力丧失很常见，可由多种机制造成。全面了解各种成像技术、其相对和绝对影响因素以及解释，再加上理性和适当地使用这些技术，有助于对创伤的严重程度做出全面诊断。这反过来又有助于规划最适当的治疗、预后和患者咨询，从而为患者提供最适当的护理。

参考文献

[1] Koo L, Kapadia MK, Singh RP, Sheridan R, Hatton MP. Gender differences in etiology and outcome of open globe injuries. J Trauma. 2005;59(1):175–178.

[2] Guly CM, Guly HR, Bouamra O, Gray RH, Lecky FE. Ocular injuries in patients with major trauma. Emerg Med J. 2006;23(12):915–917.

[3] Mundt GH, Hughes WF. Ultrasonics in ocular diagnosis. Am J Ophthalmol. 1956;42:488–498.

[4] Baum G, Greenwood I. The application of ultrasonic locating techniques to ophthalmology. II. Ultrasonic slit–lamp in the ultrasonic visualization of soft tissues. Arch Ophthalmol. 1958;60:263–279.

[5] Anvari A, Forsberg F, Samir AE. A primer on the physical principles of tissue harmonic imaging. Radiographics. 2015;35(7):1955–1964.

[6] Pavlin CJ, Harasiewicz K, Sherar MD, Foster FS. Clinical use of ultrasound biomicroscopy. Ophthalmology. 1991;98:287–295.

[7] Izatt JA, Hee MR, Swanson EA, et al. Micrometer–scale resolution imaging of the anterior eye in vivo with optical coherence tomography. Arch Ophthalmol. 1994;112:1584–1589.

[8] Brunk UT, Wihlmark U, Wrigstad A, et al. Accumulation of lipofuscin within retinal pigment epithelial cells results in enhanced sensitivity to photo–oxidation. Gerontology. 1995;41(Suppl 2):201–212.

[9] Hall EJ, Brenner DJ. Cancer risks from diagnostic radiology. Br J Radiol. 2008;81(965):362–378. https://doi.org/10.1259/bjr/01948454.

[10] Vodapalli H, Murthy SI, Jalali S, Ali MJ, Rani PK. Comparison of immersion ultrasonography, ultrasound biomicroscopy and anterior segment optical coherence tomography in the evaluation of traumatic phacoceles. Indian J Ophthalmol. 2012;60(1):63–65.

[11] Wang K, Liu J, Chen M. Role of B–scan ultrasonography in the localization of intraocular foreign bodies in the anterior segment: a report of three cases. BMC Ophthalmol. 2015;15:102; Published 2015 Aug 14.https://doi.org/10.1186/s12886–015–0076–1.

[12] Nouby Mahmoud G, Silverman RH, Coleman DJ. Using high–frequency ultrasound to characterize intraocular foreign bodies. Ophthalmic Surg. 1993;24:94–99.

[13] Deramo VA, Shah GK, Baumal CR, Fineman MS, Corrêa ZM, et al. Ultrasound biomicroscopy as a tool for detecting and localizing occult foreign bodies after ocular trauma. Ophthalmology. 1999;106:301–305.

[14] McGwin G, Owsley C. Incidence of emergency department–treated eye in the United States. Arch Ophthalmol. 2005;123:662–666.

[15] Magalhaes FP, Costa EF, Cariello AJ, Rodrigues EB, Hofling–Lima AL. Comparative analysis of the nuclear lens opalescence by the lens opacities classification system III with nuclear density values provided by oculus Pentacam: a cross–section study using Pentacam nucleus staging software. Arq Bras Oftalmol. 2011;74:110–113.

[16] Kaskalogu M. US findings in eyes with traumatic cataracts. Am J Ophthalmol. 1985;9:496.

[17] Susheel, Chugh JP, Verma M. Role of ultrasonography in ocular trauma. Indian J Radiol Imaging. 2001;11(2):75–79.

[18] Balles MW. Traumatic retinopathy. In: Albert DM, Jakobiec FA, editors. Principles and practice of ophthalmology, vol. 2. Philadelphia, PA: WB Saunders; 1994. p. 1029–1031.

[19] Wickham L, Xing W, Bunce C, Sullivan P. Outcomes of surgery for posterior segment intraocular foreign bodies—a retrospective review of 17 years of clinical experience. Graefes Arch Clin Exp Ophthalmol. 2006;244(12):1620–1626.

[20] Kaur I, Kaur P, Handa A, Agrawal P. Diagnostic and therapeutic role of B scan ultrasonography in traumatized eyes. J Evol Med Dent Sci. 2014;3:3543–3550.

[21] Saleh M, Letsch J, Bourcier T, Munsch C, Speeg–Schatz C, Gaucher D. Long–term outcomes of acute traumatic maculopathy. Retina. 2011;31(10):2037–2043.

[22] Souza-Santos F, Lavinsky D, Moraes NS, Castro AR, Cardillo JA, Farah ME. Spectral-domain optical coherence tomography in patients with commotio retinae. Retina. 2012;32(4):711-718.

[23] Huang J, Liu X, Wu Z, Sadda S. Comparison of full-thickness traumatic macular holes and idiopathic macular holes by optical coherence tomography. Graefes Arch Clin Exp Ophthalmol. 2010;248(8):1071-1075.

[24] Bekerman I, Gottlieb P, Vaiman M. Variations in eyeball diameters of the healthy adults. J Ophthalmol. 2014;2014:503645, 5 pages

[25] Bressler NM, Bressler SB, Gragoudas ES. Clinical characteristics of choroidal neovascular membranes. Arch Ophthalmol. 1987;105(2):209-213.

[26] Nair U, Soman M, Ganekal S, Batmanabane V, Nair K. Morphological patterns of indirect choroidal rupture on spectral domain optical coherence tomography. Clin Ophthalmol. 2013;7:1503-1509. https://doi. org/10.2147/OPTH.S46223.

[27] Duke-Elder S, MacFaul PA. Contusion effects on the choroid: contusion effects on the retina. In: Duke-Elder S, editor. System of ophthalmology, vol. 14, Part 1. London: Henry Kimpton; 1972. p. 150-187.

[28] Yamana T. Retinochoroidal lesions in concussional injuries of the eyes: an experimental study. Acta Soc Ophthalmol Jpn. 1981;90:1049-1066.

[29] Yannuzzi LA, Slakter JS, Sorenson JA, Guyer DR, Orlock DA. Digital indocyanine green videoangiography and choroidal neovascularization. Retina. 1992;12:191-223.

[30] Beckingsale AB, Rosenthal AR. Early fundus fluorescein angiographic findings and sequelae in traumatic retinopathy: case report. Br J Ophthalmol. 1983;67(2):119-123.

[31] Gomez-Ulla FB, Torreiro MG, Salorio MSGF. Choroidal vascular abnormality in Purtscher's retinopathy shown by indocyanine green angiography. Am J Ophthalmol. 1996;122(2):261-263.

[32] Lavinsky D, Martins EN, Cardillo JA, Farah ME. Fundus autofluorescence in patients with blunt ocular trauma. Acta Ophthalmol. 2011;89:e89-94.

[33] Guerra RL, Silva IS, Marback EF, Maia Ode O Jr, Marback RL. Fundus autofluorescence in blunt ocular trauma. Arq Bras Oftalmol. 2014;77:139-142.

[34] Wakabayashi T, Ikuno Y, Sayanagi K, Soga K, Oshima Y, Tano Y. Fundus autofluorescence related to retinal morphological and functional changes in idiopathic macular holes. Acta Ophthalmol. 2008;86(8):897-901.

[35] Ciardella AP, Lee GC, Langton K, Sparrow J, Chang S. Autofluorescence as a novel approach to diagnosing macular holes. Am J Ophthalmol. 2004;137(5):956-959.

[36] Morley MG, Nguyen JK, Heier JS, Shingleton BJ, Pasternak JF, Bower KS. Blast eye injuries: a review for first responders. Disaster Med Public Health Prep. 2010;4(2):154-160.

[37] Pinto A, Brunese L, Daniele S, et al. Role of computed tomography in the assessment of intraorbital foreign bodies. Semin Ultrasound CT MR. 2012;33(5):392-395.

[38] Zacks DN, Hart L, Young LH. Ultrasonography in the traumatized eye: intraocular foreign body versus artifact. Int Ophthalmol Clin. 2002;42(3):121-134.

[39] Coleman DJ, Trokel SL. A protocol for B-scan and radiographic foreign body localization. Am J Ophthalmol. 1971;71(1):84-89.

[40] Ossoinig KC. The evaluation of kinetic properties ofecho signals. In: Oksala A, Gernet H, editors. Ultrasonics in ophthalmology. Basel: Karger; 1967. p. 88-96.

[41] Bronson NR. Managementof intraocular foreign bodies. Am J Opthalmol. 1968;66(2):279-284.

[42] Gor DM, Kirsch CF, Leen J, et al. Radiologic differentiation of intraocular glass: evaluation of imaging techniques, glass types, size, and effect of intraocular hemorrhage. AJR Am J Roentgenol. 2001;177:1199-1203.

[43] Go JL, Vu VN, Lee KJ, Becker TS. Orbital trauma. Neuroimaging Clin N Am. 2002;12:311-324.

[44] Gomori JM, Grossman RI, Goldberg HI, Zimmerman RA, Bilaniuk LT. Intracranial hematomas: imaging by high-field MR. Radiology. 1985;157:87-93.

[45] Imaizumi M, Matsumoto CS, Yamada K, Nanba Y, Takaki Y, Nakatsuka K. Electroretinographic assessment of early changes in ocular siderosis. Ophthalmologica. 2000;214(5):354-359.

[46] Faure C, Gocho K, Le Mer Y, Sahel JA, Paques M, Audo I. Functional and high resolution retinal imaging assessment in a case of ocular siderosis. Doc Ophthalmol. 2014;128(1):69-75.

[47] Gupta S, Midha N, Gogia V, Sahay P, Pandey V, Venkatesh P. Sensitivity of multifocal electroretinography (mfERG) in detecting siderosis. Can J Ophthalmol. 2015;50(6):485-490. https://doi.org/10.1016/j.jcjo.2015.08.011.

[48] Rosenthal AR, Marmor MF, Leuenberger P. Chalcosis: a study of natural history. Ophthalmology. 1979;86:1956-1972.

[49] Joseph DP, Pieramici DJ, Beauchamp NJ. Computed tomography in the diagnosis and prognosis of open globe injuries. Ophthalmology. 2000;107:1899-1906.

[50] Arey ML, Mootha VV, Whittemore AR, et al. Computed tomography in the diagnosis of occult open globe injuries. Ophthalmology. 2007;114:1448-1452.

[51] Lee HJ, Jilani M, Frohman L, Baker S. CT of orbital trauma. Emerg Radiol. 2004;10:168-172.

[52] Roth DB, Warman R. Optic nerve avulsion from a golfing injury. Am J Ophthalmol. 1999;128:657-658.

[53] Williams DF, Williams GA, Abrams GW, et al. Evulsion of the retina associated with optic nerve evulsion. AMJ Ophthalmol. 1987;104:5-9.

[54] Foster BS, March GA, Lucarelli MJ, et al. Optic nerve avulsion. Arch Ophthalmol. 1997;115:623-630.

[55] Sarkies N. Traumatic optic neuropathy. Eye. 2004;18:1122-1125.

[56] Steinsapir KD, Goldberg RA. Traumatic optic neuropathy. Surv Ophthalmol. 1994;38:487-518.

[57] Anderson RL, Panje WR, Gross CE. Optic-nerve blindness following blunt forehead trauma. Ophthalmology. 1982;89:445-455.

[58] Carta A, Ferrigno L, Salvo M, Bianchi-Marzoli S, Boschi A, Carta F. Visual prognosis after indirect traumatic optic neuropathy. J Neurol Neurosurg Psychiatry. 2003;74(2):246-248. https://doi.org/10.1136/jnnp.74.2.246.

[59] Ikejiri M, Adachi-Usami E, Mizota A, Tsuyama Y, Miyauchi O, Suehiro S. Pattern visual evoked potentials in traumatic optic neuropathy. Ophthalmologica. 2002;216(6):415-419.

[60] Holmes MD, Sires BS. Flash visual evoked potentials predict visual outcome in traumatic optic neuropathy. Ophthalmic

Plast Reconstr Surg. 2004;20(5):342–346. https://doi.org/10.1097/01. IOP.0000134272.55294.4C.

[61] Bodanapally UK, Van der Byl G, Shanmuganathan K, Katzman L, Geraymovych E, Saksobhavivat N, Mirvis SE, Sudini KR, Krejza J, Shin RK. Traumatic optic neuropathy prediction after blunt facial trauma: derivation of a risk score based on facial CT findings at admission. Radiology. 2014;272(3):824–831. https://doi.org/10.1148/radiol.14131873.

[62] Nguyen VD, Singh AK, Altmeyer WB, Tantiwongkosi B. Demystifying orbital emergencies: a pictorial review. Radiographics. 2017;37(3):947–962. https://doi.org/10.1148/rg.2017160119.

[63] Bodanapally UK, Shanmuganathan K, Shin RK, Dreizin D, Katzman L, Reddy RP, Mascarenhas D. Hyperintense optic nerve due to diffusion restriction: diffusion-weighted imaging in traumatic optic neuropathy. AJNR Am J Neuroradiol. 2015;36(8):1536–1541. https://doi.org/10.3174/ajnr. A4290.

[64] Sarkies NJC. Neuro-ophthalmological aspects of head injury. In: Macfarlane R, Hardy D, editors. Outcome after head neck and spinal trauma. Oxford: Butterworth Heinemann; 1977. p. 163–177.

[65] Atalla ML, McNab AA, Sullivan TJ, et al. Nontraumatic subperiosteal orbital hemorrhage. Ophthalmology. 2001;108(1):183–189.

[66] Borstedt KJ, Alinasab B. The measurement of orbital blowout fractures cannot be made with geometric estimations. Otorhinolaryngol Head Neck Surg. 2019;4:1–6. https://doi.org/10.15761/ OHNS.1000220.

[67] American Academy of Ophthalmology. Section 7: Orbit, eyelid and lacrimal system. In: Levine LM, editor. Basic and clinical science course. San Francisco: American Academy of Ophthalmology; 2016–2017. p. 94–101.

[68] Birrer RB, Robinson T, Papachristos P. Orbital emphysema: how common, how significant? Ann Emerg Med. 1994;24(6):1115–1118.

[69] Kratky V, Hurwitz JJ, Avram DR. Orbital compartment syndrome. Direct measurement of orbital tissue pressure. Can J Ophthalmol. 1990;25:293–297.

[70] Hayreh SS, Kolder WE, Weingeist TA. Central retinal artery occlusion and retinal tolerance time. Ophthalmology. 1980;87:75–78.

[71] Dalley RW, Robertson WD, Rootman J. Globe tenting: a sign of increased orbital tension. AJNR Am J Neuroradiol. 1989;10:181–186.

[72] Barrow DL, Spector RH, Braun IF, et al. Classification and treatment of spontaneous carotid–cavernous sinus fistulas. J Neurosurg. 1985;62:248–256.

[73] Biousse V, Mendicino ME, Simon DJ, et al. The ophthalmology of intracranial vascular abnormalities. Am J Ophthalmol. 1998;125:527–544.

在武装部队中预防眼部创伤和视障人士康复

第22章

Supriya Phadke, Parikshit Gogate, Muskan Shaikh, Amruta Chavan, Siddharth Gogate, O. K. Radhakrishnan

眼睛仅占人体总面积的0.1%，占人体前表面积的0.27%；然而，眼部创伤的发生率却远远高于这些微小的数值。单眼或双眼视力丧失的程度非常严重，已分别被归类为24%的全身损伤和85%的全身残疾。由于眼部创伤，全世界约有1900万人单眼失明，160万人双眼失明。眼部创伤是视觉疾病的主要原因之一，对社会经济产生重大影响。在全世界，眼部创伤也被视为一个重要的、可预防的公共卫生问题。眼部创伤更常见于男性（男女比例为4∶1），且男性的发病年龄（平均年龄36岁）比女性（平均年龄73岁）要小得多。在所有类型的眼部急症中，眼部创伤是迄今为止最常见的，占所有眼部急症的近75%。据世界卫生组织统计，每年约有5500万例因眼部创伤导致所有活动受限1天或1天以上。每年约有20万例开放性眼球损伤，眼部创伤是眼科急诊中最常见的原因。

眼部创伤呈双峰年龄分布，30岁以下的青壮年是第一个高峰。武装部队的大部分人员都处在这个年龄段。第二个高峰期出现在70岁以上的老年人身上，因为跌倒而受伤，退伍军人就属于这个群体。大多数眼部创伤都发生在工作场所或家庭环境中。因为职业因素而受到伤害时，大多数人都没有佩戴保护眼睛的装置。这就凸显了提高眼部创伤安全标准和教育的重要性。

眼部创伤对个人和整个社会都产生了破坏性影响。除了直接的医疗费用外，损失的工作日、

S. Phadke · M. Shaikh · A. Chavan
Community Eye Care Foundation, Dr. Gogate's Eye
Clinic, Pune, Maharashtra, India

P. Gogate (✉)
Community Eye Care Foundation, Dr. Gogate's Eye
Clinic, Pune, Maharashtra, India

Department of Ophthalmology, Dr. D.Y.Patil Medical
College, Pune, Maharashtra, India

S. Gogate
Armed Forces Medical College,
Pune, Maharashtra, India

O. K. Radhakrishnan
Department of Ophthalmology, Dr. D.Y.Patil Medical
College, Pune, Maharashtra, India

© The Author(s), under exclusive license to Springer Nature Singapore Pte Ltd. 2023
S. Waikar (ed.), *Ocular Trauma in Armed Conflicts*, https://doi.org/10.1007/978–981–19–4021–7_22

长期残疾和训练有素的人力损失等间接费用也是巨大的。预防眼部创伤应成为所有眼科专业人员的主要健康目标。眼部创伤不仅会导致严重的视力损失，而且还会对心理造成巨大负面影响。抑郁症人群在眼部受到重大创伤后可能会出现焦虑和不安。患者在克服这些障碍时，通常需要心理支持。单眼视力严重受损的患者在适应新生活时需要帮助。这些患者通常需要低视力服务和康复治疗来继续生活。

军人的眼部创伤不能与平民的外伤经历直接比较。与其他职业相比，武装部队人员更容易受到眼部创伤，因为他们从事户外活动，需要在暴力环境中工作。眼睛受伤是一种严重伤害，影响到武装部队人员的执勤能力。视力低于标准的人员被视为不适合服役。

绝大多数军人患者是男性（98%）。83%的人受到高能爆炸伤，而平民中只有3%。军人受伤对眼部造成的损伤更大，71%的人初始视力≤6/60，而平民中这一比例仅为27%。在75%的病例中，军人的眼部损伤通常与严重的多发性创伤有关，而这在普通环境中很少见。

武装部队人员容易受到非作战人员在平民生活中受到的所有类型的创伤，包括在工作场所、家庭环境、体育和娱乐活动、攻击和烟火中受伤。武装部队人员也容易受到作战任务中特有的创伤，包括刀伤、刺刀伤、各种枪伤、简易爆炸装置爆炸伤、弓箭伤、高射炮伤、飞机坠毁伤、爆炸伤、化学战伤或辐射伤。在高海拔地区和海域服役的士兵容易患雪盲症和海盲症。1998年，大约有1%的美国武装部队成员因眼睛受伤而接受治疗。

眼部损伤和严重视力丧失对患者和家庭的未来都有重大影响。它会影响个人的就业、情感和社会福祉。因此，重要的是要提供关键支持，尽量减少障碍。

22.1　预防眼部创伤

眼睛受伤的程度从轻微擦伤和划伤到严重的撕裂伤、骨折和烧伤不等。武装部队人员在执行作战和非作战任务时很有必要佩戴护目镜，这样可有效预防武装部队人员中的大部分眼伤。

可提供各种类型的护目镜。应规定并鼓励使用聚碳酸酯眼镜。护目镜和面罩可防止刀伤、枪伤和化学烧伤。在高海拔地区和公海上，有专门的太阳镜为士兵提供紫外线防护。

飞行员和空乘人员也有专门的飞行员眼镜。使用高冲击护目镜的职业不仅包括武装部队人员，还包括焊工、木工、管道工、使用移动机器的工人、磨坊工人和一些建筑工人。美国国家职业安全与健康研究所（NIOSH）建议医护人员使用安全护目镜来防止血液、其他体液或化学物质的飞溅和喷射。

22.2　眼保护装置的分类

安全镜片分为两类：基本型和高冲击型。"落球"测试用于确定镜片的基本冲击安全等级。在该测试中，一个直径为2.54 cm的钢球从127 cm的高度掉落到镜片上。镜片必须没有裂缝、碎裂或破损才能通过测试。聚碳酸酯材料及其变体被广泛使用。对于高冲击测试，需要进行特殊的高速测试。在测试中，直径为0.63 cm的钢球以每秒45.72 cm的速度从25.4 cm的距离射向镜片。在大质量冲击测试中，一个直径2.54 cm、重0.5 kg的钢球从127 cm的高度通过一根管子落到安装在镜框中的安全镜片上。镜片不得有裂纹、碎裂或破损，也不得从镜片架上脱落，否则不能通过测试。加号（+）标志表示通过了高冲击测试。"V"标记表示镜片是光致变色的，而"S"标记表示特殊色调。

22.3 低视力评估

低视力评估的目的是评估患者的残余视力，将其与个人的社会和情感需求联系起来，并找出提高残余视力的方法和途径。功能性视力是指由于某些病理情况导致的残余视力，这些病理情况无法得到矫正或治疗，从而导致视觉分辨率不足、视野不够开阔、对比敏感度降低等情况。

根据世卫组织的定义，失明是指经最佳矫正后，较好眼睛的视力低于3/60，或视野距定点小于10°。

目前使用的视力残疾类别定义见表22.1。

22.4 低视力评估

低视力评估有3个目标：
（1）量化患者的视力。
（2）改善残余视力。
（3）建议采取视力康复干预措施。

22.5 测试

观察：应观察患者的活动能力、姿势、眼球固定情况和心理状态。

22.5.1 历史

一般史：人口信息、婚姻状况、取向和行动能力。

眼部病史：诊断、症状开始、以前的治疗或手术、LVA和可能的结果。

全身性疾病史：一般健康状况、目前服用的药物和心理状况。

经济状况：低视力辅助器具（LVA）的经济承受能力。

22.5.2 视力

远距离视力评估：视力表应为手持式或移动式。ETDRS是首选的视力表，测试距离应为4 m。

表22.1 失明类别

最好眼 最佳矫正	最差眼 最佳矫正	减值百分比	残疾类别
6/6至6/18	6/6至6/18	0%	0
	6/24至6/60	10%	0
	<6/60至3/60	20%	Ⅰ
	光感<3/60	30%	Ⅱ（独眼）
6/24至6/60或注视中心周围视野20°~<40°或涉及黄斑的偏盲	6/24至6/60	40%	Ⅲa（低视力）
	<3/60至6/60	50%	Ⅲb（低视力）
	<3/60至无光感	60%	Ⅲc（低视力）
<6/60至3/60或视野<20°至注视中心周围10°	<6/60至3/60	70%	Ⅲd（低视力）
	<3/60至无光感	80%	Ⅲe（低视力）
<3/60至1/60或视线围绕注视中心偏离<10°	<3/60至无光感	90%	Ⅳa（失明）
仅HMCF 仅光感 无光感	仅HMCF 仅光感 无光感	100%	Ⅳa（失明）

近视力评估：让患者在自己喜欢的距离进行，分别测量每只眼睛的近视力。视力较好的眼睛应获得低视力辅助设备。

功能性视力应在40cm处测量。

屈光度数：应对近视和远视进行过度矫正。6/12为应达到的参考视力。

视野分析：汉弗莱视力测定法和阿姆斯勒网格测试，以了解视野、周边和中心焦斑。

其他需要做的检查包括针孔测试、色觉和眩光敏感度。

22.6 治疗

根据下面列出的放大原理，可提供不同的低视力设备：

（1）相对距离放大，例如将书本放在眼睛附近。

（2）相对尺寸放大，字体更大。

（3）角度放大，例如望远镜。

（4）电子放大，如闭路电视。

患者可以选择以下治疗方案：

22.6.1 光学设备

22.6.1.1 远距离低视力设备

• 眼镜。
• 隐形眼镜。
• 望远镜。

望远镜基于角放大原理。

它们可以是：

（1）单筒望远镜：便宜、方便，可用于优势眼（图22.1）。

（2）双筒望远镜：对眼球震颤更有效（图22.2）。

22.6.1.2 低视力近视设备

（1）眼镜：无须用手操作，视野开阔，但会产生大量畸变、像差和照明不足。

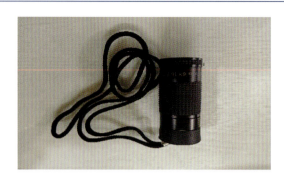

图22.1 单筒望远镜

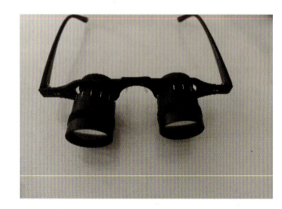

图22.2 双筒望远镜

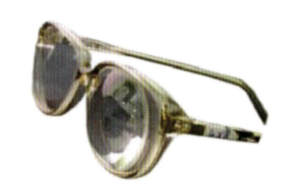

图22.3 全视野眼镜

（a）全视野眼镜（图22.3）。

（b）半视野眼镜（图22.4）。

（c）双焦点眼镜（图22.5）。

（d）棱镜眼镜（图22.6）。

（2）手持放大镜：有良好的工作距离，无须存放，但是需要手持，视野也较小（图22.7）。

（3）立式放大镜：虽然立式放大镜无须手持，可以避免震颤，但视野较小，阅读距离太短，导致姿势不良（图22.8）。

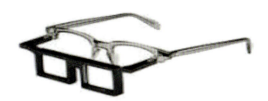

图22.4　半视野眼镜

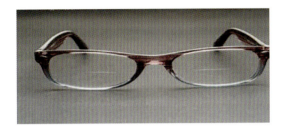

图22.5　双焦点眼镜

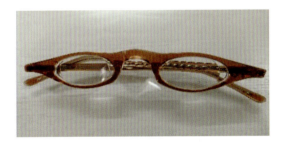

图22.6　棱镜眼镜

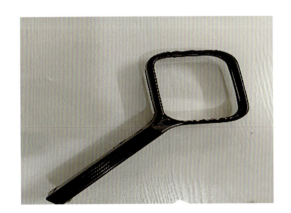

图22.7　手持放大镜

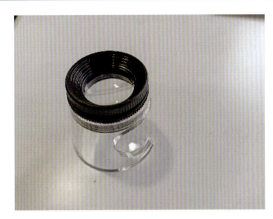

图22.8　立式放大镜

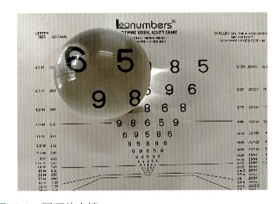

图22.9　圆顶放大镜

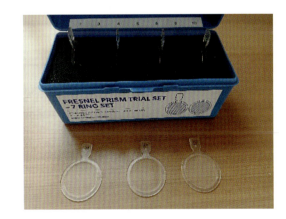

图22.10　菲涅尔棱镜

（4）圆顶放大镜（图22.9）。

（5）菲涅耳棱镜：是一种轻便的粘贴式棱镜，对周边、中央和半球形或扇形视野检测患者很有帮助。棱镜会将图像从看不见的区域移到看得见的区域（图22.10）。

（6）眩光和畏光设备：镀膜、色调、偏光滤镜或光色镜片可用于减少眩光（图22.11）。

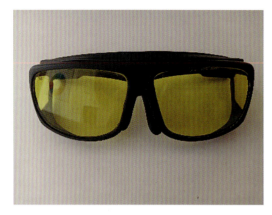

图22.11 眩光控制镜片

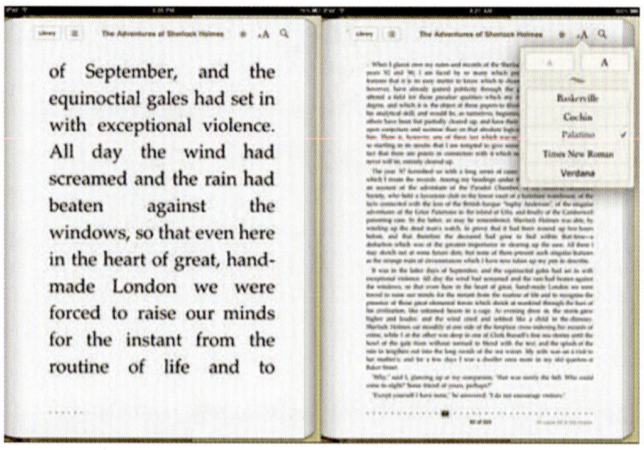

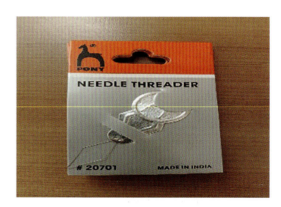

图22.12 大字体图书

22.6.2 非光学设备

非光学设备可以与光学助视器一起使用，也可以不使用。

22.6.2.1 相对尺寸设备

使用大型物件，如大字体图书、穿针器等（图22.12、图22.13）。

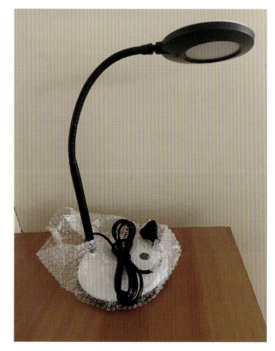

图22.13 穿针器

22.6.2.2 灯光及照明控制

患者可以通过额外照明获得更好的视力（图22.14）。

22.6.2.3 书写和交流设备

书写和交流设备：帮助视障人士阅读和书写印刷品，如助视器、书写辅助器等（图22.15、图22.16）。

22.6.2.4 移动设备

移动设备可帮助患者独立移动，如折叠式和非折叠式手杖，许多欧洲国家都在使用（图22.17）。

22.6.2.5 感觉替代装置

视觉被触觉或听觉所取代，例如Notex、能发声的手表和计算器（图22.18、图22.19）。

图22.14 LED台灯

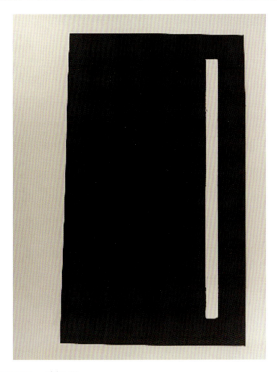

图22.15 助视器

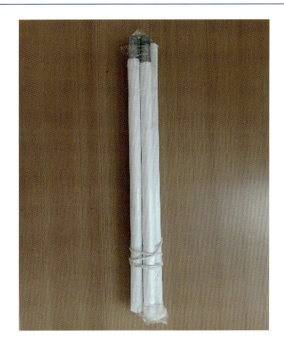

图22.17 移动手杖

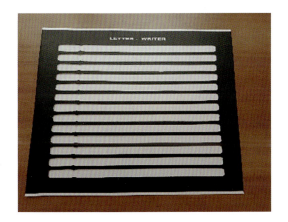

图22.16 书写辅助

图22.18 Notex

22.6.2.6 电子设备

电子设备可为其他设备（如视频放大系统和闭路电视系统）无法帮助的中重度视力障碍患者提供帮助（图22.20）。

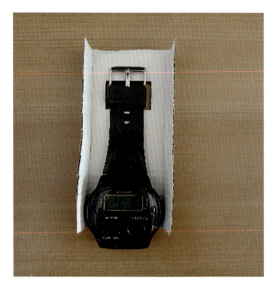

图22.19 能发声的手表

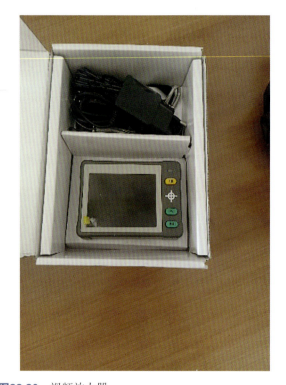

图22.20 视频放大器

22.7 康复

康复的目的是提供心理咨询、职业指导、日常活动自理，以及定向行走教学，还旨在提供技能培训，如计算机、盲文、写作和英语技能培训以及家庭管理。

低视力患者的治疗不是单一专业的工作，需要眼科医师、验光师、低视力助视器专家和康复专家的协作，以及最重要的患者及其家人的共同努力。

大多数人在应对失明时都会遇到困难，有些人可能需要进行心理咨询。他们会经历5个应对阶段：否认、愤怒、讨价还价、抑郁和接受。处于工作年龄段的人可能需要进行职业咨询，以调整各自的职业或选择完全不同的职业。所有年龄段的人都可能需要"白手杖训练"、导盲犬和手机应用等形式的行动训练，以保持行动的独立性。Thomas Armitage是一位视力障碍医师，他于1868年在伦敦成立了皇家国家盲人学院。该学院主要致力于盲人的康复。皇家盲人师范学院和学院成立于1872年，旨在为盲人和视障人士提供教育，现在是皇家国立盲人学院。

大多数现役军警人员因失去视力而退役，他们可能需要获得帮助来适应新的世界。第一次世界大战时意大利设立专门的失明士兵康复中心（Comitatofiorentino per iciechi di Guerra，佛罗伦萨战争失明者委员会，成立于1915年），其主任奥雷利奥·尼科洛迪（Aurelio Nicolodi）来自奥意边境，是一名视力受损的退伍军人。长期使用火炮和爆炸物以及大量的工程，致使眼部受到大量伤害。在堑壕战中，眼睛是身体上受保护最少的部位，因为头盔只能保护头部，护目镜的供应不稳定，使用更少。

在美国，在战争中失明的二战老兵Russell C. Williams被选为海因斯盲人康复中心的首任主任。在他的努力下，该中心赢得了军队和医疗机构的尊重。罗斯福总统曾签署了一项行政命令，宣布"二战中失明的军人如果没有经过适当的培训，无法解决因失明而产生的必要问题，就不得返回家园"。1949年，海因斯盲人康复中心帮助了500多名在朝鲜战争中失明的美国军人。他们占所有伤亡人数的近5%，这表明现代战争的风险更大，不仅危及肢体和生命，还危及眼睛和视力。

视障人士的娱乐活动：为视障人士改编的室内游戏不胜枚举。国际象棋、卡洛姆、扑克牌、Uno和棋盘游戏，如大富翁、七巧板、跳棋和拼字游戏以及许多电脑游戏，都为视障人士进行了改编。板球和篮球等户外游戏也有视障者团队和锦标赛。

通过适当的低视力评估和配发光学和非光学辅助器具，许多视障人士可以过上近乎正常的生活，他们的生活是不统一的。康复训练有助于他们更好地应对残疾，并显著改善心理健康和提高生活质量。

参考文献

[1] Scott R. The injured eye. Philos Trans R Soc Lond B Biol Sci. 2011;366(1562):251–260.

[2] Mishra A, Verma AK, Baranwal VK, Aggarwal S, Bhargava N, Parihar JKS. The pattern and visual outcomes of ocular trauma in a large zonal hospital in a non-operational role: a 36 months retrospective analysis. J Clin Ophthalmol Res. 2014;2:141–144.

[3] Negrel AD, Thylefors B. The global impact of eye injuries. Ophthalmic Epidemiol. 1998;5(3):143–169.

[4] Do AT, Ilango K, Ramasamy D, Kalidasan S, Balakrishnan V, Chang RT. Effectiveness of low vision services in improving quality of life at Aravind eye hospital. Indian J Ophthalmol. 2014;62(12):1125–1131.

[5] Williams DR. Non-optical aids. J Am Optom Assoc. 1986;57(8):608–615.

[6] Blanch RJ, Bindra MS, Jacks AS, Scott RAH. Ophthalmic injuries in British armed forces in Iraq and Afghanistan. Eye. 2010;25:218–223.

[7] Andreotti G, Lange JL, Brundage JF. The nature, incidence, and impact of eye injuries among US military personnel: implications for prevention. Arch Ophthalmol. 2001;119(11):1693–1697.

[8] National Institute of Occupational Safety & Health. https://www.cdc.gov/niosh. Accessed 20 Feb 2021.

[9] McMahon JM, Beckerman S. Testing safety eyewear: how frame and lens design affect lens retention. Optometry. 2007;78(2):78–87.

[10] Safety glasses and protective wear. https://www.allaboutvision. com/safety/safety-glasses. htm. Accessed 20 Feb 2021.

[11] Kavitha V, Manumali MS, Praveen K, Heralgi MM. Low vision aid– a ray of hope for irreversible visual loss in the pediatric age group. Taiwan J Ophthalmol. 2015;5:63–67.

[12] Gazette of India. Extraordinary Part II–Section 3– Subsection (ii) New Delhi, January 5, 2018/PAUSHA 15,1939, Ministry of social justice and empowerment [Department of Empowerment of Persons with Disabilities (Divyangjan).

[13] Royal National Institute for the Blind, London, UK. www.rnib.org.uk. Accessed 20 Feb 2021.

[14] Royal National College for the Blind. www.rnc.ac.uk. Accessed 20 Feb 2021.

[15] Salvante M. 'Thanks to the great war the blind gets the recognition of his ability to act': the rehabilitation of blinded servicemen in Florence. First World War Stud. 2015;6(1):21–35.

[16] Edward Hines, Jr VA Hospital, Central Blind Rehabilitation Centre. www.hines.va.gov. Accessed 20 Feb 2021.